KNAUR
MENSSANA

Andreas Hollard

AYURVEDA FÜR ZUHAUSE

Gesund und ganzheitlich essen mit regionalen und saisonalen Zutaten

KNAUR
MENSSANA

Die in diesem Buch vorgestellten Übungen wurden vom Autor und dem Verlag sorgfältig geprüft und haben sich in der Praxis bewährt. Da jeder Mensch für sich besonders ist, können wir allerdings Ergebnisse nicht garantieren. Der Verlag und der Autor schließen jegliche Haftung für Gesundheits- und Personenschäden aus.

Besuchen Sie uns im Internet:
www.mens-sana.de

Aus Verantwortung für die Umwelt hat sich die Verlagsgruppe Droemer Knaur zu einer nachhaltigen Buchproduktion verpflichtet. Der bewusste Umgang mit unseren Ressourcen, der Schutz unseres Klimas und der Natur gehören zu unseren obersten Unternehmenszielen. Gemeinsam mit unseren Partnern und Lieferanten setzen wir uns für eine klimaneutrale Buchproduktion ein, die den Erwerb von Klimazertifikaten zur Kompensation des CO_2-Ausstoßes einschließt. Weitere Informationen finden Sie unter: www.klimaneutralerverlag.de

MIX
Papier | Fördert gute Waldnutzung
FSC® C004592
FSC www.fsc.org

Originalausgabe 2023
Knaur MensSana

Ein Imprint der Verlagsgruppe
Droemer Knaur GmbH & Co. KG, München

Redaktionelle Mitarbeit: Ilona Daiker
Redaktion: Dr. Ulrike Strerath-Bolz
Covergestaltung: atelier-sanna.com, München
Coverabbildungen: Bettina Edenhuber, Köhlers Medizinalpflanzen (gemeinfrei), atelier-sanna.com
Alle Abbildungen im Innenteil von Bettina Edenhuber außer Shutterstock.com:
MiSt21 (Aufmacher Kapitel 1), CRS PHOTO (S. 16), colin robert varndel (S. 24 links),
VMStock (S. 46), arxichtu4ki (Icon Löwenzahn bei Frühlingsrezepten),
Elena Pimonova (Icon Lavendel bei Sommerrezepten bzw. Icon Küris bei Herbstrezepten),
Daria Ustiugova (Icon Rote Bete bei Winterrezepten);
Stock.Adobe.com: Peter Hermes Furian (S. 23)
Satz: Adobe InDesign im Verlag
Lithografie: LUDWIG:media GmbH, Zell am See
Druck und Bindung: Firmengruppe APPL,
aprinta druck GmbH, Wemding
ISBN 978-3-426-65918-2

2 4 5 3 1

Inhaltsverzeichnis

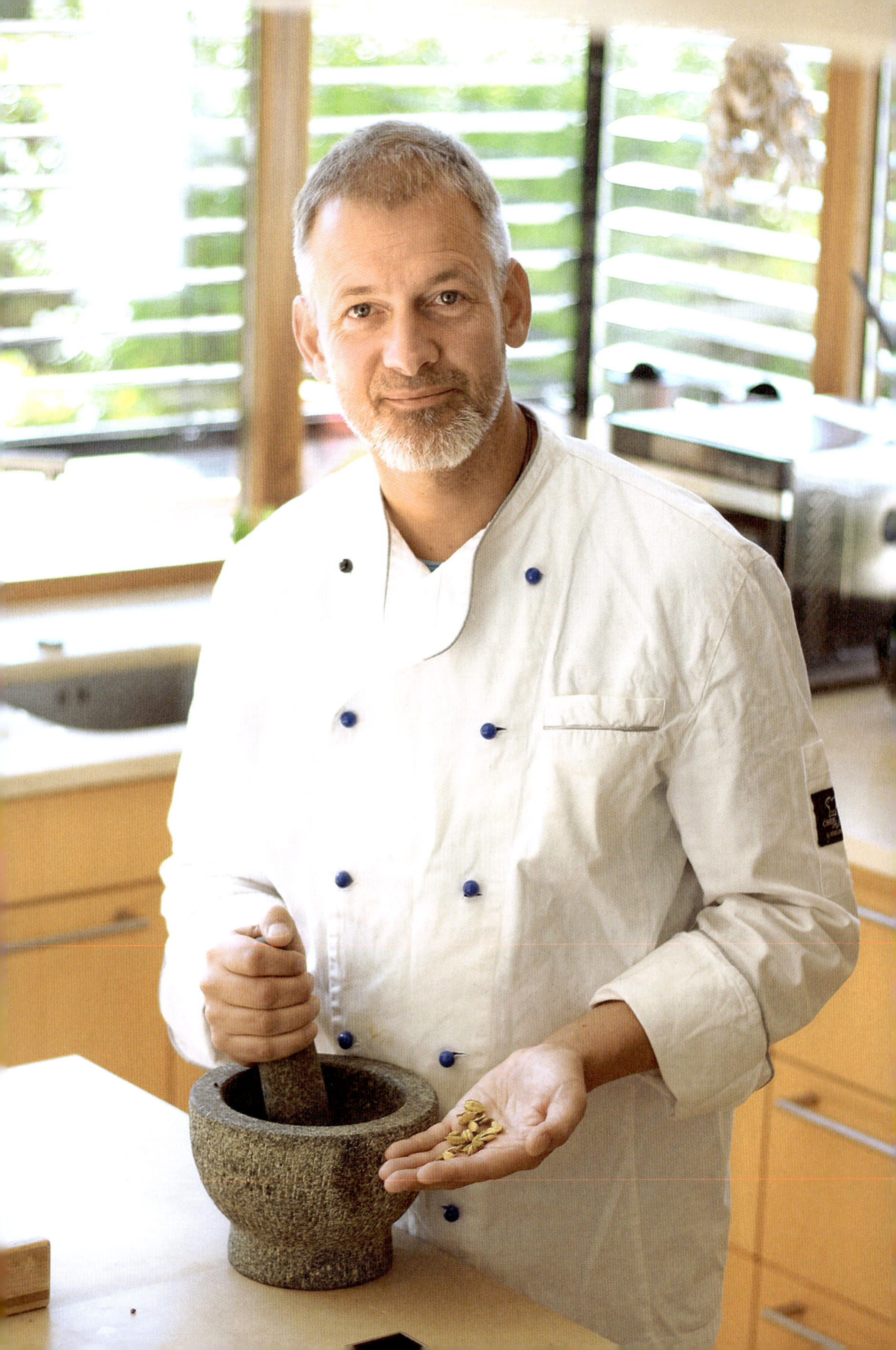

Vorwort

»Essen für deine Gesundheit«

Liebe Leserinnen und Leser,

seit über 30 Jahren arbeite ich als Koch, seit nunmehr zwölf Jahren lebe ich meine Berufung als Ayurveda-Koch. Mein Wissen und meine Erfahrungen um die ayurvedische und heimische Küche und deren Kombination durfte ich seither sehr vielen Gästen und Kochschülerinnen und -schülern näherbringen. Mit diesem Buch möchte ich nun erstmals mein gesammeltes Wissen an ein größeres Publikum weitergeben, denn ich bin davon überzeugt, dass die Weisheit des Ayurveda nicht einigen wenigen Menschen vorbehalten bleiben sollte.

Eines meiner wichtigsten Anliegen ist es, Ihnen zu vermitteln, wie entscheidend es für unsere Gesundheit ist, mit »guter Energie«, Liebe und Freude zu kochen. Ich habe in diesem Buch das theoretische Wissen des Ayurveda mit vielen Tipps und Ratschlägen aus meiner praktischen Erfahrung als Koch verbunden. Dabei spielen auch die geistige Haltung und das Wissen um die feinstofflichen Energien eine wichtige Rolle. Um ein gesundheitsförderndes Essen zubereiten zu können, ist es unerlässlich, »energetisch zu kochen« – und das hat nichts mit esoterischem Schnickschnack zu tun. Vielmehr geht es dabei z. B. um eine aufrechte Körperhaltung sowie gereinigte Emotionen und einen klaren Geist. Den meisten Menschen ist gar nicht bewusst, wie sehr dies die Bekömmlichkeit unseres Essens beeinflusst. Und ganz nebenbei kann das Kochen zu einer Achtsamkeitsübung werden, die uns ins Hier und Jetzt holt, entspannt und mehr Freude und Ausgeglichenheit in unser Leben bringt.

An dieser Stelle gilt mein großer Dank zum einen den »Rishis«, den Seherinnen und Sehern und den Weisen aus dem alten Indien, die uns diesen wertvollen Schatz an ayurvedischem Wissen geschenkt haben. Ebenso danke ich aber auch unseren eigenen heimischen Vorfahren, die an den alten Traditionen festgehalten haben, aber auch offen für Neuerungen und Weiterentwicklungen waren, indem sie ihr Wissen an die nächsten Generationen weitergegeben haben.

Mit würzigen Grüßen aus Bad Reichenhall
Ihr Andreas Hollard

Heimisches Ayurveda

Bücher über Ayurveda im Allgemeinen sowie ayurvedische Kochbücher gibt es doch schon so viele. Warum also noch eines? Was ist das Besondere an diesem Buch, das es von den bereits vorhandenen unterscheidet? Ich möchte versuchen, Ihnen meine Herangehensweise kurz deutlich zu machen und Sie damit – hoffentlich – für das zu begeistern, was ich »heimisches Ayurveda« nenne.

Die Gesundheitslehre und Philosophie des Ayurveda stammt, wie Sie sicher wissen, vom indischen Subkontinent und ist damit natürlich geprägt von der dortigen Kultur und Religion, aber auch von den dortigen klimatischen Gegebenheiten. Sosehr wir heute auch global denken und handeln mögen, liegen die Unterschiede zu unserer mitteleuropäischen Kultur und unserem Klima doch auf der Hand. Diese Differenzen einfach zu ignorieren, wie das manchmal geschieht, ist zumindest fragwürdig. Andererseits verfügen wir über kein vergleichbares, derart umfangreiches und systematisches traditionelles Wissen über Ernährung und Gesunderhaltung wie der Ayurveda. Und deshalb liegt es mir – wie vielen anderen begeisterten Ayurveda-Köchen, -Therapeuten und -Ärzten – am Herzen, diese Gesundheitslehre auch für uns einsetzen zu können. Dies auch gerade in einer Zeit, in der ganzheitliche Ansätze, die Mensch und Natur gleichermaßen im Blick haben, mehr gefragt sind denn je zuvor!

Nun ist es ja aber auch nicht so, dass wir kein traditionelles europäisches Gesundheitswissen hätten. Dazu gehören unter anderem die Anwendung von Wild- und Wiesenkräutern und der Einsatz von Gewürzen in der traditionellen Küche. Man denke nur an das Wissen über Heilkräuter, das in den Klöstern gepflegt wurde, an Namen wie Hildegard von Bingen, aber auch an den griechischen Arzt Hippokrates, auf den sich noch heute die moderne Medizin beruft. Von ihm stammt z. B. das Diktum »Lass deine Nahrung deine Medizin sein«, das in der heutigen Schulmedizin leider in Vergessenheit geraten zu sein scheint. Noch unsere Großmütter oder doch zumindest Urgroßmütter hatten zumeist einen großen Schatz an Kochrezepten, in denen sie Kräuter und Gewürze gezielt gegen bestimmte Beschwerden einsetzten, aber vor allem auch gemäß der jeweiligen Jahreszeit und den vorherrschenden klimatischen Bedingungen, die unsere kraftvolle Landschaft hervorbringt.

Nach meiner Überzeugung und langjährigen Erfahrung als Ayurveda-Koch lässt sich unsere Tradition ganz wunderbar mit der ayurvedischen Tradition verbinden. Und das möchte ich Ihnen, liebe Leserinnen und Leser, gerne mit dem vorliegenden Buch näherbringen.

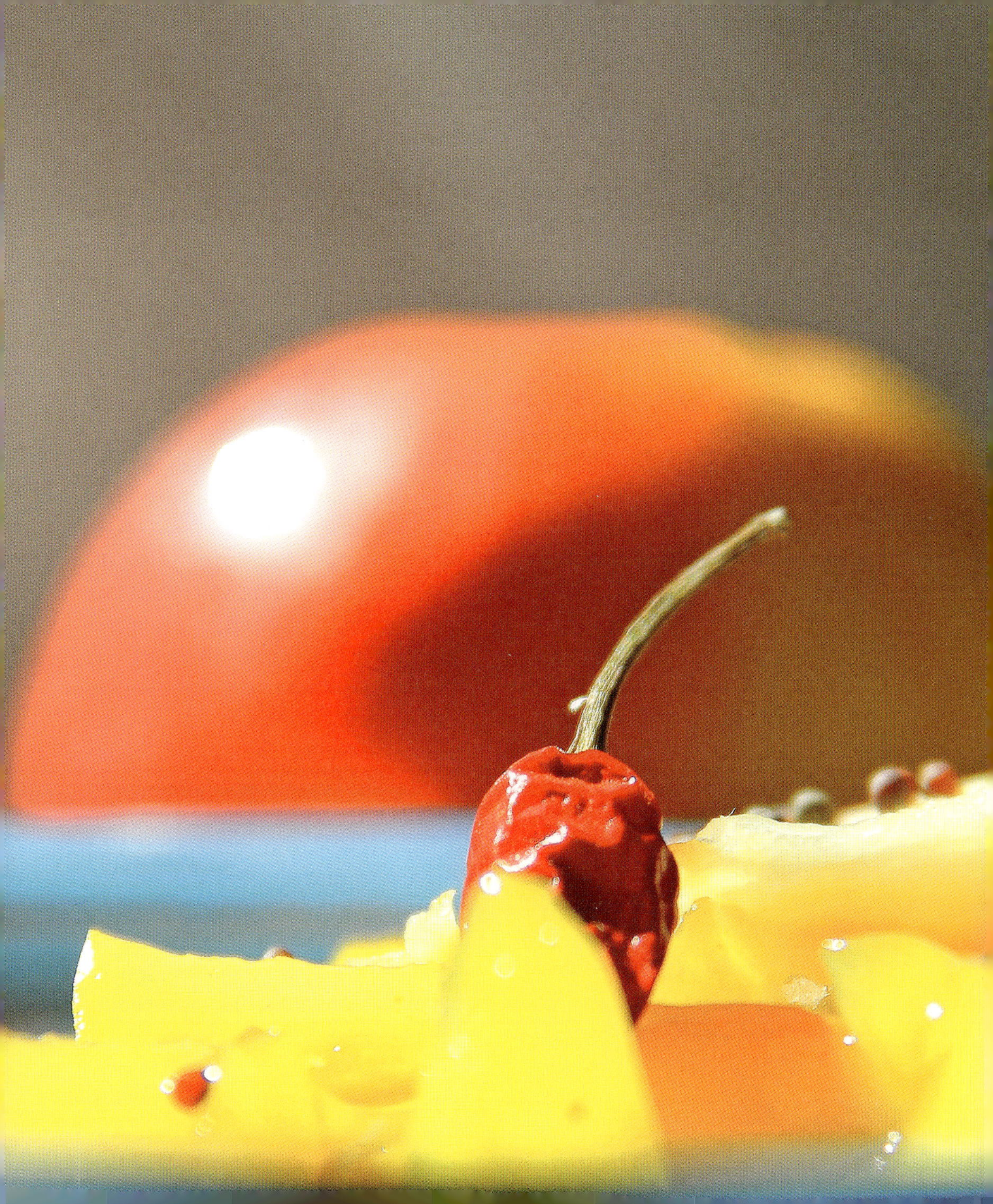

Entscheidende Unterschiede

Zu den grundlegenden Lehren im Ayurveda gehört die Einordnung der Menschen in drei Konstitutionstypen, die sogenannten Doshas. Im nächsten Kapitel werde ich darauf detailliert eingehen. Hier geht es mir nur um das Verhältnis der Doshas zu den Jahreszeiten. Die Doshas, die sich aus verschiedenen Elementen zusammensetzen, spiegeln sich nämlich unter anderem in den verschiedenen Jahreszeiten wider.

Es bedarf nur eines kurzen Blickes auf das Klima in Indien und bei uns, um zu sehen, dass die Jahreszeiten mit ihren unterschiedlichen klimatischen Verhältnissen bei uns sehr viel deutlicher ausgeprägt sind und sich oft von einer extremen Seite zeigen.

Der Winter ist bei uns oft sehr feucht und kalt, teilweise auch schneereich und stürmisch. Er entspricht schwerpunktmäßig dem Kapha-Dosha. Als anderes Extrem haben wir den heißen, trockenen Sommer, welcher dem Pitta-Dosha zuzuordnen ist. Und wir haben die ausgeprägten Übergangs- beziehungsweise Wandel-Zeiten, Frühjahr und Herbst, in denen das Vata-Dosha prägend ist. Im größten Teil Indiens hingegen unterscheiden sich die klimatischen Bedingungen über das Jahr hinweg bei Weitem nicht so stark wie bei uns. Es ist insgesamt heißer und vor allem zur Monsunzeit auch feuchter.

Da wir gemäß der ayurvedischen Lehre sowohl unsere Ernährung als auch unsere Lebensführung den klimatischen Bedingungen anpassen sollten, ergeben sich also allein schon daraus beträchtliche Unterschiede, die wir nicht unbeachtet lassen dürfen.

Auch wenn wir an die Mentalität in Indien denken, wie sie sich z. B. in dem hektischen Straßenverkehr oder dem bunten Treiben auf einem Markt zeigt, so ist doch die Kapha-Qualität in Form von Ruhe und Ausgeglichenheit zu spüren. Niemand würde in Indien auf die Idee kommen, eine (heilige) Kuh, die friedlich die Straße überquert, anzuhupen, sie beiseitezutreiben oder wild zu gestikulieren. In all dem Chaos herrscht eine gelassene Grundstimmung vor, die zumindest den meisten von uns Mitteleuropäern nicht gegeben ist. Bei uns im Vata-betonten Deutschland reicht es oft schon aus, wenn man nicht sofort bei Grün auf das Gaspedal tritt, dass der Hintermann hupt.

Aber nicht nur die Jahreszeiten beziehungsweise das Klima sowie die Mentalität der Menschen sind in Indien ganz anders als bei uns in Mitteleuropa, sondern auch die verwendeten Lebensmittel und Gewürze. Ein beliebtes Gemüse sind dort z. B. Okra-Schoten, die bei uns fast unbekannt sind. Unsere heimische Natur schenkt uns aber eine Vielzahl an Kräutern, Getreide-, Obst- und Gemüsesorten, die wir sehr gut verwenden können, ohne dass wir auf importierte, »exotische« Sorten zurückgreifen müssen.

Wir würden allerdings über das Ziel hinausschießen, würden wir rigoros darauf bestehen, nur einheimische Lebensmittel und Gewürze zu verwenden. Einige ayurvedische Gewürze wie z. B.

Kurkuma oder Ingwer haben eine so große Heilwirkung, dass wir sie kaum ersetzen können. Diese Gewürze sollten wir daher einfach verwenden. Im Kapitel »Die Kunst des Kochens« gehe ich darauf näher ein. In meinen Rezepten, die Sie in diesem Buch finden, kombiniere ich sie mit heimischen Kräutern und Lebensmitteln. Dadurch werden gerade unsere traditionellen Gerichte, z.B. Eintöpfe und Kohlgemüse, aber auch Rohkost-Salate oft wesentlich bekömmlicher, und wir haben eine größere Vielfalt an Geschmacksrichtungen.

Das mag für manchen sehr traditionsbewussten Anhänger des Ayurveda vielleicht eine zu starke Vereinfachung oder Vermischung darstellen. Mir aber ist daran gelegen, das große Wissen Indiens um die Gesunderhaltung von Körper, Geist und Seele mit unseren heimischen Traditionen zu vereinen, um so bestmöglich die Gesundheit zu fördern und zu erhalten.

So einfach wie möglich

Wir Menschen sind Gewohnheitstiere. Auch wenn wir gerne mal in exotische Länder reisen oder indisch, thailändisch oder vietnamesisch essen gehen, in unseren Alltag integrieren wir meist trotzdem das am leichtesten, was aus unseren eigenen Traditionen (Essen und Brauchtum) stammt. So möchte ich mit diesem Buch eine Brücke schlagen und Sie auf möglichst einfach nachvollziehbare Weise zu den ayurvedischen Lehren hinführen.

Denn mein Anliegen ist, Ihnen den Zugang zu dieser Ernährungsweise auf eine leichte und vor allem auch freudvolle Weise zu ermöglichen. Auch den Theorieteil dieses Buches habe ich versucht so aufzubauen, dass Sie die Inhalte schnell und logisch erfassen können. Die Rezepte sind genau beschrieben und gut umsetzbar für jedermann oder jedefrau. Rezeptfotos, teilweise sogar Step-by-step-Bilder und Tabellen sollen dieses Buch für Sie leicht benutzbar machen, sodass Sie wirklich einen Nutzen für Ihre Gesundheit daraus ziehen können.

Wichtig für Veganer

Wenn Sie sich vegan ernähren wollen, können Sie sämtliche vegetarischen Rezepte im Buch verwenden. Sie müssen nur das Ghee durch ein gutes Bratöl (z.B. Sonnenblumenöl) ersetzen. Statt Sahne nehmen Sie ganz einfach Kokos-, Reis- oder Hafermilch oder andere entsprechende Produkte.

Die Basics nicht überspringen

Natürlich können Sie das Buch zunächst einfach dort aufschlagen, wo Sie den Inhalt am ansprechendsten finden, und sich von den Rezepten schon mal animieren lassen. Ich möchte Ihnen aber nahelegen, mit den Grundlagen-Kapiteln zu beginnen, denn dann haben Sie sich bereits mit Ihrem eigenen Konstitutionstyp beschäftigt und die wichtigsten ayurvedischen Koch-Basics kennengelernt, bevor es ans Ausprobieren der Rezepte geht. Auch wenn Sie eher der Praktiker-Typ sind: Ich versichere Ihnen, dass es auch bei Grundlagen nicht um trockene Theorie geht und dass es wirklich Freude macht, sich damit zu beschäftigen, weil man eine Menge über sich und seine Mitmenschen lernt. Danach können Sie sich der Jahreszeit zuwenden, in der Sie das Buch gerade lesen.

Wenn Sie einfach Freude am Kochen haben, spricht nichts dagegen, dann gleich loszulegen mit dem Kochen. Sollten Sie aber gesundheitliche Probleme haben, empfehle ich Ihnen, sich an den Tipps für das jeweilige Dosha zu orientieren (siehe die ausführlichen Erläuterungen und den Dosha-Test im nächsten Kapitel sowie die Tipps im jeweiligen Kapitel) und im Zweifelsfall erst einen Ayurveda-Therapeuten aufzusuchen.

Trauen Sie sich was!

Für das Kochen hier mein allerwichtigster Tipp gleich zu Anfang: Trauen Sie sich, die Rezepte auch einmal abzuwandeln und intuitiv zu kochen. Sollten Sie eine Gemüse- oder Obstsorte oder dieses oder jenes Gewürz bzw. Kraut gerade nicht zur Verfügung haben, versuchen Sie ruhig, es (auch mithilfe der Tabellen im Buch) zu ersetzen oder das Rezept erst einmal ohne diese Zutat auszuprobieren.

Nach meiner langjährigen Erfahrung in der Küche und in meiner Kochschule möchte ich Ihnen nahelegen: Nicht das »perfekte« Rezept oder Gericht ist wichtig, sondern es kommt viel mehr darauf an, in der Einfachheit zu bleiben und Freude beim Kochen und beim Essen zu haben. Sich nicht unter Druck zu setzen, sondern mit Liebe und Freude an den Herd zu gehen, das ist entscheidend. Denn befreite Gedanken, Leichtigkeit und Intuition sind die besten Ratgeber.

Mein Leitspruch in der Küche, den ich Ihnen mit auf den Weg geben möchte, lautet daher:

Wenn du dein Essen mit Liebe kochst, dann kehrt diese immer wieder zu dir zurück.

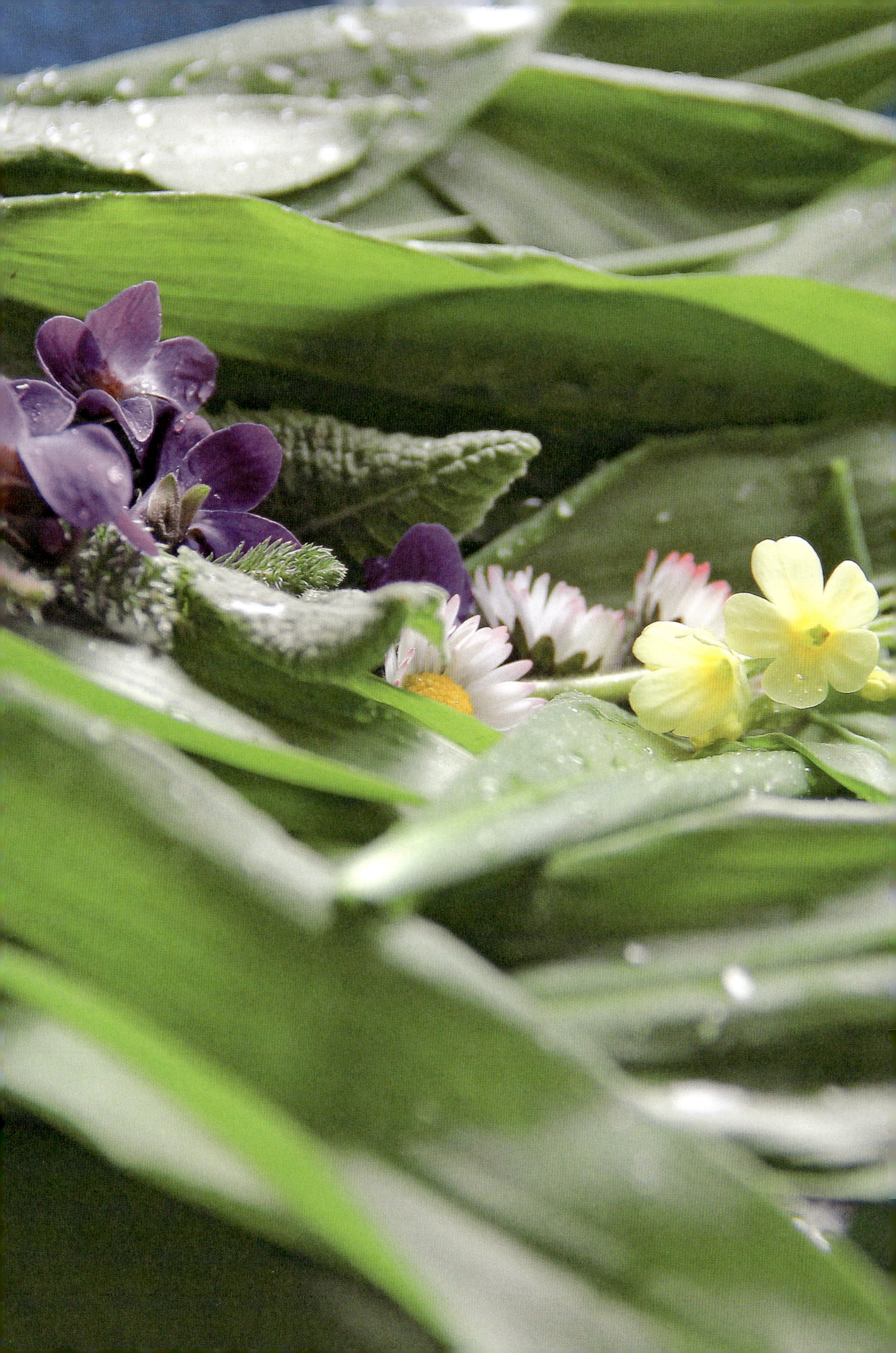

Kapitel 1

GESUNDHEIT FÜR KÖRPER, GEIST UND SEELE

Wie Sie Ihr Wohlbefinden in Einklang mit der Natur verbessern.

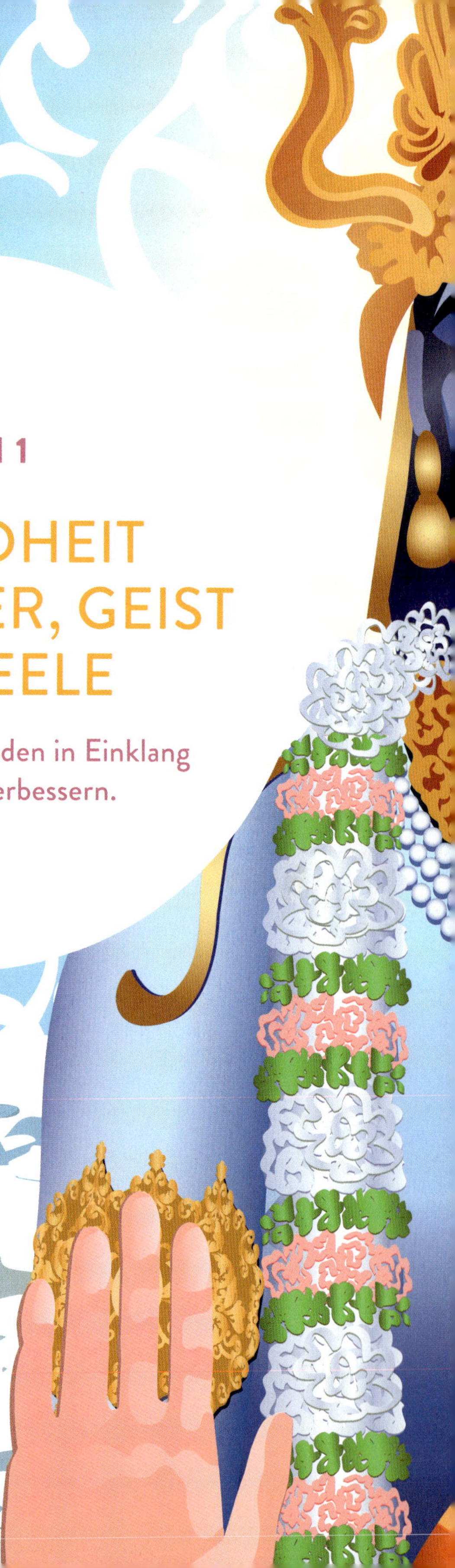

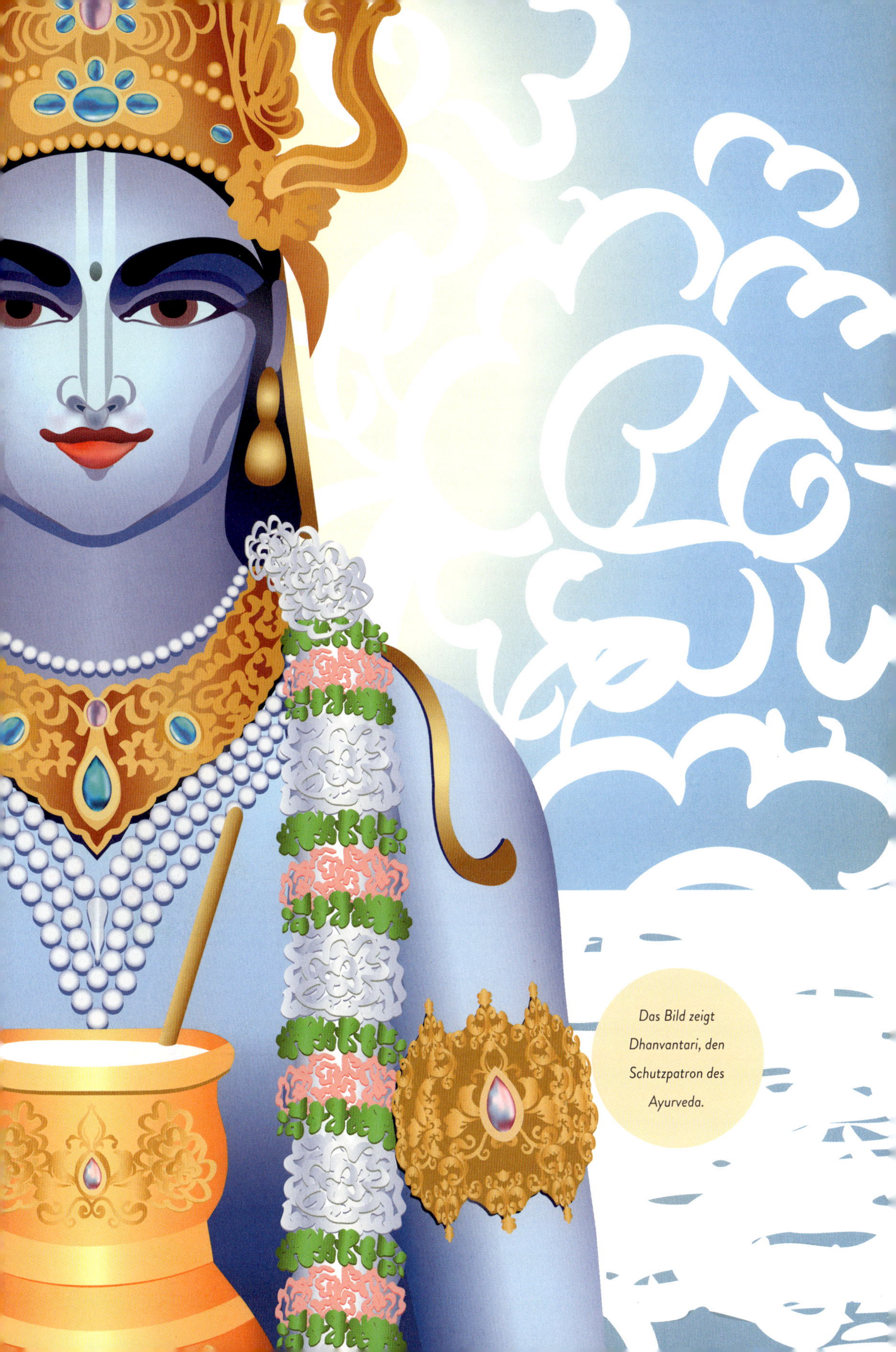

Das Bild zeigt Dhanvantari, den Schutzpatron des Ayurveda.

Die älteste ganzheitliche Heil- und Lebenskunst

Wussten Sie, dass Ayurveda das älteste überlieferte ganzheitliche Medizinsystem der Welt ist? Wann es genau entstanden ist, können wir nur vermuten. Fest steht, dass bereits im 4. Jahrhundert n. Chr., als es in Europa noch gar keine Universitäten gab, in Indien und Sri Lanka bereits an Universitäten und speziellen Schulen umfangreiches medizinisches Wissen gelehrt wurde. Historische Forschungen legen jedoch nahe, dass die Anfänge des Ayurveda, das wie der Yoga ein Teil der altindischen vedischen Kultur ist, sehr viel weiter zurückliegen. Die Veden, die als grundlegende Schriften des Hinduismus gelten, sind etwa 1500 Jahre v. Chr. entstanden. Einen wesentlichen Teil der Veden bilden die Upanishaden, die unter anderem verschiedene Schöpfungsmythen und philosophische Überlegungen über die Kräfte der Welt enthalten. Teile davon finden sich auch im Ayurveda wieder. Über die Jahrhunderte hinweg hat das ayurvedische Wissen sich aber natürlich weiterentwickelt und auch vielfältige Einflüsse auf andere traditionelle Heilsysteme ausgeübt, wie etwa auf die chinesische und die tibetische Medizin. Auch in der hippokratischen Sammlung finden sich indische Rezepturen, was einen sehr frühen Einfluss des Ayurveda auf die westliche Medizin dokumentiert. Und nicht zuletzt griechische Philosophen wie Platon griffen das ayurvedische Konzept vom Einklang von Körper, Geist und Seele auf.

Heutzutage mag hierzulande mancher vielleicht den Eindruck gewinnen,

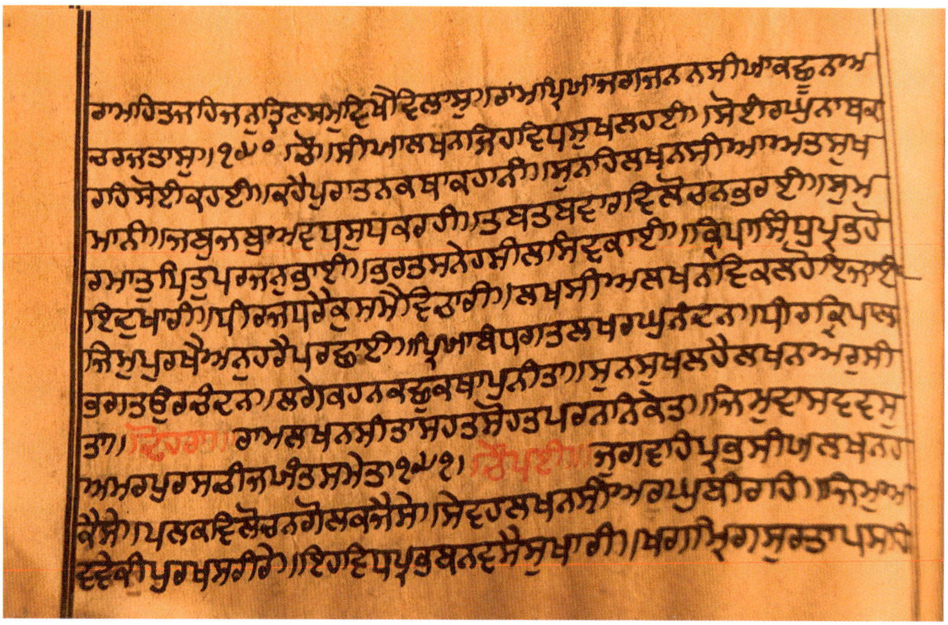

es ginge bei Ayurveda vor allem um Öl-Massagen, indische Ernährungslehre und Detox-Kuren, denn in der Tat ist es das, was bei uns in vielen Massagepraxen beziehungsweise noblen Wellness- und Kurhotels vor allem angeboten wird. Aber Ayurveda beinhaltet viel mehr: Es ist eine umfassende Lebensphilosophie. Auch wenn in diesem Buch der Schwerpunkt auf der Ernährung liegt, wäre es unangemessen, sich nur auf diese zu beschränken. Um Ayurveda mit seinen ganzen Chancen und Möglichkeiten zu erfassen, gilt es vor allem zu verstehen, dass es sich dabei nie um eine isoliert zu betrachtende Heilkunst handelte, sondern um eine umfassende Philosophie: Die Heilkunst war immer Teil einer Lebenskunst und diese wiederum Teil einer Philosophie, die den Menschen in seiner Beziehung zu seiner Umwelt, ja, zum gesamten Kosmos sieht. Wir Menschen sind in der Betrachtungsweise des Ayurveda nur ein sehr kleiner Teil des Kosmos – eine Perspektive, die einzunehmen uns angesichts der Umweltzerstörung und anderer globaler Probleme unserer modernen Welt vielleicht helfen könnte, den dringend notwendigen Paradigmenwechsel zu vollziehen.

Das Wissen vom guten Leben

Der Begriff »Ayurveda« setzt sich aus zwei Silben zusammen: »Ayus« (Leben) und »Veda« (Wissen bzw. Weisheit). Ayurveda bedeutet also sinngemäß übersetzt: »Das Wissen vom Leben«.

»Gutes und schlechtes Leben, glückliches und unglückliches Leben, das, was dem Leben zu- beziehungsweise abträglich ist, das Maß des Lebens und seiner Komponenten und das Leben selbst – wo all das erklärt wird, das nennt man Ayurveda.«

So heißt es in der zweitausend Jahre alten Schrift Charaka Samhita, einem der wichtigsten Texte des Ayurveda. Zu diesem guten Leben gehört im Ayurveda auch Spiritualität als natürlicher Teil des Menschseins. Wenn wir uns selbst kennen und wissen, was stärkend oder schwächend für das Leben ist, können wir richtige Entscheidungen treffen, die uns auch in einem ethischen Sinne gut handeln lassen – und »gut« heißt dann eben nicht nur für uns selbst, sondern auch für unsere Umwelt förderlich.

Das Wissen um das gute Leben und die Gesundheit ist also nicht primär eines von Spezialisten oder Ärzten, obwohl diese natürlich darin geschult sind, eine gründliche Anamnese vorzunehmen und mit verschiedenen Methoden zu behandeln und zu beraten, wenn jemand erkrankt ist. Das Grundwissen aber sollte jeder Mensch haben, denn die Prävention oder Prophylaxe, also die Aufgabe, sich gesund zu erhalten, liegt wesentlich in der Hand jedes Einzelnen. Wir sind verantwortlich dafür, so zu leben, dass wir gar nicht erst krank werden. Interessanterweise deutet das schon der Begriff an, der im Ayurveda für Gesundheit verwendet wird. »Svastha« setzt sich zusammen aus »sva« (selbst) und »stha (gefestigt sein). Gesund ist ein Mensch also dann, wenn er gefestigt und selbstständig ist und in sich ruht.

Krankheit wird im Ayurveda verstanden als eine Disharmonie des Gleichgewichts von Körper, Geist und Seele – ein Zustand, der durch unterschiedlichste Symptome und Beschwerden auf körperlicher oder geistiger Ebene oder auch durch negative Gefühle zum Ausdruck kommen kann. Oberstes Ziel ist es daher, unsere körperliche, geistige und seelische Verfassung in einer Weise zu harmonisieren, die unsere Lebensqualität in einem umfassenden Sinne verbessert. Diese Harmonisierung hat dann nicht nur unsere individuelle Gesundheit zur Folge, sondern zeigt sich in einem Leben im Einklang mit der Natur, dem Universum, dem Kosmos – oder wie auch immer man das große Ganze nennen möchte, von dem wir ein Teil sind. Mikrokosmos und Makrokosmos sind nicht voneinander zu trennen.

Die Stützpfeiler unserer Gesundheit

Aus der Sicht des Ayurveda gibt es drei Stützpfeiler, die für unsere Gesundheit unverzichtbar sind:

- Angemessene Atmung
- Ausreichend Schlaf
- Angemessene Ernährung

Wichtig sind außerdem:

- Angemessene körperliche Bewegung
- Geistige Ruhe und Ausgeglichenheit
- Ausgewogener Umgang mit der sexuellen Energie

Und natürlich spielen auch erfüllende Tätigkeiten und Beziehungen, ein ausgewogenes Verhältnis von Arbeit und Entspannung sowie heilsame Gedanken eine wichtige Rolle für unser Wohlbefinden.

Begriffe wie »angemessen« oder »ausgewogen« drücken aus, dass es im Ayurveda viel um das richtige Maß geht, um einen Weg der Mitte, der nicht von Verboten geprägt ist, sondern vielmehr von Regeln, die individuell angepasst werden können und bei denen die Lebensfreude und der Genuss keinesfalls zu kurz kommen dürfen.

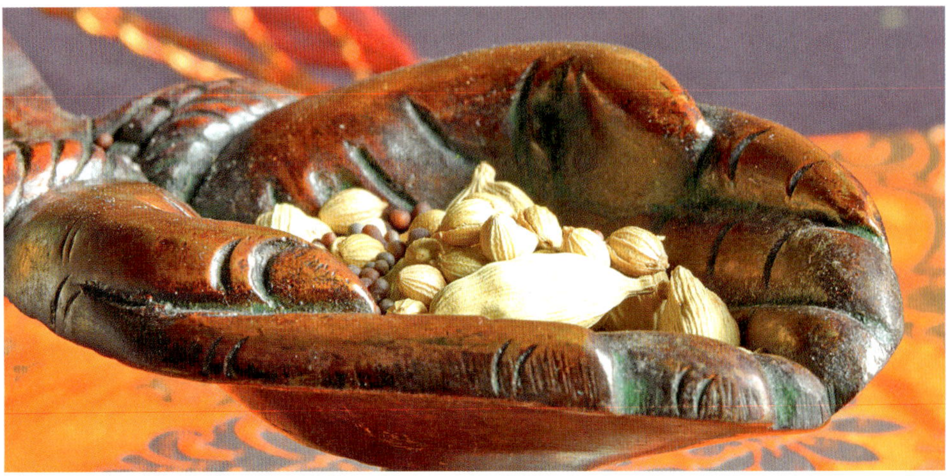

Wir sind Teil der Natur

Dem Ayurveda liegt eine genaue Beobachtung der Natur in all ihren Erscheinungsformen zugrunde. Die Lehre von den fünf Elementen besagt, dass alles, was auf der Erde existiert und lebt, zu unterschiedlichen Anteilen aus diesen Elementen besteht, egal ob Mineralien, Pflanzen, Tiere oder Menschen. Die Eigenschaften dieser fünf Elemente bilden die Basis für das Konzept der drei Doshas, auch Bioenergien genannt, mit denen wir uns in diesem Buch noch eingehend beschäftigen werden.

Die Elemente des Lebens

Die Vorstellung, dass sich alles Leben aus einer begrenzten Anzahl von Grundelementen zusammensetzt, findet sich in vielen Kulturen. Bei den griechischen Philosophen kannte man die Vier-Elemente-Lehre von Wasser, Feuer, Erde und Luft, in der chinesischen Medizin sind es fünf Elemente: Wasser, Erde, Feuer, Metall und Holz. Im Ayurveda unterscheidet man die Elemente Äther, Luft, Feuer, Wasser und Erde. Jede dieser Lehren ist in sich konsistent. Es sollte uns nicht verwirren, wenn die Elemente kulturell bedingt etwas unterschiedlich definiert werden. Entscheidend ist vielmehr, dass sich aus der Elementen-Lehre auf einfache, logische Weise ableiten lässt, wie das Zusammenspiel von Makrokosmos und Mikrokosmos funktioniert. Mithilfe der Elemente lassen sich sowohl der Mensch – sein Körper, seine Psyche und sein Geist – beschreiben als auch seine Umgebung, die Natur, die Tages- und Jahreszeiten. Doch schauen wir uns zunächst die einzelnen Elemente, wie sie im Ayurveda definiert werden, genauer an. Im Entstehungsmythos in den Upanishaden werden die Elemente folgendermaßen eingeführt:

»Aus dem Atmen ist der Äther entstanden,
aus dem Äther der Wind (Luft), aus dem Wind das Feuer,
aus dem Feuer das Wasser, aus dem Wasser die Erde,
aus der Erde die Pflanzen, aus den Pflanzen die Nahrung,
aus der Nahrung der Same, aus dem Samen der Mensch.«

Äther – der Raum, in dem etwas entsteht

Dieses Element – auch als »Raum« bezeichnet – ist für uns am schwersten greifbar. Im Grunde geht es in der Philosophie des Ayurveda darum, dass es für alles Existierende einen Raum braucht, damit es entstehen kann. Im ganz Großen können wir hier an den Weltraum denken. Im Kleinen, Alltäglichen benötigen wir z. B. eine Küche mit all ihren Einrichtungsgegenständen, um kochen zu können. Auf den menschlichen Körper bezogen können wir uns die einzelnen Organe (z. B. den Magen) und sogar jede einzelne Zelle als abgegrenzten Raum vorstellen. In unserem Körper ist der Äther verbunden mit dem Mund beziehungsweise der Stimme, den Ohren und unserem Hörsinn sowie dem Nervensystem.

Haupteigenschaften: leicht, kalt, unsichtbar, weich, durchdringend und allgegenwärtig

Luft – kein Leben ohne Bewegung

Dieses Element und den damit verbundenen Sauerstoff finden wir auf unserer Welt so gut wie überall, wo Leben existiert. Die Luft repräsentiert das Prinzip der Bewegung. Wir Menschen benötigen Sauerstoff, den wir mit der Atmung aufnehmen, für viele wesentliche Körperfunktionen (z. B. für die Funktionen des Gehirns, der Lunge, die Zusammensetzung des Blutes u. v. m.). Luft wird im Ayurveda mit dem Tastsinn assoziiert. Im menschlichen Körper ist dieses Element außerdem mit der Haut und den Händen verbunden.

Haupteigenschaften: immer in Bewegung, sprunghaft, trocken, leicht, subtil

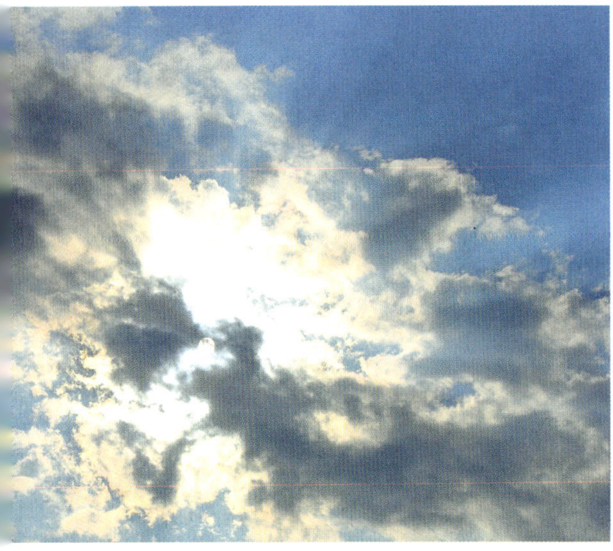

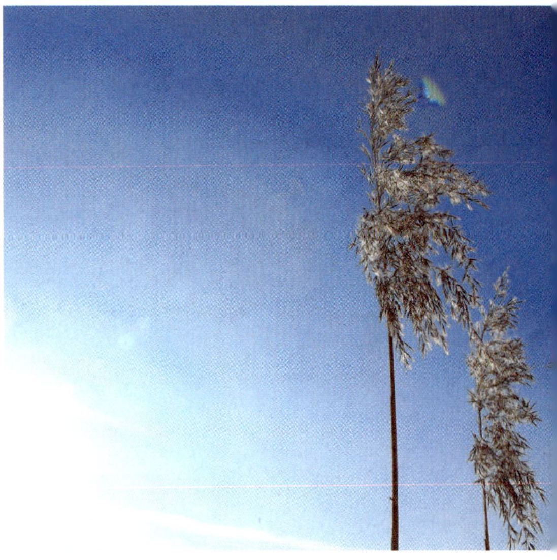

Feuer – Transformation durch Hitze

Dieses Element finden wir in der Wärme der Sonne und des Erdkerns. Im Körper spiegelt es sich in der Körpertemperatur wider sowie in einem sehr wichtigen Aspekt des Ayurveda, dem Verdauungsfeuer (Agni), auf das wir später noch genauer eingehen werden. Das Hauptprinzip des Feuers ist die Transformation. Seine Kraft setzt alle Umwandlungen und Stoffwechselprozesse des Körpers in Gang. Im menschlichen Körper ist das Feuer außerdem eng mit den Augen verbunden, da es Licht für die Wahrnehmung liefert.

Haupteigenschaften: heiß, bewegt, strahlend, hell, trocken, dynamisch, aktiv, scharf, klar

Wasser – immer im Fluss

Aus diesem Element besteht ein Großteil unserer Erde. Es begegnet uns in den Meeren, Flüssen und Seen und im menschlichen Körper unter anderem in den vielfältigen Körperflüssigkeiten vom Blutkreislauf über den Speichel, die Drüsensekrete, die Flüssigkeiten im Rückenmark und im Gehirn bis zu den Gelenkflüssigkeiten. Wasser ist das Transportmedium für Nährstoffe und für den Abtransport von Schlackenstoffen. Das Prinzip des Wassers ist seine Fähigkeit zu fließen. Es kühlt, reinigt und schützt dadurch den Körper. Verbunden ist es außerdem mit der Zunge und unserem Geschmackssinn.

Haupteigenschaften: kühl, feucht, glatt, fließend, stabil, weich

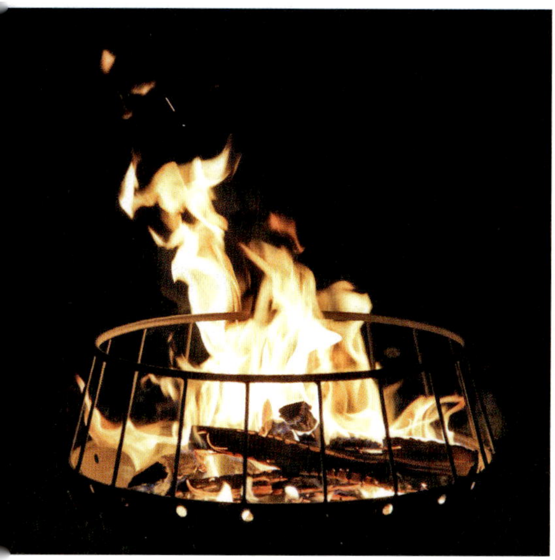

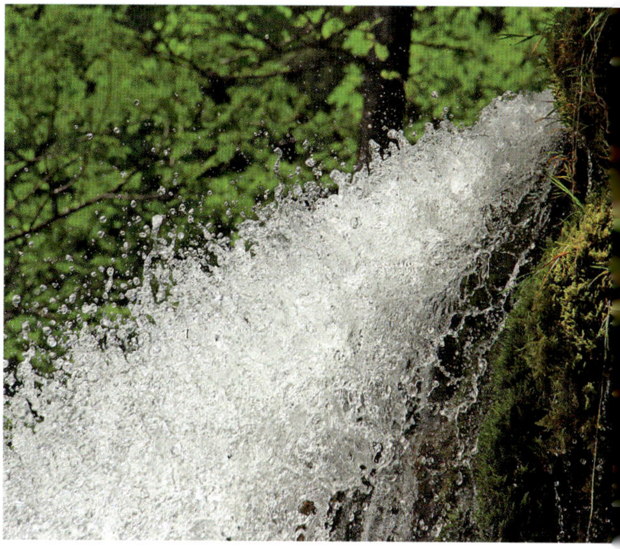

Erde – was uns Halt gibt

Dieses letzte Element enthält die Essenz aus allen anderen Elementen. Es ist das dichteste Element und gibt uns Halt und Struktur. Wenn die Erde zu dominant wird, kann sie die Räume füllen, das Feuer ersticken und das Wasser aufnehmen.

Bezogen auf unseren menschlichen Körper findet sich das Erdelement in unserem Skelett und dem Knochenbau, aber auch in anderen festen Strukturen wie den Zähnen, Knorpeln, Muskeln, Sehnen, Nägeln und Haaren. Außerdem werden unsere Nase und der Geruchssinn der Erde zugeordnet.

Haupteigenschaften: fest, kühl, schwer, grob, dicht, trocken, stabil

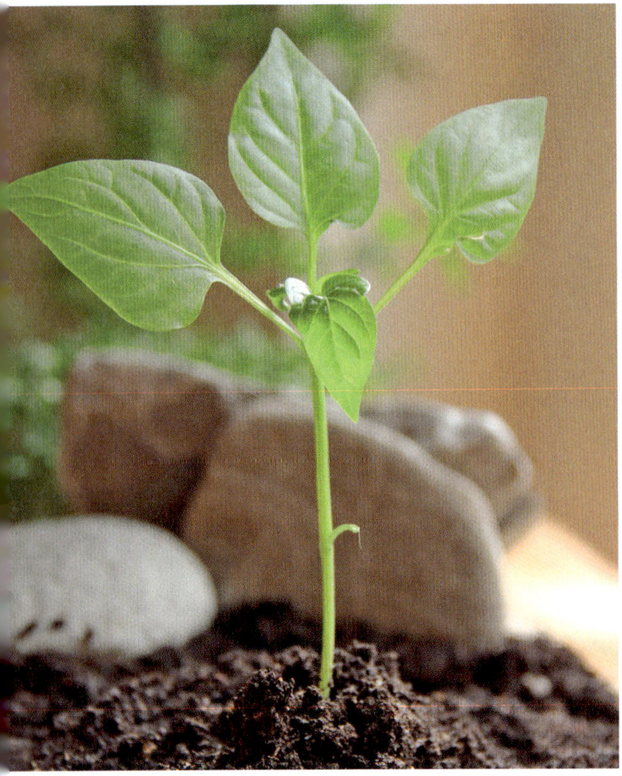

Von den Elementen zu den Doshas

Auf dem Wissen über die fünf Elemente basiert die Lehre von den sogenannten Doshas, einem zentralen Konzept der ayurvedischen Medizin, von dem Sie sicher schon gehört haben. Jedes Dosha setzt sich aus zwei Elementen zusammen. Aus den unterschiedlich großen Anteilen der Elemente in einem Dosha ergibt sich dann z. B. die individuelle Konstitution eines Menschen.

Wörtlich übersetzt bedeutet der Begriff Dosha: »Das, was aus dem Gleichgewicht kommt.« Die Doshas werden auch als Bioenergien oder Grundkräfte bezeichnet. Mit ihnen wird aber nicht nur der Konstitutionstyp eines Menschen beschrieben, also seine körperlichen Eigenschaften wie sein Körperbau, sein Stoffwechsel, sein Energiezustand, seine Stärken und Schwächen auf körperlicher und psychischer Ebene. Auch in Bezug auf Tages- und Nachtrhythmen, die Jahreszeiten, das Lebensalter, die Nahrungsmittel und Geschmacksrichtungen spielen die Doshas eine entscheidende Rolle, um nur die für uns wichtigsten Beispiele zu nennen.

Die Doshas und ihre Tageszeiten

Kapha: 6 bis 10 Uhr / 18 bis 22 Uhr
Pitta: 10 bis 14 Uhr / 22 bis 2 Uhr
Vata: 2 bis 6 Uhr / 14 bis 18 Uhr

Der zeitliche Rhythmus der Doshas

Die Tageszeiten der Doshas sind wesentlich für einen gesundheitsfördernden Tagesablauf. Deshalb sollten wir uns bei unseren Aufsteh-, Essens-, Arbeits-, Ruhe- und Schlafenszeiten an diesem Rhythmus orientieren. Am frühen Morgen, möglichst vor 6 Uhr, dem Beginn der Kapha-Zeit, sollten wir den Schwung der Vata-Energie nutzen, um aufzustehen. Unsere Hauptmahlzeit verdauen und verwerten wir am besten, wenn wir sie in der Pitta-Zeit zwischen 12 und 14 Uhr einnehmen, weil dann unser Verdauungsfeuer (Agni) am stärksten ist. Und die beste Zeit zum Schlafengehen ist vor 22 Uhr, also noch in der Kapha-Zeit, bevor wir durch die Pitta-Energie ab 22 Uhr wieder unruhiger werden. Darauf werde ich aber bei den einzelnen Doshas und den allgemeinen Empfehlungen zur Lebensführung noch genauer eingehen.

Auch in den Jahreszeiten zeigt sich der Kreislauf der Elemente und der Doshas. Näheres dazu finden Sie ausführlich jeweils in den einzelnen Kapiteln zur Jahreszeiten-Küche.

Die Doshas in der Natur

Auf die Natur bezogen können Sie sich das Zusammenspiel der Bioenergien etwa folgendermaßen vorstellen:

- Die Erde wird feucht durch den Regen (Kapha = Erde + Wasser).
- In diesem Milieu wachsen die Pflanzen durch die Wärme und das Licht der Sonne (Pitta = Wasser + Feuer).
- Der Wind ist notwendig für den erneuten Befruchtungsprozess (Vata = Luft + Äther).

Ist eines der Doshas im Übermaß vorhanden, kommt es im schlimmsten Fall zu Naturkatastrophen wie Überschwemmungen, Dürren oder Stürme, die die Ernte zerstören.

Die Doshas im Menschen

Wie aber zeigen sich die Doshas konkret im Menschen? Um Ihnen einen bildhaften Eindruck davon zu vermitteln, den Sie sich leicht einprägen können, habe ich jeweils einen Vertreter jedes Doshas in Reinform beschrieben. In der Realität kommt das eher nicht vor, denn fast

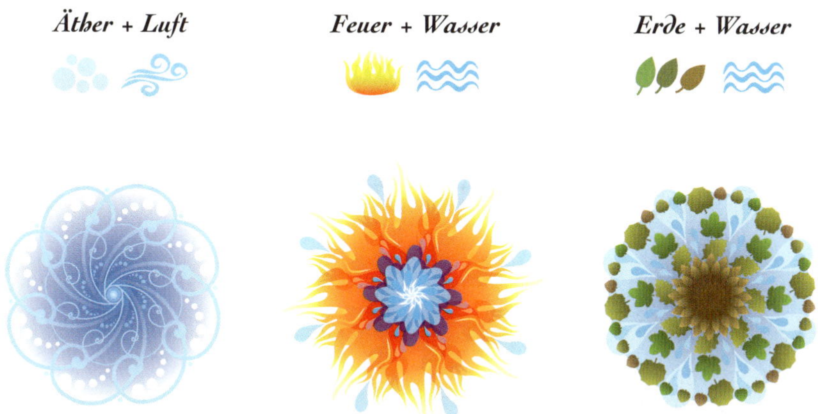

immer sind zwei Doshas vorherrschend in einem Menschen. Das bezeichnet man als »Misch-Doshas«, und ich werde darauf noch ausführlich eingehen. Wichtig ist, dass wir bei der Betrachtung der Doshas immer alle drei Ebenen berücksichtigen: die körperliche, die seelische und die geistige Ebene.

Immer in Bewegung – der Vata-Typ

Elemente: Äther und Wind

Körperlich: Der Vata-Typ ist schlank, schmal und feingliedrig, neigt zu trockener Haut, Verstopfung und Blähungen. Er geht gerne joggen, ist überhaupt gerne unterwegs und bewegt sich schnell, fast hektisch. Auffallend ist auch, wie schnell er spricht. Sein Appetit ist unregelmäßig, sein Gedächtnis funktioniert eher nicht so gut, was mit seiner Sprunghaftigkeit zu tun hat.

Seelisch: Er wirkt meist aufgewühlt, denn alles, was um ihn herum geschieht, berührt ihn zutiefst. Vata ist eher ängstlich und unentschlossen, aber auch freiheitsliebend.

Geistig: Vata hat eine schnelle Auffassungsgabe, und sein Geist produziert sehr viele Gedanken und Ideen, die er am liebsten alle gleichzeitig umsetzen möchte. Dabei verzettelt er sich natürlich leicht. Vata ist geistreich, originell, eigenwillig und vielseitig, neigt aber zur Oberflächlichkeit, da er nicht lange genug an einer Sache dranbleibt.

Zielstrebig voran – der Pitta-Typ

Elemente: Feuer und Wasser

Körperlich: Bei Pitta haben wir es mit einem muskulösen, athletischen Typ zu tun, der viel körperliche Kraft und Stärke aufweist. Sein Teint ist frisch, er neigt zu Hautreizungen, hat eine gute Verdauung, tendiert aber leicht zum Durchfall. Pitta hat viel Appetit und schwitzt viel. Sein Gedächtnis ist sehr gut.

Seelisch: Er ist scharfsinnig, sehr zielstrebig und durchsetzungsstark. Sein Enthusiasmus und sein Optimismus sind ansteckend.

Geistig: Er zeichnet sich durch Ehrgeiz, Impulsivität und Risikobereitschaft aus – er will sprichwörtlich mit dem Kopf durch die Wand und ist der geborene Anführer.

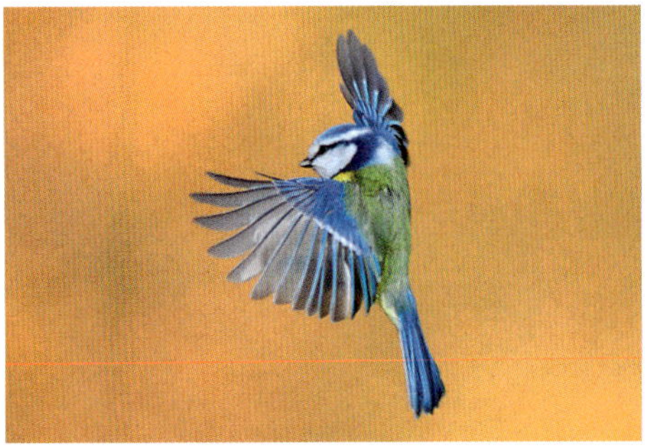

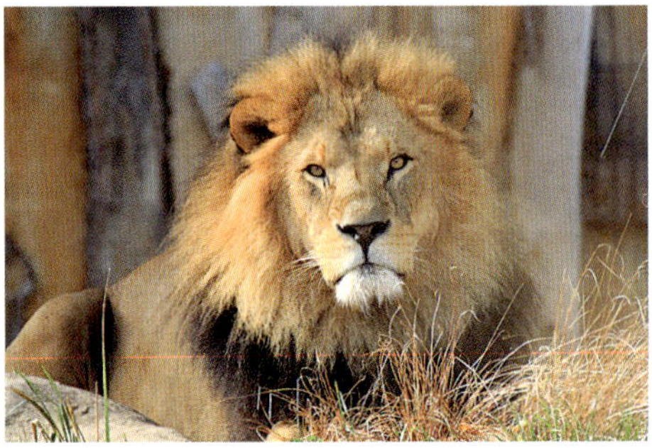

Ein Fels in der Brandung – der Kapha-Typ

Elemente: Wasser und Erde

Körperlich: Sein Körperbau ist eher schwer, er neigt zur Gewichtszunahme. Seine Verdauung ist gut, aber träge, weshalb sein Appetit auch eher gering ist. Er spricht langsam und ruhig und hat ein gutes Gedächtnis.

Seelisch: Er wirkt ausgeglichen und ist schwer ins Wanken zu bringen, weil er gut abwägt, ehe er seine eigenen Ziele verfolgt. Kapha ist anhänglich, treu und naturverbunden.

Geistig: Er überlegt lange, bis er Entscheidungen fällt. Hat er diese aber einmal getroffen, stehen sie »fest wie ein Eichenbaum«. Er ist ausdauernd, beständig, geduldig und zuverlässig.

Die Prinzipien der drei Doshas

VATA entspricht dem Prinzip der **Bewegung (Äther + Luft)**

PITTA entspricht dem Prinzip der **Umwandlung/Stoffwechsel (Feuer + Wasser)**

KAPHA entspricht dem Prinzip der **Stabilität (Erde + Wasser)**

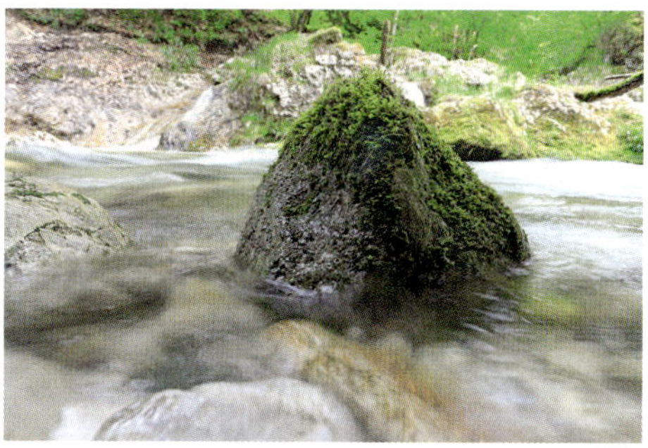

Die sieben Konstitutionstypen

Ausgehend von den drei Doshas, unterscheidet man im Ayurveda sieben Konstitutionstypen, die sich zu unterschiedlichen Anteilen aus den Bioenergien zusammensetzen: Sehr selten kommen, wie schon gesagt, die drei reinen Typen Vata, Pitta und Kapha vor, bei denen ein Dosha eindeutig vorherrschend ist. Sehr häufig sind dagegen die sogenannten sechs Mischtypen, bei denen sich zwei Doshas hervorheben und das dritte in den Hintergrund tritt. Das jeweils zuerst genannte Dosha ist dabei etwas dominanter als das zweite.

1. Vata-Pitta
2. Pitta-Vata
3. Vata-Kapha
4. Kapha-Vata
5. Pitta-Kapha
6. Kapha-Pitta
7. Samadosha (Vata-Pitta-Kapha)

Der siebte Konstitutionstyp, der sogenannte Tri-Dosha-Typ, bei dem sich alle drei Doshas im Gleichgewicht befinden, ist sehr selten.

Im Einklang mit unserer Grundkonstitution leben

Im Ayurveda unterscheidet man zwei Arten von Konstitutionen. Die erste ist unsere angeborene Grund- oder Ur-Konstitution (Sanskrit: Prakriti). Diese kann niemals verändert werden, da sie uns von Geburt an mitgegeben ist und unser Leben begleitet, oder besser gesagt, uns im Kern ausmacht. Was aber immer und ständig in Veränderung ist, ist unsere zweite Art von Konstitution, genannt Vikriti. Darunter versteht man das, was wir aktuell leben. Neudeutsch könnte man das auch als Lifestyle bezeichnen. Weicht die Vikriti zu sehr von der Prakriti ab und wir entfernen uns zu weit von unserer Grundkonstitution, können sich Krankheiten, Unzufriedenheit, Nervosität, Müdigkeit und vieles mehr manifestieren. Dann gilt es, das Dosha, das in ungesunder Weise überhandgenommen hat, zu reduzieren, um wieder unserer Natur gemäß zu leben.

Das zu verstehen und zu akzeptieren ist für uns moderne Europäer manchmal nicht einfach. Wird uns doch oft vorgegaukelt, jeder könne sich auf jede beliebige Art verändern, wenn er nur stark genug daran glaubt und daran arbeitet. Die ayurvedische Perspektive ist eine ganz andere: Jedes Dosha, jede Grundkonstitution ist genauso gut und genauso wichtig für die Welt wie das beziehungsweise die andere. Es ist nicht besser oder schlechter, mehr von Kapha und Pitta dominiert zu werden als von Pitta und Vata. Entscheidend ist vielmehr, gemäß der eigenen Grundkonstitution zu leben, ihre jeweiligen Stärken und Potenziale zu entwickeln und die Schwächen zu akzeptieren, ohne sie überhandnehmen zu lassen. Diese Sichtweise ermöglicht uns nicht nur, im inneren Frieden mit uns selbst zu leben und uns anzunehmen, wie wir sind. Sie kann uns auch toleranter machen gegenüber unseren Mitmenschen und deren Eigenheiten.

Ob und wie unsere gelebte Natur (Vikriti) von unserer eigentlichen Natur (Prakriti) abweicht, vermag ein qualifizierter Ayurveda-Therapeut oder Arzt am besten zu beurteilen. Einem Vata-Pitta-Typ wird er andere Verhaltens- und Ernährungsregeln mit auf den Weg geben, um sein individuelles Gleichgewicht wiederherzustellen, als einem Kapha-Pitta-Typ. Trotzdem gibt es Grundregeln, an denen wir uns alle orientieren können. Auf diese werde ich

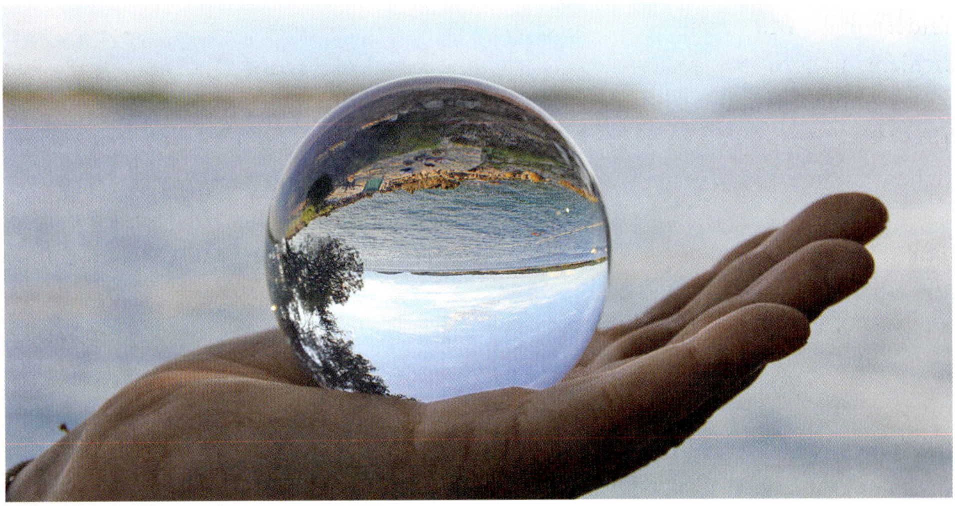

noch ausführlich zu sprechen kommen (siehe »Die Basics der ayurvedischen Ernährungslehre«.

Die eigene aktuelle Konstitution bestimmen

Wahrscheinlich fragen Sie sich nun, welche Bioenergien bei Ihnen vorherrschen und welcher Konstitutionstyp Sie wohl sein mögen. Am Ende dieses Kapitels finden Sie einen einfachen Dosha-Test, den Sie selbst durchführen können. In diesem Test werden körperliche, seelische und geistige Aspekte der Doshas abgefragt. Dieser Test bringt aber »nur« zum Vorschein, wie es um Ihren aktuellen Zustand, um Ihre Vikriti bestellt ist.

Ausgehend vom Ergebnis des Tests können Sie meine Ratschläge zur Ernährung und Lebensführung im nächsten großen Abschnitt für sich erproben. Wahrscheinlich werden Sie bereits nach ein paar Wochen eine spürbare Verbesserung Ihres Wohlbefindens feststellen. Sie können den Test dann auch gerne wiederholen, um herauszufinden, ob und was sich vielleicht bereits geändert hat. Mit großer Wahrscheinlichkeit nähern Sie sich dann schon mehr Ihrer Grund- und Ur-Konstitution (Prakriti) und damit Ihrem eigentlichen, ursprünglichen Wesen.

So funktioniert der Test

Bei allen einzelnen Themen (wie z. B. Körperbau) kreuzen Sie den Dosha-Typ an, der in diesem Punkt am ehesten auf Sie zutrifft. Wenn mehrere Eigenschaften (z. B. Pitta und Kapha) auf Sie zutreffen, können Sie auch mehrere Punkte bei einer Frage ankreuzen. Wenn Sie alles durchgegangen sind, zählen Sie zusammen, wie viele Kreuze Sie bei jedem Dosha-Typ gemacht haben. Der Typ mit der höchsten Zahl ist Ihr aktuell vorherrschender Dosha-Typ. Alternativ können Sie auch die Schlagwörter in den einzelnen Spalten markieren (z. B. »zarte Gelenke«) und am Ende der Rubrik (z. B. Körperbau) feststellen, wo die meisten Markierungen sind. Entscheidend ist am Ende immer, bei welchem Dosha-Typ Sie die meisten Übereinstimmungen festgestellt haben. Sollte die Anzahl der Kreuze oder Markierungen bei zwei Typen sehr nahe beieinanderliegen, können Sie die Empfehlungen für beide Doshas durchlesen und selbst entscheiden, was Ihnen plausibler oder passender erscheint. Sie können sich da durchaus auf Ihr Gefühl verlassen.

Der Test gibt ohnehin nur Aufschluss über die Tendenz, die gerade vorherrscht, und zeigt uns die ungefähre Richtung an. Die Feststellung der Ur-Konstitution (Prakriti) sowie die genaue Bestimmung der Vikriti bleibt einem erfahrenen Ayurveda-Arzt oder Therapeuten vorbehalten. Dieser wird neben einer ausführlichen Anamnese noch eine Vielzahl anderer Diagnosetechniken wie die Puls- und Zungendiagnose, Antlitz- und Augendiagnose sowie körperliche Untersuchungen heranziehen, um eine eindeutige Aussage treffen zu können und darauf basierend eine Ayurveda-Therapie in die Wege zu leiten.

Welcher Typ bin ich?

Physische und physiologische Merkmale	Vata	Pitta	Kapha
Körperbau	Sehr klein oder sehr groß, leicht, feingliedrig, zarte Gelenke, schmale Schultern, schmale Brust	Mittlere, schlanke und gleichmäßige Statur, mittelschwer, weiche Formen und Gelenke, mittelstarke Schultern, mittelbreite Brust	Mittlere, kräftige und stabile, stämmige Statur, weicher und runder Körper, kräftige und gut geschmierte Gelenke, starke, breite Schultern, gut entwickelte Brust
Kopf und Gesicht	Längliche, schmale und markante Gesichtsform, schmales Kinn, frühe Faltenbildung	Ovale bis dreieckige Gesichtsform, energisches Kinn	Ovale bis runde und eher breite Gesichtsform, weiches Kinn, weiche Gesichtszüge
Körpergewicht	Leicht, nimmt schwer zu	Mittel	Mittel bis schwer, nimmt schwer ab
Hände	Schmal, lange Finger, lange, oft feine Nägel, meist kalte Hände	Gut geformt, Nägel etwas weich, gute Durchblutung	Eher große, breite Hände, kräftige Nägel, eher kühle Hände
Haut	Fein und empfindlich, Neigung zu Trockenheit, kalt, rau, glanzlos, wird in der Sonne leicht braun, Venen gut sichtbar, mag Einölen und Wärme, auch feuchte Wärme	Gute Durchblutung, oft hell mit Sommersprossen und Muttermalen, fettig, warm, evtl. rau, wird in der Sonne leicht rot, zieht Kühlendes vor	Weich, ölig, gute Hautfettigkeit, eher hell, kühl, Venen kaum sichtbar, mag Trockenmassagen und trockene Wärme
Haare	Fein, trocken, spröde, manchmal glanzlos	Leicht fettig, seidig, evtl. frühes Ergrauen, frühe Glatzenbildung, hoher Haaransatz	Füllig, wellig, kräftig und weich, evtl. niedriger Haaransatz
Augen	Trocken, eher klein, lebhafter, auch unruhiger Blick, dünne Wimpern und Augenbrauen	Feucht, von mittlerer Größe, oft leuchtend, Neigung zu Brennen und Entzündungen, lichtempfindlich, durchdringender Blick	Groß, gut befeuchtet, ruhiger Blick, manchmal schwermütig, buschige Wimpern und Augenbrauen
Lippen	Sehr fein und schmal, blass, trocken	Geschwungen, gut durchblutet, Neigung zu Herpes	Voll, fest
Zähne	Klein und schmal, oft unregelmäßig, kariesanfällig	Mittlere Größe, Neigung zu Zahnfleischbluten	Groß und gleichmäßig, Bildung von Zahnstein
Durst	Nimmt Durst wahr und trinkt meist ausreichend	Hat viel Durst und trinkt viel	Hat wenig Durst
Appetit, bevorzugte Speisen	Meist unregelmäßig: mal viel, mal wenig, isst gern warme Speisen, bevorzugt Süßes, Saures und Salziges	Stark, kann viel essen/ neigt zu Heißhunger, isst gern regelmäßig (reizbar, wenn diese Regelmäßigkeit ausbleibt), verträgt Kaltes, bevorzugt Kaltes, Süßes, Bitteres und Herbes	Gering. Isst verhältnismäßig wenig, langes Sättigungsgefühl, isst langsam – »Genießer«. Oft Lust auf Süßigkeiten, bevorzugt Scharfes, Bitteres und Herbes

Physische und physiologische Merkmale	**Vata**	**Pitta**	**Kapha**
Verdauungsmerkmale	Schwache Verdauungskraft, verträgt Warmes besser als Kaltes	Starke Verdauungskraft, verträgt im Allgemeinen so gut wie alles	Guter Nahrungsverwerter. Oft träger Stoffwechsel
Körperausscheidungen	Wenig Urin, trockener, oft wenig harter Stuhl, Neigung zu Blähungen und Verstopfung	Große Urin- und Stuhlmengen (weich), Neigung zu Durchfall	Mäßige Urinmenge. Regelmäßiger, aber oft träger Stuhlgang, gut geformt, evtl. ölig
Schweiß	Schwitzt wenig, kein Körpergeruch	Schwitzt stark, unangenehmer Körpergeruch	Schwitzt mäßig, süßlicher Körpergeruch
Schlaf	Leicht, oft unterbrochen. Braucht nicht viel Schlaf, Träume: können von Angst geprägt sein, träumt vom Fliegen und dem Erklimmen von Höhen	Mittel, kann manchmal schwer einschlafen, wacht oft auf, schläft aber schnell wieder ein, neigt zu Nachtschweiß, Träume: oft von Kämpfen, Feuer, Blitzen und Blumen	Lang und tief. Steht nur schwer auf, Träume: können schwer und von depressiver Natur sein, träumt von Wasser und Blumen, von Himmel und Wolken
Sexualität	Schwankend zwischen aktiv und entsagend, geringe Energie	Mittel; ist leidenschaftlich und dominant	Sehr ausdauernd und starkes Empfinden
Abneigungen	Gegen Kälte, Wind und Trockenheit	Gegen Hitze und starkes Licht	Gegen feuchte Kälte

Wesensart, Charaktereigenschaften	**Vata**	**Pitta**	**Kapha**
Mentale Eigenschaften	Wacher Verstand, flexibel, rasche Auffassungsgabe, lebendig, sehr lebhaft und spontan, voller Tatendrang, vielseitig interessiert und sehr kreativ, liebt die Veränderung, übersensibel, manchmal schüchtern, emotional, unruhig, instabil, unkonzentriert	Analytisch, kritisch, starker Wille, sehr zielgerichtet, intelligent, sehr ehrgeizig, leistungswillig, liebt die Herausforderung, Kämpfernatur, mag den Luxus, oft wenig tolerant, bestimmend, beharrt auf seiner Meinung, mutet sich oft zu viel zu, neigt zur Perfektion und Eifersucht	Strahlt Ruhe, Stärke und Gelassenheit aus, ist beim Essen und Handeln eher langsam, hat viel Ausdauer, ist herzlich und geduldig, geht sehr überlegt und methodisch vor, tolerant, Helfersyndrom, oft lethargisch und schwerfällig, kann unnachgiebig (stur) sein, hält gern an Dingen und Vergangenem fest
Gedächtnis	Rasche Auffassungsgabe, schlechtes Kurzzeitgedächtnis	Sehr gute Auffassungsgabe, gutes Gedächtnis	Langsame Auffassungsgabe, sehr gutes Langzeitgedächtnis
Gefühlsebene	Sehr fröhlich und beschwingt, aber auch labil, neigt zu Ängstlichkeit und Sorgen, auch Depressionen	Sehr geistreich und witzig, neigt aber zu Überreaktionen, leicht reizbar, oft emotional und eifersüchtig	Meist ausgeglichen und sanft, großzügig, kann aber auch sentimental werden. Neigung zu Schwermut

Wesensart, Charaktereigenschaften	Vata	Pitta	Kapha
Sprechweise, Stimme	Sehr schnell und redegewandt. Wechselt gern von einem Thema zum anderen, verliert leicht den Gesprächsfaden, manchmal leise, heisere Stimme	Guter Ausdruck, guter Rhetoriker. Scharfzüngig bis verletzend, emotional. Die Stimme kann hoch und schrill sein.	Oft bedächtig, nicht immer sehr gesprächig. Melodische, weiche Stimme
Verhaltensweise im Alltag, Lebensart	Bewegungsfreudig und reiselustig, nimmt alles sehr leicht, wählt künstlerische Berufe, wechselt gern Aufenthaltsort, Beruf oder Interessen	Sportlich (dabei ehrgeizig), engagiert, übernimmt gern die Führungsrolle, neigt zu risikoreichen Verhaltensweisen	Großzügig, bodenständig, liebt den Komfort, zieht langfristige Planungen schnellen Entscheidungen vor, verlässt ungern seinen Standort

Körperlich-seelische Vorzüge, Bio-Schwankungen	Vata	Pitta	Kapha
Stimmungen	Heiter, Gefühl von Leichtigkeit, sensibel, kreativ, hektisch, unstet, Stimmungsschwankungen bis hin zu Depressionen	Temperamentvoll, leidenschaftlich, robust. Zielgerichtet, will überzeugen, kritisch, unduldsam, kaum kritikfähig	Meist ausgeglichen und gelassen, behäbig, aber auch in sich gekehrt (Schneckenhaus), guter Zuhörer, tolerant, oft auch melancholisch
Leistungsfähigkeit	Vor allem frühmorgens und abends, kann aber auch rasch ermüden oder das Interesse verlieren	Sehr leistungsfähig in der Pitta-Zeit (10–14 und 22–2 Uhr), fordert viel von sich und kann sich dabei überfordern	Sehr ausdauernd, vor allem in der Kapha-Zeit (6–10 und 18–22 Uhr), sehr widerstandsfähig, ist aber oft nur schwer in Gang zu setzen
Anfälligkeit, gesundheitliche Störungen	Kälteempfindlich (kalte Hände und Füße), labil, krankheitsanfällig, Gelenkschmerzen, nervöse Störungen, Schlafstörungen	Robust, anfällig für Entzündungen, brennendes Gefühl, Fieber	Sehr robust, jedoch empfindliche Bronchien, Neigung zu Ödemen
Puls	Schnell, schwacher Druck, fadenförmig, unregelmäßig, Pulsschläge 84 und darüber	Mittel, springend, hoher starker Druck, drahtig, Pulsschläge 70–80	Langsam, sanft, rollend, ausgeglichener Druck, Pulsschläge 60–65
Anzahl			

Verdauung und Stoffwechsel

Eine gesunde, auf unseren Konstitutionstyp und die Jahreszeit abgestimmte Ernährung zählt im Ayurveda zu den wichtigsten Stützpfeilern des Lebens. Was allerdings ist eine noch so gute Ernährung wert, wenn es Probleme mit der Verdauung und dem Stoffwechsel gibt? Eine ausgewogene Ernährung ist eine wichtige Voraussetzung für eine gute Verdauung, doch auch andere Aspekte wie Stress und emotionale Probleme sowie Umweltgifte und anderes mehr haben eine Auswirkung auf Verdauung und Stoffwechsel. Nicht von ungefähr kennen auch wir in unserem Kulturkreis Sprichwörter wie: »Das ist mir auf den Magen geschlagen.« Oder: »Dem ist eine Laus über die Leber gelaufen.« Und wer musste nicht schon vor einer Prüfung mehrfach zur Toilette rennen!

Mit dem Themenbereich Verdauung und Stoffwechsel, zu dem im Ayurveda so fremdartig klingende Begriffe wie Agni, Ama und Mala gehören, lassen sich ganze Lehrbücher füllen, da es sich hierbei um eine zentrale Grundlage des Ayurveda handelt. Ich möchte hier aber nur auf die wichtigsten Gesichtspunkte eingehen, die Ihnen später dabei helfen werden, die ayurvedische Ernährungslehre besser einzuordnen und zu verstehen.

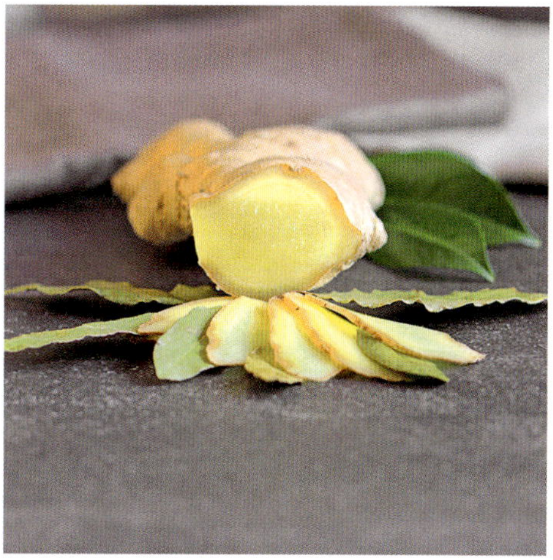

Ingwer und Lorbeerblätter sind wichtige Gewürze, um das Agni zu stärken.

Agni – das Feuer in uns

Im Ayurveda unterscheidet man verschiedene Arten von Agni. Das wichtigste Agni ist das Verdauungsfeuer (Jatharagni). Es befindet sich hauptsächlich im Magen und im Dünndarm und ist dafür zuständig, die Nahrung aufzuspalten und in essenzielle Nährstoffe umzuwandeln, sowie für die Aufnahme der Nährstoffe durch den Körper und die Trennung von Abfallprodukten (Malas, siehe unten). Außerdem gibt es verschiedene Untergruppen von Agni, die spezifischen Aufgaben im komplexen Stoffwechsel des Körpers und den verschiedenen Geweben zugeordnet sind. Mit diesen brauchen wir uns aber nicht im Einzelnen zu beschäftigen.

Ein gutes Agni ist die Voraussetzung für eine stabile Gesundheit. Es ist lebenswichtig für unsere Körperenergie, alle Wärmeprozesse und unser Immunsystem. Ein schwaches Agni hingegen gilt als Ursache für sehr viele Beschwerden und Erkrankungen.

Pitta-dominierte Typen haben oft ein sehr starkes Verdauungsfeuer und mehrmals am Tag Stuhlgang. Ein Überschuss an Pitta kann dazu führen, dass man in kurzer Zeit sehr viel essen kann und trotzdem hungrig bleibt. Bei Vata-Typen ist Agni oft schwankend, was sich durch einen Wechsel von Durchfall und Verstopfung ausdrücken kann. Kapha-Typen hingegen haben ein langsames Verdauungsfeuer. Ihr Stoffwechsel ist träge, und die Nahrung wird langsam verarbeitet. Mehr zu Agni und den Doshas aber später.

Malas und Amas – Abfallprodukte und Schlackenstoffe

Unter **Malas** versteht man Abfallprodukte des Stoffwechsels. Die Ausscheidung der Malas erfolgt über den Urin durch Niere und Blase, über den Stuhlgang durch Dünn- und Dickdarm sowie über den Schweiß durch die Haut. Liegt eine Störung der Ausscheidungsorgane vor, können auch dadurch Krankheiten entstehen. Ein Teil der Ausscheidungsprodukte ist jedoch für die Zirkulation durchaus wichtig. So helfen z. B. die unverdaulichen Ballaststoffe beim Abtransport von Giftstoffen.

Ama hingegen sind Schlackenstoffe, die z. B. durch schlechte oder unangemessene Ernährung entstehen können. Unter schlechter Ernährung sind von Haus aus ungesunde Produkte (zu viele Chips, Zucker, Fastfood, Alkohol etc.) zu verstehen. Mit unangemessener Ernährung ist gemeint, dass man zu viele Nahrungsmittel zu sich nimmt, die dem eigenen Konstitutionstyp nicht entsprechen (z. B. zu viel Süßes für Kapha) oder auch einfach ein Übermaß an Nahrungszufuhr. Aber nicht nur die Ernährung, sondern auch Stress, emotionale Belastungen, negative Emotionen (Angst, Sorgen), unverarbeitete Erlebnisse und ungelöste Konflikte können Ama produzieren. Im Ayurveda spricht man deshalb auch von geistigem Ama.

Ist das Verdauungsfeuer Agni zudem schwach, können umso mehr Verdauungsgifte entstehen. Wenn sich über einen langen Zeitraum zu viel Ama anreichert, entwickelt sich eine unheilvolle Wechselwirkung: Das durch die genannten Faktoren entstandene Ama blockiert die Tätigkeit des Darms, was wiederum zu einer Anhäufung von Ama und zur Schwächung des Immunsystems führt. Wo Ama entstehen kann, entsteht auch Krankheit, sagt man im Ayurveda. Ama gilt deshalb neben einem schwachen Agni als eine der größten Krankheitsursachen.

Regelmäßige Entgiftung – elementar für unsere Gesundheit

Bedenkt man all das Vorgenannte, ist es nur logisch, dass die Entgiftung von Körper und Geist sowie eine konstitutionsgerechte Ernährung und eine ge-

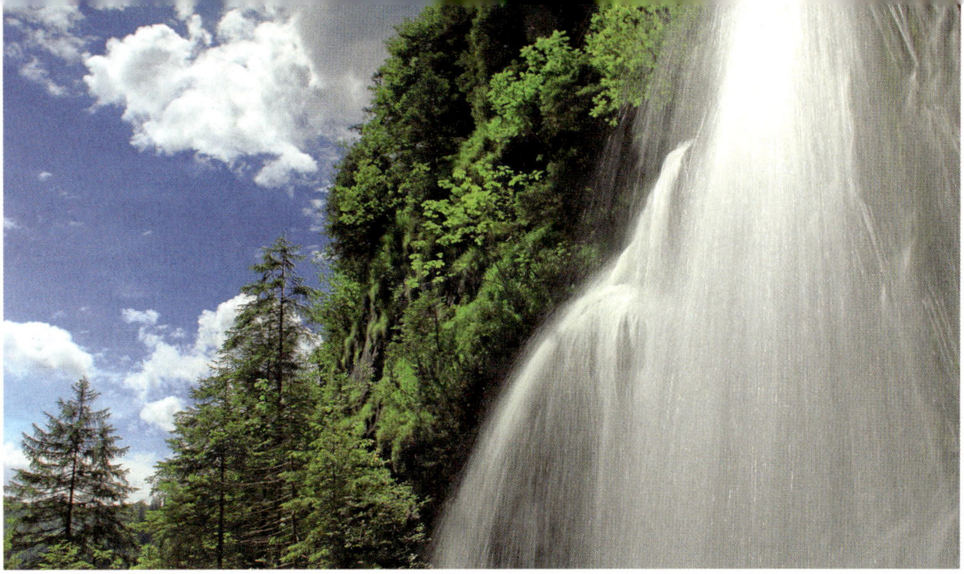

sunde Lebensführung im Ayurveda eine so große Rolle spielen. Entlastungstage, an denen wir nur wenig Nahrung zu uns nehmen beziehungsweise mit Suppen wie der Basensuppe Schlackenstoffe ausleiten, sollte jeder regelmäßig in seinen Alltag integrieren. Das kommt nebenbei nicht nur der Gesundheit, sondern auch dem Körpergewicht zugute und lässt sich mit ein bisschen Disziplin leicht umsetzen.

Wer allerdings unter chronischen Beschwerden leidet oder auch mal eine Auszeit nehmen und sowohl entgiften als auch wieder auftanken möchte, für den bieten sich verschiedene ayurvedische Kurformen an. Kurze Entlastungskuren, die nur ein paar Tage dauern – neudeutsch auch Detox-Tage genannt –, kann jede gesunde Person selbst zuhause durchführen. Im Frühlingskapitel finden Sie eine Anleitung für diese einfache Art der Kur. Für umfangreichere Ayurveda-Kuren jedoch ist es notwendig, sich in ein Ayurveda-Kurzentrum zu begeben oder sich zumindest therapeutische Unterstützung zu holen, wenn man die Kur trotzdem gerne ambulant zuhause machen möchte. Die Panchakarma-Kur als die »Königsdisziplin« des Ayurveda gehört immer unter ärztliche Aufsicht.

Zur Orientierung hier eine kurze Beschreibung der vier verschiedenen Kur-Arten:

1. Entlastungskur (Sanskrit: Shamana) oder Detox-Tage

Ziel: lindern, beruhigen, ausgleichen
Dauer: Wochenende (3 Tage)

Diese Kur dient der Reduzierung von Schlacken, der Ausleitung von Giftstoffen und der Reinigung des Darmtraktes. Ama wird also ausgeleitet, die Verdauung und die Ausscheidungen werden normalisiert, die Doshas wieder ins Gleichgewicht gebracht. Um das zu erreichen, regt man vor allem das Verdauungsfeuer (Agni) an, damit es die Giftstoffe »verbrennen« kann. Außerdem geht es auch darum, wieder ein echtes Hungergefühl zu entwickeln, das durch eine falsche Ernährungsweise oft verloren geht. Auch mildes Abführen ist hier möglich.

2. Reinigungskur (Sanskrit: Langhana)

Ziel: Gewicht reduzieren und ausleiten
Dauer: mindestens zwei bis drei Wochen

Der Begriff »Langhana« bedeutet übersetzt »leichter machen«. Diese Kur wird in mehreren Phasen durchgeführt. Hierzu gehören verschiedene intensive Maßnahmen wie z. B. Abführen, therapeutisches Erbrechen, Einläufe und Darmreinigungen. Einen großen Stellenwert hat hier auch die Ernährung mit leichter, ausleitender Kost. Ziel ist, den Körper von Schwere zu befreien, und zwar sowohl von zu vielen Kilos als auch von Krankheiten, bei denen Schweregefühl oder Verstopfung auftreten, wie z. B. bei Diabetes, Verdauungsstörungen und verschiedenen Formen von Asthma.

3. Aufbaukur (Sanskrit: Brimhana)

Ziel: kräftigen, ergänzen, aufbauen
Dauer: etwa zwei Wochen

Hierbei werden alle Arten von Mangelzuständen behandelt. Diese Kur ist geeignet, wenn der Körper aufbauende Substanzen braucht, weil zuvor viel Körpersubstanz oder Lebensenergie verloren gegangen ist, z. B. durch eine schwere Krankheit oder sonstige große Belastungen (Schicksalsschläge) oder einfach durch hohes Alter. In diesem Fall werden tonisierende, kräftigende Ernährung, Arzneimittel (z. B. das Kräuter- und Fruchtmus Chyavanprash) und Behandlungen eingesetzt. Der Aufbaukur voran geht in der Regel eine sanfte Reinigung und Entschlackung des Körpers sowie des Geistes, damit der Organismus die Aufbaukur überhaupt annehmen kann. Wenn der Patient allerdings bereits sehr alt oder sehr geschwächt ist, sind ausleitende Maßnahmen nicht mehr angezeigt.

4. Die Panchakarma-Kur

Ziel: reinigen, regenerieren, heilen
Dauer: drei bis vier Wochen

Die sogenannte Panchakarma-Kur oder auch »Intensivkur« wird immer dann empfohlen, wenn sich Krankheiten bereits manifestiert haben. Sie ist die ideale Reinigungs- und Regenerationskur. Damit eine tiefgreifende und anhaltende positive Veränderung zustande kommen kann, sollte die Kur im Minimum 14 Tage dauern. Ich empfehle bei schwereren Krankheitsbildern auf jeden Fall drei bis vier Wochen. Je länger die Kur, desto größer der Erfolg.

Wann hilft eine Panchakarma-Kur?

Panchakarma-Kuren haben sich unter anderem bei den folgenden Beschwerden und Erkrankungen bewährt:
Burnout, Herz-Kreislauf-Erkrankungen, Bluthochdruck, aber auch zur Begleitung und Nachsorge von Schlaganfällen, bei Magen-Darm-Erkrankungen, Stoffwechselstörungen, Krebserkrankungen.
Eine gute Panchakarma-Kur wird sehr sensibel und ganz individuell auf jede Person, ihre Bedürfnisse, ihren körperlichen und seelischen Kräftezustand und ihre Befindlichkeit abgestimmt.

Die Basics der ayurvedischen Ernährungslehre

Die Ernährung stellt eine der wichtigsten Säulen der ayurvedischen Medizin dar. Die Inhalte dieser Lehre reichen von einer Vielzahl an Empfehlungen für die alltägliche, ausgewogene Ernährung bis hin zu ausgefeilten Ratschlägen für die therapeutische Küche. Was aber macht die ayurvedische Ernährungslehre so besonders? Und warum ist sie auch für uns westliche Menschen so hilfreich?

Bevor ich auf Einzelheiten eingehe, möchte ich Ihnen die allgemeinen Grundregeln der ayurvedischen Ernährungslehre näherbringen. Es wird Ihnen dann sofort auffallen, dass es auch bei der Ernährung nicht nur um körperliche Aspekte geht, sondern Geist und Seele ebenfalls eine Rolle spielen. Ganzheitliche Ernährung im Ayurveda bedeutet, dass wir durch die Nahrungsaufnahme indirekt auch Einfluss auf Geist und Seele nehmen. Wenn wir uns mit »guter Nahrung« versorgen, fühlen wir uns leicht, klar, widerstandsfähig, vital, zufrieden und satt. »Schlechte Nahrung« hingegen führt dazu, dass wir uns dumpf, schwer, hungrig, müde und energielos fühlen.

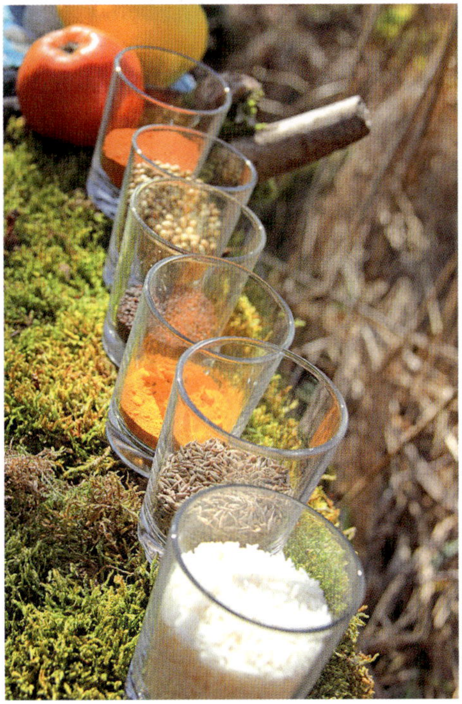

Wie ernähren Sie sich bisher?

Ich möchte Sie gerne anregen, sich eine Stunde Zeit zu nehmen, um sich über Ihre eigenen Essgewohnheiten klar zu werden, also eine kleine Bestandsaufnahme zu machen, bevor Sie sich mit den allgemeinen Ernährungsregeln des Ayurveda beschäftigen. Die folgenden Fragen, die Sie sich auf einem Blatt Papier notieren können, sollen Ihnen dabei helfen:

1. Wie viel Zeit nehme ich mir fürs Frühstück, Mittagessen und Abendessen?
2. Esse ich regelmäßig oder unregelmäßig, auswärts oder daheim?
3. Esse ich überwiegend leicht verdauliche oder schwere Nahrung?
   (Leicht verdauliche Nahrungsmittel sind z.B. gedünstete Gemüse- oder Obstsorten sowie eine leichte Reis-Beilage. Zu den schwer verdaulichen Nahrungsmitteln gehören im Allge-

meinen alle gebackenen, frittierten oder in Fett stark angebratenen Gerichte.)

4. Bekommt mir alles, was ich esse? Gibt es Nahrungsmittel, die ich generell nicht vertrage? (Allergien, Nahrungsmittelunverträglichkeiten)
5. Wie ist mein Hungergefühl, habe ich Appetit?
6. Habe ich oft Heißhunger und neige ich dazu, zu naschen?

Nach dieser ersten Bestandsaufnahme sollten Sie eine Woche lang Ihre Ernährungsgewohnheiten genauer betrachten. Orientieren Sie sich dabei an den folgenden Fragen:

1. Was und wie frühstücke ich? Warm mit Getreidebrei, gedünstetem Obst oder pikanten Suppen? Kalt mit Rohkost, Brot, Butter, Ei, Marmelade, Müsli, Joghurt aus dem Kühlschrank usw.?
2. Was esse ich zu Mittag? Warm oder kalt? Gekochtes oder Rohkost? Vegetarisches (Gemüse/Obst) oder Fleisch? Viel Getreide, Reis, Nudeln, Kartoffeln (stärkehaltige Lebensmittel)? Fertiggerichte, Tiefkühlkost aller Art? Fastfood? Süßes wie Aufläufe usw.?
3. Was esse ich abends? Warme Suppen oder kalte Gerichte? Knabbereien wie Chips, Salzstangen und Süßigkeiten?
4. Esse ich zwischendurch? Obst, Schokolade usw.?
5. Was trinke ich? Wasser oder Saft, Bier, Wein, Kaffee? Oder Ingwerwasser, Kräutertee?

Beantworten Sie sich diese Fragen möglichst ehrlich. Ziel ist keineswegs, dass Sie ein schlechtes Gewissen bekommen und sich mies fühlen. Es sollte Ihnen lediglich klarer werden, was und wie viel Sie zu welchen Zeiten essen und ob Ihre Ernährung vielleicht zu einseitig, zu schwer, zu wenig vitaminreich ist. Wenn Sie sich danach mit den ayurvedischen allgemeinen Grundregeln und später auch noch mit den Tipps für Ihren Dosha-Typ beschäftigen, wird es Ihnen leichter fallen zu erkennen, an welchen »Schrauben« Sie drehen sollten. Nur darum geht es.

Und haben Sie keine Angst, dass Sie künftig keinen Spaß mehr am Essen haben werden, weil Sie sich an strenge Regeln halten müssen. Das Gegenteil ist der Fall! Da jeder Mensch eine eigene individuelle Ur-Konstitution (Prakriti) hat, behandelt Ayurveda jeden Menschen anders. Letztlich geht es auch beim Thema Ernährung immer darum, auf der Basis der Grundregeln für sich persönlich die »richtige Ernährung« zu finden.

Grundregeln für die Ernährung

- Kochen und essen Sie achtsam und mit Dankbarkeit für die Speisen.
- Nehmen Sie sich Zeit für das Essen.
- Bevorzugen Sie warme und gekochte Speisen, da diese leichter verdaulich sind und die Nährstoffe Ihrem Körper schneller zur Verfügung stehen.
- Nehmen Sie, wenn möglich, mittags die Hauptmahlzeit ein, da das

Verdauungsfeuer (Agni) mittags am stärksten ist, unabhängig davon, welcher Dosha-Typ Sie sind.

- Kochen Sie möglichst immer mit frischen hochwertigen Produkten (hierzu unten mehr).
- Essen Sie abends nicht zu spät und keine schwer verdaulichen Speisen. Der Darm stellt seine Tätigkeit etwa ab 19 Uhr weitgehend ein, sodass der Nahrungsbrei und die Schlackenstoffe unverdaut bis zum Morgen im Körper bleiben, wenn Sie danach noch etwas zu sich nehmen.
- Essen Sie nicht zu viel, sondern nur die Menge, die Ihr Körper braucht. Als Richtmaß gilt: pro Mahlzeit etwa die Menge, die in Ihre beiden Hände passt.
- Halten Sie mehrstündige Pausen (etwa 3 bis 4 Stunden) zwischen den Mahlzeiten ein, um dem Körper Zeit zum Verdauen zu geben.
- Beachten Sie stets Ihre persönliche Verfassung (Dosha, Tagesform, Energieverbrauch, aktueller Gesundheitszustand).

Klingt das kompliziert für Sie? Keine Sorge. Wenn Sie sich eine gewisse Zeit lang mit der ayurvedischen Ernährung befasst haben, werden Sie feststellen, dass sich durch diese Ernährungsweise Ihre Selbstwahrnehmung und Ihr Körperbewusstsein ganz von selbst verbessern. Sich selbst zu beobachten, wahrzunehmen, was einem guttut und was nicht, ist ein wesentlicher Bestandteil der ayurvedischen Lehre, der auch für die Ernährung gilt. Am Anfang bedeutet dies, ein paar Dinge zu lernen und vermutlich auch ein paar alte Gewohnheiten loszuwerden. Doch in dem Maße, in dem Sie selbst spüren und vertraut damit sind, was Sie brauchen und was Ihnen schadet, wird das ayurvedische Ernährungskonzept zu einem festen Bestandteil in Ihrem Leben. Was Ihnen zu Beginn vielleicht aufwendig und anstrengend erscheint, schenkt Ihnen dann Energie und Lebensfreude.

Schädliche Kombinationen vermeiden

In manchen ayurvedischen Ernährungsbüchern finden Sie lange Listen, auf denen aufgeführt ist, welche Lebensmittel Sie nicht miteinander kombinieren sollten. Man spricht in diesem Zusammenhang auch von antagonistischer Nahrung. Ich möchte Sie aber nicht mit zu vielen Details abschrecken und mich auf die meines Erachtens wichtigsten Punkte beschränken. Um es unserem Verdauungsfeuer (Agni) nicht zu schwer zu machen, sollten wir vor allem zwei sogenannte Kreuz-Kombinationen von Nahrungsmitteln vermeiden, die zur Entstehung von Giftstoffen (Ama) im Körper führen können.

- Tierisches und pflanzliches Eiweiß sollte nicht in einer Mahlzeit zusammen verwendet werden (z. B. Linsen und Hühnerbrust), da diese Kombination generell nicht gut verstoffwechselt werden kann.
- Ebenfalls nicht ratsam, da schwer verdaulich, ist die Kombination von Joghurt und anderen Milchprodukten mit Zitrusfrüchten.

Frisch auf den Tisch

Ayurvedisch zu kochen bedeutet strenggenommen, täglich alle drei Mahlzeiten frisch zuzubereiten. Ich persönlich sehe verschiedene Vorteile einer frischen Zubereitung: Wir widmen uns unserer persönlichen Nahrung mit Sorgfalt. Frisches Essen enthält nicht nur mehr Vitamine, sondern auch mehr Lebensenergie (Prana) und weniger Zusatzstoffe und tendenziell schädliche Inhaltsstoffe wie z.B. Histamin. Aber ich verstehe natürlich auch, dass im Alltag oft die Zeit und Energie fehlen, um dreimal täglich frisch zu kochen. Was ist also mit eingeweckten Lebensmitteln (Obst und Gemüse)? Wie ist Tiefkühlost zu betrachten? Gibt es so etwas wie eine Prioritätenliste?

Ich möchte Ihnen anhand einer Reihenfolge aufzeigen, was am besten und was am wenigsten ratsam ist:

1. Die »Königsdisziplin: dreimal täglich frisches Essen zubereiten
2. Als beste Alternative: ein am Vortag frisch gekochtes Essen aufwärmen
3. Als nächste Alternative: eingewecktes oder selbst eingekochtes Obst oder Gemüse verwenden (Bio-Qualität, ohne künstliche Zusatzstoffe)
4. Als vierte Möglichkeit: getrocknetes, z.B. getrocknete Tomaten oder Apfelringe aus dem Backofen (ebenfalls naturbelassen) essen
5. Als letzte Möglichkeit: tiefgekühlte Speisen zu sich nehmen

Je frischer, desto besser

Je frischer, natürlicher, hochwertiger und reiner ein Lebensmittel ist, desto mehr kann dessen feinstoffliche Essenz vom Körper aufgenommen werden. Näheres hierzu im Absatz »Energetisch Kochen«.

Die sechs Geschmacksrichtungen

Alles im Universum setzt sich, wie bereits bei den Doshas erläutert, in unterschiedlichen Proportionen aus den fünf Elementen zusammen. So auch die sechs Geschmacksrichtungen (Sanskrit: »Rasa«), die für die Ernährung im Ayurveda eine wichtige Rolle spielen. In einer ausgewogenen Mahlzeit sollten nämlich alle sechs Geschmacksrichtungen enthalten sein, also süß, sauer, salzig, scharf, bitter und herb. Das macht die Mahlzeiten schmackhafter und vor allem bekömmlicher – und ist glücklicherweise auch gar nicht schwer umzusetzen. Fast alle Nahrungsmittel weisen übrigens mehr als eine Geschmacksrichtung auf. Z.B. eine Birne: Sie ist überwiegend süß, kann aber je nach Reifegrad und Sorte mit Schale auch etwas herb oder sauer schmecken. Wenn Sie sich die Gemüse-/

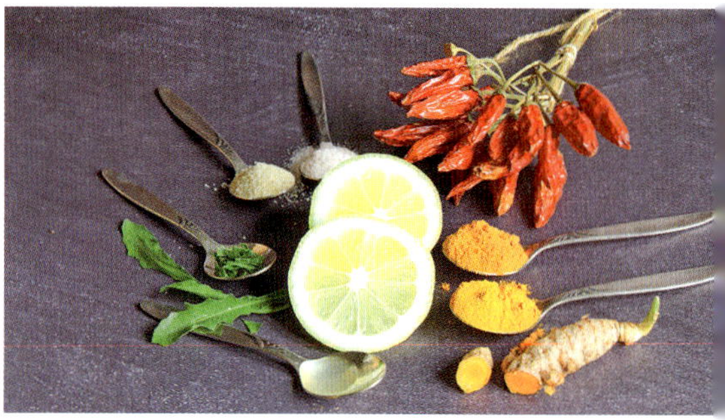

Obst-Tabelle oder die Gewürze-/Kräuter-Tabelle in diesem Buch ansehen, werden Sie feststellen, dass oft mehrere Geschmacksrichtungen bei einem Lebensmittel stehen.

Jedes Dosha bringt von Geburt an drei Geschmacksrichtungen mit. Ein Beispiel: Der Kapha-Typ bringt ein Übermaß an den Geschmacksrichtungen süß, sauer und salzig mit und sollte deshalb die drei fehlenden Geschmacksrichtungen scharf, bitter und herb durch seine Ernährung ausgleichen. Genauer gehe ich darauf noch im Abschnitt über die Ernährung und Lebensführung für die einzelnen Doshas ein. An dieser Stelle erst einmal ein Überblick über die Qualitäten und Wirkungen der einzelnen Geschmacksrichtungen.

Der süße Geschmack – befeuchtend und nährend

Der süße Geschmack (Sanskrit: »Madhura«) setzt sich aus den Elementen Erde und Wasser zusammen und sollte den Hauptanteil unserer Nahrung (ca. 60 %) ausmachen. Damit ist allerdings nicht die Süße von ungesundem Einfachzucker gemeint, wie sie im Industriezucker, den meisten Süßigkeiten, aber auch in Weißmehlprodukten enthalten ist. Der gesunde süße Geschmack ist ein wichtiger Energielieferant und wirkt nährend, beruhigend, stärkend und harmonisierend auf unseren Körper. Er unterstützt die Gewebebildung, wirkt befeuchtend und verjüngend. Durch seine erdende Qualität kann er einen Überschuss an Vata (z. B. Nervosität durch Stress) und Pitta ausgleichen. Süße Nahrungsmittel sind deshalb potenziell eine gute Möglichkeit, die körperliche und seelische Stabilität eines Menschen zu stärken. Durch seine schweren, feuchten und öligen Eigenschaften kann ein Übermaß an Süßem aber insbesondere bei Kapha-Konstitutionen schnell zu Übergewicht und Verdauungsbeschwerden führen.

Vorwiegend süßen Geschmack haben Karotten, (Süß-)Kartoffeln, Vollrohrzucker, Ahornsirup, Honig, frische Milch, Butter, Ghee, Mandeln, Cashewkerne, süßes, reifes Obst, Dörrobst, Geflügelfleisch, Eier, Getreideprodukte.

Der saure Geschmack – appetitanregend und erfrischend

Der saure Geschmack (Sanskrit: »Amla«) besteht aus Erde und Feuer und sollte ca. 15 % unserer Nahrung betragen. Er ist in saurem Obst und in vergorener (fermentierter) Nahrung enthalten und wirkt durststillend, regt den Appetit an und fördert die Verdauung. Er reinigt die Haut und ist erfrischend. Das Element Feuer im sauren Geschmack regt die Produktion der Verdauungssäfte und des Speichels an. Allein schon die Vorstellung einer Zitrone lässt uns das Wasser im Mund zusammenlaufen.

Aufgrund seiner heißen, schweren und öligen Qualitäten kann der saure Geschmack einen Überschuss an Vata reduzieren und Pitta erhöhen. Grundsätzlich kann ein Übermaß an Saurem zu Gastritis (Magenschleimhautentzündung), Schlackenbildung, Hautausschlägen und Übersäuerung führen.

Vorwiegend sauren Geschmack haben Zitrone, Grapefruit, Kiwis, Tomaten, Sauermilchprodukte, Hagebutten, sauer Eingelegtes, Essig, Wein.

Der salzige Geschmack – appetitanregend und befeuchtend

Der salzige Geschmack (Sanskrit: »Lavana«) setzt sich aus Wasser und Feuer zusammen und sollte, wie der saure Geschmack, ebenfalls etwa 15 % unserer Nahrung ausmachen. Auch er wirkt appetitanregend, befeuchtend und zudem leicht abführend, indem er die Verdauung unterstützt und blockierte Energiekanäle öffnet. Zu den Salzen gehören die Mineralstoffe Natrium, Magnesium, Kalzium und Kalium, die wiederum sehr wichtig für den Säure-Basen-Haushalt des Körpers sind.

Durch seine eher schwere Wirkung kann der salzige Geschmack eine positive, beruhigende Wirkung insbesondere auf das Vata-Dosha haben. Das Element Feuer jedoch kann das Pitta-Dosha beeinträchtigen und z. B. zu Bluthochdruck führen. Außerdem macht Salz durstig und bindet Wasser im Körper, was zur Bildung von Ödemen insbesondere beim Kapha-Dosha beitragen kann.

Vorwiegend salzigen Geschmack haben alle Salzarten, Algen, Sojasauce, Meeresfrüchte, Salzwasserfische, Algen.

Der scharfe Geschmack – erhitzend und austrocknend

Der scharfe Geschmack (Katu) setzt sich aus den Elementen Feuer und Luft zusammen und sollte etwa zu 5 % in unserer Nahrung enthalten sein. Er wirkt belebend, anregend und erhitzend, aber auch austrocknend. So hat denn auch der scharfe Geschmack die heißeste Qualität aller Geschmacksrichtungen und ist zudem trocken und leicht. Er wirkt anregend auf den Körper und insbesondere auf die Verdauungskraft sowie entgiftend und entschlackend. Kapha kann in Maßen davon profitieren. Insbesondere für das Pitta-Dosha, aber auch für Vata ist Vorsicht geboten, denn der scharfe Geschmack kann körperlich zu Austrocknung führen und auf mentaler Ebene zu Ungeduld und Wut.

Vorwiegend scharfen Geschmack haben scharfe Gewürze wie Ingwer, Pfeffer, Chili und Meerrettich, Zwiebeln und Knoblauch, Kohlrabi und andere Rüben.

Der bittere Geschmack – reinigend und entgiftend

Der bittere Geschmack (Tiktha) besteht aus Luft und Äther und sollte ca. 2,5 % unserer Nahrung ausmachen. Er wirkt reinigend, entgiftend, entzündungshemmend und antibakteriell und baut Schlacken sowie Fettgewebe ab. Bitter im Übermaß kann die Haut austrocknen, Verstopfung begünstigen und zu niedrigem Blutdruck und Schlaflosigkeit führen. Durch seine reinigende Wirkung hat der bittere Geschmack einen großen therapeutischen Effekt, der uns insbesondere durch die Bitterstoffe in vielen Heilpflanzen und Wildkräutern zugutekommt. Bei einer Vata-Konstitution, die sich ebenfalls aus Luft und Äther zusammensetzt, ist es besonders wichtig, nicht zu viel Bitteres zu sich zu nehmen, da dies den Bewegungsdrang und den Mangel an Erdung verstärkt, der bei Vata tendenziell sowieso schon vorhanden ist. Dem Kapha-Dosha indes kann der bittere Geschmack helfen, seine Tendenz zur Trägheit zu überwinden.

Vorwiegend bitteren Geschmack haben bittere Salatsorten (z. B. Rucola, Radicchio, Chicorée, Endivien), Artischocken, Kaffee und Kakao, Rhabarber, Wildpflanzen und Heilkräuter wie Löwenzahn, Brennnessel, Ringelblume, Zinnkraut und Sonnenhut.

Der herbe Geschmack – verdauungsfördernd und trocknend

Der herbe, adstringierende oder zusammenziehende Geschmack (Kashaya) besteht aus den Elementen Luft und Erde und sollte wie der bittere in etwa in 2,5 % unserer Nahrung enthalten sein. Er regt die Verdauung an, strafft und festigt Gewebe, wirkt antiseptisch und austrocknend, beugt Wassereinlagerungen vor und reduziert starke Schweißproduktion.

Durch seine trocknende und kühlende Eigenschaft kann der herbe Geschmack die Feuchtigkeit von Kapha und die Hitze von Pitta ausgleichen. Bei einem Vata-Dosha kann zu viel herber Geschmack Reizbarkeit und Schlaflosigkeit auslösen.

Vorwiegend bitteren Geschmack haben Rosenkohl, Kohlrabi, Blumenkohl, Brokkoli, Mangold, Sellerie, Spargel, Spinat, Ziegenkäse, Preiselbeeren, Granatäpfel, Linsen, Roggen, Buchweizen, Koriander, Salbei, schwarzer, weißer und grüner Tee.

Die Wirkung der Geschmacksrichtungen auf die Doshas

Geschmacksrichtung	vermehrt	verringert
süß	Kapha	Vata und Pitta
sauer	Pitta	Vata
salzig	Pitta und Kapha	Vata
scharf	Pitta und Vata	Kapha
bitter	Vata	Pitta und Kapha
herb	Vata	Pitta und Kapha

Die Gunas – drei feinstoffliche Qualitäten

Mit den sogenannten Gunas kommen wir zum letzten Theoriekonzept in diesem Buch. Der Sanskrit-Begriff »Guna« wird im Allgemeinen mit »Eigenschaft« übersetzt. Diese Qualität bezieht sich beim Menschen auf seine Persönlichkeit und seine psychischen, charakterlichen Eigenschaften und sein Verhalten. Aber auch den Nahrungsmitteln werden nicht nur Geschmacksrichtungen und deren Wirkungen zugeordnet. Auch sie weisen Qualitäten auf, die mit den drei Gunas – Sattva, Rajas und Tamas – korrespondieren.

Alle drei Gunas sind immer in allen Wesen und Dingen vorhanden, nur eben – wie auch die Elemente – in unterschiedlich großen Anteilen. Die Gunas sind laut der Samkhya-Philosophie immer aktiv, aber sehr subtil, das heißt, sie sind für uns Menschen nicht unmittelbar wahrnehmbar. Ihre Wirkung aber können wir sehr wohl erkennen.

Sattva – die Ruhe des Geistes

Die sattvischen Eigenschaften sind durchwegs positiv und weisen eine hohe Schwingung auf. Zu ihnen gehören Klarheit, Freude, Liebe, Wissen, hohe ethische Grundsätze. Sattva ist die Ruhe des Geistes – ein Zustand, den wir etwa durch Meditation erreichen, indem wir alle weltlichen Aktivitäten für eine Weile unterlassen und uns der Entwicklung unserer inneren Energien und Fähigkeiten widmen.

Die sattvische Nahrung ist vorwiegend vegetarisch, weitgehend naturbelassen und frisch zubereitet. Sie ist süß im Geschmack und von hoher Qualität, leicht verdaulich und nährstoffreich. Ein sattvischer Mensch, dem Gesundheit und spirituelles Wachstum wichtig sind, wird auch seine Ernährung danach ausrichten.

Natürliche Lebensmittel, also eine sattvische Ernährung, bringen Klarheit in unser Leben. Sie steigern unsere Lebensenergie, fördern innere Ausgeglichenheit und damit auch ein harmonisches Zusammenleben mit anderen Menschen wie auch mit unserer Umwelt. Sattvische Ernährung bedeutet milde Ernährung. Alle Geschmacksrichtungen werden eingesetzt, jedoch ohne zu viele herbe und bittere Anteile. Extremes Würzen wird bewusst vermieden. Vielleicht kann man sagen, dass diese Ernährung, die auf den uralten vedischen Überlieferungen beruht, die Ernährung für eine neue, bessere Welt darstellt.

»Menschen, bei denen Sattva dominiert,
sind mit Gedächtnis und Hingabe gesegnet.
Sie sind dankbar, gebildet, rein, mutig, begabt und
entschlossen (...) frei von Furcht sind ihr Verstand und
ihr Handeln zielgerichtet und ernsthaft,
und sie engagieren sich für tugendhafte Ziele.«
(aus dem Vimasthana der Charaka Samhita)

Sattvische Lebensmittel

Frisches Gemüse wie Kürbis, Spinat, Karotte, Zucchini und Rote Bete
Alle reifen und süßen Früchte wie Apfel, Birne, Himbeere, Pflaume
Getreide und Hülsenfrüchte wie Dinkel, Gerste, Hirse, Reis, gelbe Linsen
Milchprodukte, insbesondere Ghee und frische Sahne
Nüsse, vor allem Mandeln, Pinienkerne, Cashewnüsse
Als Süßungsmittel Honig und Rohrzucker

Rajas – leidenschaftliche Aktivität

Rajasische Eigenschaften sind vor allem Durchsetzungskraft und Zielstrebigkeit. Alles, was den Menschen vorantreibt, basiert auf dieser bewegenden Energie. Der von Rajas dominierte Geist ist unruhig, leidenschaftlich und unzufrieden. Er strebt nach Macht und Reichtum. Seine Wünsche sind übermächtig und werden deshalb auch oft nicht erfüllt, was unweigerlich zu Enttäuschungen, Wut und Ärger führt. Ein Übermaß an Rajas ist deshalb weder für den betreffenden Menschen selbst noch für seine Umwelt förderlich und schon gar nicht angenehm. Pausenloses Arbeiten ohne Regenerationspausen (»Workaholic«) und eine ausschließlich materielle Erfolgsorientierung, die von Konkurrenzdenken geprägt ist, sind ein Ausdruck der (selbst-)zerstörerischen Qualität von Rajas. Ein gewisses Maß an dieser vorantreibenden Energie, die uns in Schwung bringt und hält, ist aber durchaus wünschenswert, um im Leben bestehen und unsere täglichen Pflichten erfüllen zu können.

Rajasische Lebensmittel

- Sehr scharf, sauer und/oder salzig gewürztes Essen
- Fastfood, Fertigprodukte
- Kaffee, Alkohol, Nikotin
- Rettich
- Dosengemüse, Dosenobst
- Unreifes Obst
- Schimmelkäse
- Gesalzene Erdnüsse
- Weißer (raffinierter) Zucker
- Knoblauch

Rajasische Ernährung ist tendenziell aufputschend und fördert Reizbarkeit und Überaktivität, was Schlafprobleme zur Folge haben kann. Das bedeutet aber nicht, dass solche Lebensmittel in einer ausgewogenen, ayurvedischen Ernährung für gesunde Menschen gar nicht enthalten sein dürfen. Wir sollten sie allerdings mit Bedacht und nur ausnahmsweise zu uns nehmen.

Tamas – der träge Geist

Positiv betrachtet ist dieses Guna als energetische Eigenschaft durchaus wichtig und keineswegs nur schlecht für uns, denn Tamas lässt uns zur Ruhe kommen und erdet uns. Generell dominieren bei Tamas Trägheit, Schwere und Anhaftung im Leben. Tamas wird verstärkt durch übermäßigen Schlaf, es kann sich ausdrücken im Desinteresse an den Mitmenschen und dem Weltgeschehen und einem übermäßigen Konsum an Genussmitteln.

Wird Tamas von Sattva kontrolliert, kann seine Energie in eine gesunde, uns wohltuende Richtung gelenkt werden. Ohne Sattva führt zu viel Tamas jedoch zu negativen Gefühlen wie Aggression, Zorn, Neid, Gier und Angst.

Tamasisch ist eine Ernährungsweise, die üppig, deftig, schwer, fettreich und zu süß ist und zudem viele tierische Produkte verwendet. Diese Nahrungsmittel haben vorwiegend schwere Eigenschaften, und ihnen fehlt Lebensenergie (Prana). Ama (Giftstoffe) vermehren sich bei dieser Ernährung daher besonders stark, was wiederum zu einem übermäßigen Schlafbedürfnis führen kann.

Tamasische Lebensmittel

Aufgewärmte, zu lange gekochte Gerichte
Essen aus der Mikrowelle
Ranziges Essen
Dosengemüse und -obst
Pilze
Überreifes oder fauliges Obst
Margarine
Lange gereifter Käse
Tierische Produkte
Spirituosen

Jedes Guna hat seine Berechtigung. Insgesamt sollten wir uns aber sattvisch ausrichten, das heißt, wir sollten versuchen, unsere geistigen Fähigkeiten fortwährend zu verbessern und unser Wissen zu erweitern. Und wir sollten höhere Emotionen wie Freude und Dankbarkeit kultivieren, um mehr Zufriedenheit, Ausgeglichenheit und Glück in unser Leben, aber auch in das unserer Mitmenschen zu bringen.

Zusammenfassend gilt deshalb der folgende Leitspruch für den Umgang mit den Gunas:

Versuche, dein Sattva zu steigern, dein Rajas, so gut es geht, zu kontrollieren und nur ein Minimum an Tamas zu dir zu nehmen.

So fördern Sie Sattva im Alltag

Eine regelmäßige Meditations- oder Yogapraxis unterstützt uns dabei, unseren unruhigen Geist zur Ruhe zu bringen. Ebenso wichtig ist es aber auch, Sattva in den Alltag zu integrieren, und das heißt, sich allen Tätigkeiten mit Achtsamkeit zu widmen. Hilfreich ist außerdem, wenn Sie die Eindrücke des Tages regelmäßig reflektieren, um sie zu »verdauen«, und wenn Sie den Austausch mit einer Gemeinschaft suchen, die von Sattva geprägt ist. Sattvisch zu leben bedeutet, bereit zu sein, ein Leben lang dazuzulernen und bis ins hohe Alter hinein geistig aufgeschlossen zu bleiben. Gewaltfreie Kommunikation und aktives Handeln für Frieden und Harmonie stärken unseren sattvischen Anteil ebenso wie Großzügigkeit und Wahrhaftigkeit im Denken, Reden und Handeln. Tägliche Reinigung und Pflege von innen und außen sind außerdem wichtig für einen sattvischen Körper.

Gesunde Ernährung und Lebensweise für die drei Doshas

Auf den vorangegangenen Seiten haben Sie schon viel über die drei Doshas und ihre Eigenschaften erfahren. Vermutlich haben Sie den Dosha-Test bereits gemacht und festgestellt, dass Sie Elemente mehrerer Doshas in sich tragen. Das würde zumindest dem entsprechen, was auf die meisten Menschen zutrifft, nämlich, dass sie eine Misch-Konstitution haben, bei der zwei verschiedene Doshas vorherrschen. Als Beispiel können wir uns einen »typischen« Computer-Spezialisten vorstellen, der körperlich eher unbeweglich den ganzen Tag vor dem Bildschirm verbringt (körperlich also Kapha darstellt), aber dennoch in einer unglaublichen Geschwindigkeit arbeiten kann (geistig also Vata zuzuordnen ist).

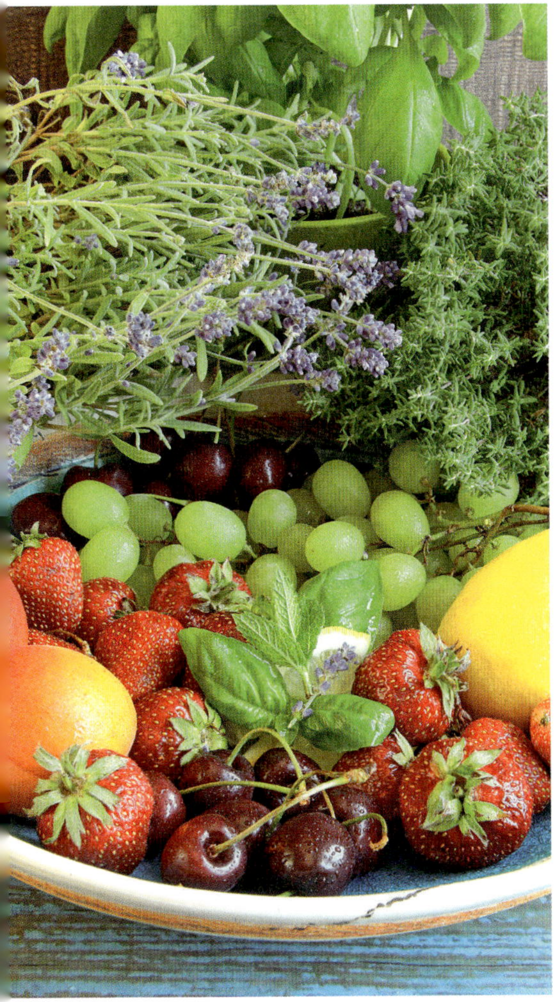

Sollten Sie also festgestellt haben, dass mehr als ein Dosha auf Sie zutrifft, möchte ich Ihnen folgende Vorgehensweise nahelegen: Beherzigen Sie zunächst nur die Tipps für das Dosha, welches bei Ihnen dominant ist. Damit tragen Sie auf jeden Fall schon entscheidend zu einem gesünderen Lebensstil bei. Wenn Sie das Gefühl haben, dass auch die Beschreibung eines anderen Doshas teilweise auf Sie zutrifft, können Sie einfach ergänzend auch diejenigen Tipps im betreffenden Abschnitt übernehmen, die Ihnen guttun. Vertrauen Sie dabei ruhig auch auf Ihr Gefühl.

Wie Sie Übermaß reduzieren

Ziel einer konstitutionsgerechten Ernährung ist immer, das persönliche Gleichgewicht aufrechtzuerhalten beziehungsweise wiederherzustellen. Wenn Sie aufkommende Beschwerden frühzeitig erkennen und ihnen ausreichend Beachtung schenken, können Sie durch eine ausgleichende Ernährungsweise oft sehr schnell eine spürbare Besserung erreichen. Dazu müssen Sie ein beginnendes Ungleichgewicht aber erst einmal erkennen. Bezogen auf die Doshas heißt das: Nur wenn Sie die Anzeichen einer übermäßigen Zunahme eines bestimmten Doshas erkennen, können Sie gezielt für einen Ausgleich sorgen.

Die Tipps, die Sie auf den folgenden Seiten finden, lassen sich leicht im Alltag umsetzen und sind für alle geeignet, die nicht unter einer schwereren Erkrankung leiden. Sollten Sie Ihr Dosha aus gesundheitlichen Gründen genauer bestimmen lassen wollen, empfehle ich Ihnen, einen ayurvedischen Arzt oder Therapeuten aufzusuchen, der auf der Grundlage einer ausführlichen Anamnese eine Diagnose stellen und Ihnen dann spezielle, auf Sie zugeschnittene Ernährungs- und Therapieformen empfehlen kann.

Im Anschluss an die drei Grund-Doshas finden Sie außerdem noch weitere Anregungen für häufige Misch-Doshas. Für alle Doshas hilfreich ist der sogenannte Dinacharya (Tagesablauf im Ayurveda), an dem Sie sich gerne orientieren können. Sie finden ihn am Ende dieses Kapitels.

Nicht alles auf einmal, sondern Schritt für Schritt

Jeder einzelne kleine Ratschlag, den Sie umsetzen und der Ihnen guttut, ist ein Gewinn an Lebensqualität. Versuchen Sie bitte nicht, alle Tipps für Ihren Dosha-Typ sofort umzusetzen. Nur was wir Schritt für Schritt in unseren Lebensalltag einbauen, hat Wert und Beständigkeit. Alles auf einmal umzusetzen, würde zu Stress und Druck führen und wäre im Sinne des Ayurveda nicht hilfreich und zielführend. Vermutlich würden Sie es auch mittel- oder zumindest langfristig nicht durchhalten und eher wieder in Ihre alten Muster zurückfallen. Also bitte kein übertriebener Ehrgeiz beim Umsetzen der Tipps!

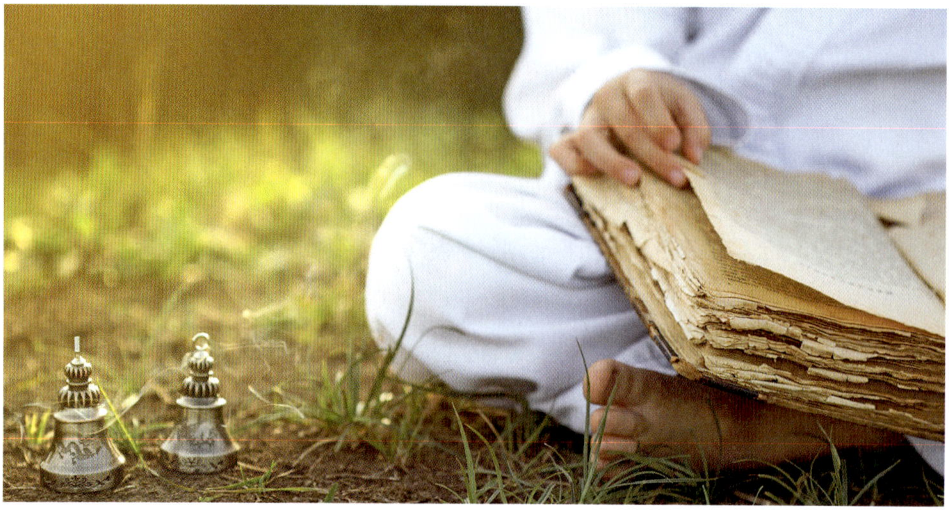

Die Vata-Konstitution

Das Prinzip Vata besteht aus den Elementen Luft und Raum (Äther) und ist für unsere Mobilität verantwortlich. Es steuert alle Bewegungsfunktionen sowie Koordinationen in unserem Körper. Das Aussehen und die wesentlichen Charaktereigenschaften eines Vata-Menschen wie z. B. seinen schmalen Körperbau und seine ausgeprägte Kreativität und Sprunghaftigkeit haben Sie bereits beim Konstitutionstest kennengelernt. Bei Vata fehlen die Elemente Feuer, Wasser und Erde. Daher hat Vata oft mit Kälte sowie Trockenheit zu kämpfen. Wenn die Vata-Energie etwa durch zu viel Stress und geistige Betätigung überhandnimmt, leidet der Vata-Typ unter Energieverlust. Er friert, bekommt Verstopfung und Durchschlafprobleme.

Was dem Vata-Typ guttut

Allgemeine Lebensführung: Der Vata-Typ sollte den Schwerpunkt auf Ruhe und Entspannung legen, auch wenn dies seinem lebhaften, unruhigen Geist manchmal schwerfallen mag. Spaziergänge in der Natur wirken ausgleichend. Sonnige, windgeschützte Plätze sind für ihn ideal zum Ruhen und Lesen. Vata ist in seinem Element, wenn er kreativ mit den Händen arbeiten kann, z. B. Beispiel beim Malen, Fotografieren, Töpfern, Stricken …

Ernährung: Um die fehlenden Elemente Feuer, Wasser und Erde auszugleichen, sollte die Nahrung erdende sowie nährende, beruhigende und wärmende Eigenschaften haben. Dadurch wird nicht nur der Körper, sondern auch der Geist beruhigt.

Geschmacksrichtungen: Vata bringt scharf, bitter und herb von Geburt an mit. Der ausgleichende Geschmack wäre also süß, sauer und salzig.

Zubereitung des Essens: Für Vata eignet sich besonders das Braten, Dämpfen und Kochen. Nicht zu empfehlen ist zu fettes Kochen und Frittieren. Rohkost sollte er auch nur in geringen Mengen zu sich nehmen, da sein Agni (Verdauungsfeuer) wechselhaft ist und durch Rohkost geschwächt wird. Vermeiden sollte er generell trockene Lebensmittel (z. B. Knäckebrot, Reiswaffeln, Chips), da sie die Trockenheit im Körper verstärken würden. Nicht zu empfehlen sind außerdem eiskalte Getränke. Generell sollte Vata eine weichere, breiigere Konsistenz bevorzugen, d. h. Gemüse und Getreide etwas länger kochen.

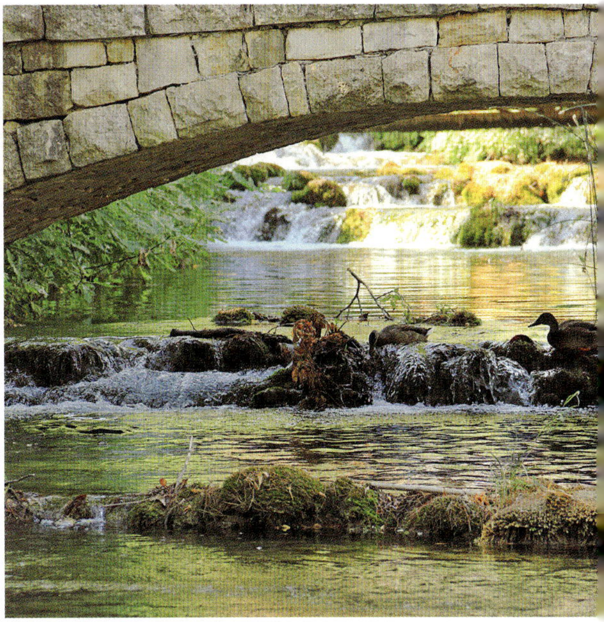

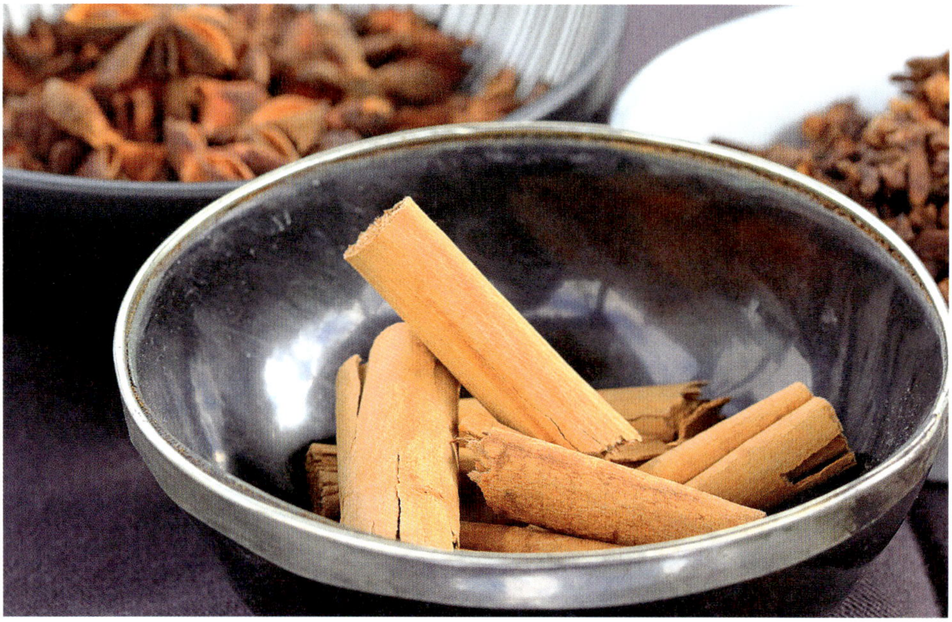

Anzeichen für eine übermäßige Zunahme von Vata

Wenn Vata zu viel Stress hat, gerät dieser Konstitutionstyp in eine Überreizung, in der ihm »alles zu viel« ist (Job, Kinder, Ehe …). Er ist dann extrem empfindlich gegenüber Kälte, Lärm oder Wetterwechsel. Einschlaf- und Durchschlaf-Probleme können auftreten. Seine Verdauung wird unregelmäßig, er neigt zu Verstopfung und vermehrten Blähungen. Typisch für eine übermäßige Zunahme von Vata sind auch Rückenprobleme sowie wechselnde Schmerzen in allen Bereichen des Körpers. Er wird von Sorgen, Ängsten und Unruhe geplagt. Gleichzeitig tut sich die Vata-Persönlichkeit immer schwerer damit, Dinge zu Ende zu bringen, auch im beruflichen Bereich.

Wahrscheinlich fällt Ihnen bei dieser Beschreibung auf, dass ein Übermaß an Vata in unserer westlichen Welt sehr häufig zu beobachten ist, was auf unsere Lebensweise zurückzuführen ist.

Was tun bei einem Übermaß an Vata?

Grundsätzlich gelten auch bei einem Übermaß an Vata die allgemeinen Empfehlungen für dieses Dosha. Im Folgenden werden diese Ratschläge noch spezifiziert.

Allgemeine Lebensführung

- Nehmen Sie sich Zeit für Yogaübungen sowie Meditation und Atemübungen, die den Geist beruhigen und den Körper stärken.
- Ein geregelter Tagesablauf im beruflichen Alltag wie auch im Privaten hilft Ihnen, den Tag besser zu bewältigen – vor allem, wenn Sie regelmäßig Pausen einlegen, vielleicht sogar einen kurzen Mittagsschlaf halten.

- Gönnen Sie sich doch mal eine milde Dampfsauna und/oder eine Aroma-Ölmassage oder Fußmassage, die ausgleichend wirkt.
- Warme und erdende Farben (gelb, orange, braun) sind empfehlenswert. Vielleicht können Sie bei der Auswahl Ihrer Kleidung oder der Einrichtung Ihrer Wohnung darauf achten.
- Schalten Sie störende Lärm- oder Strahlungsquellen wie WLAN so oft wie möglich ab.

Vata reduzierende Ernährung

- Ihre Ernährung sollte Pitta, Kapha und vor allem auch Ihr Verdauungsfeuer (Agni) stärken.
- Achten Sie möglichst darauf, feste Essenszeiten einzuhalten, essen Sie regelmäßig.
- Das **Frühstück** sollte kräftigend, nahrhaft und warm sein: warme Getreidebreie, Ghee, Vollrohrzucker, gedünstetes Obst oder auch mal Trockenobst, Apfelkompott aus süßsauren Äpfeln.
- Das **Mittagessen** sollte die Hauptmahlzeit bilden, leicht verdaulich und sättigend sein. Getreide und Gemüse sind zu bevorzugen, Rohkost ist zu meiden. Tierische Produkte und Fleisch sollten nur mittags gegessen werden. Süße Desserts zum Mittagessen sind empfehlenswert.
- Am **Abend** ist eine Basensuppe oder nahrhafte Cremesuppe (z. B. Kürbissuppe) oder ein Reis-Gemüse-Gericht empfehlenswert. Das Abendessen sollte auf jeden Fall warm sein.

Lebensmittel, die bei einem Übermaß an Vata ausgleichend wirken

Getreide: Basmatireis, Weizen, Dinkel, Nudeln

Hülsenfrüchte: Mungdal, rote Linsen

Obstsorten: süße Früchte, Aprikosen, Beerenobst, Kirschen, Trauben, Zitronen, Orangen, Pfirsiche, Pflaumen

Gemüsesorten: Rote Bete, Karotten, Gurken, Kartoffel, Süßkartoffeln, Zucchini

Nüsse: alle Sorten, am besten leicht geröstet

Milchprodukte: Milch, Ghee, Butter, süße und saure Sahne, Ziegenkäse/-milch

Tierische Produkte: Huhn oder Pute (weißes Fleisch), Eier (gebraten oder Rührei)

Öle und Fette: Ghee, Sesamöl, Mandelöl, Olivenöl

Süßungsmittel: Vollrohrzucker, Rohrzucker, Agavensirup

Gewürze: alle milderen Gewürze, z. B. milder Curry

Getränke: heiße Getränke, Vata-Tees, leichtes Ingwerwasser, verdünnte Fruchtsäfte

Hell-goldene Milch

Wirkung: ***Diese hell-goldene Milch ist der ideale Einschlaftrunk für Vata. Sie nährt und beruhigt und unterstützt damit einen guten Schlaf. Da Vata nicht zu viel Bitter-Herbes zu sich nehmen sollte, ist der Anteil an Kurkuma geringer als in den meisten Rezepten für »Goldene Milch«.***

Zutaten für eine große Tasse

300 ml Mandelmilch

½ TL Kokosöl

Je 1 Msp. schwarzer Pfeffer, Zimt und Muskatnuss, alles frisch gemahlen

¼ TL Kurkuma, gemahlen

2 Kardamomkapseln, frisch gemörsert, Schalen entfernt

2 Scheiben frischer Ingwer

2 TL Honig

Zubereitung

1. Die Mandelmilch in einem Topf mit dem Kokosöl erhitzen (nicht kochen).
2. Die Gewürze zufügen und zwei Minuten ziehen lassen. Ingwerscheiben entfernen, gut umrühren.
3. Mit Honig abschmecken.

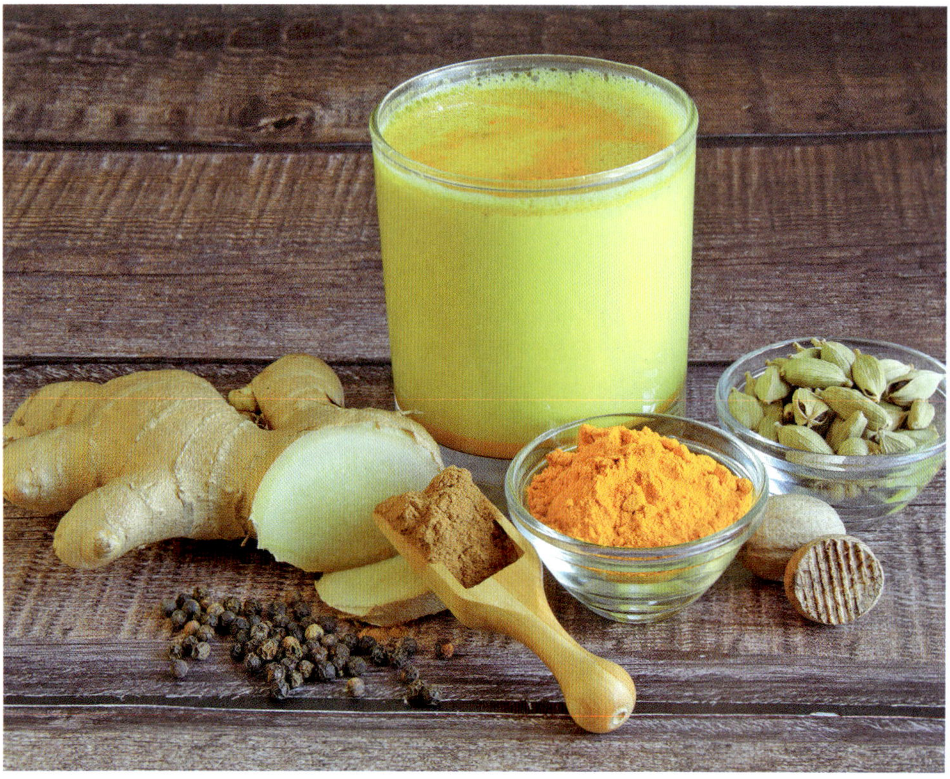

Die Pitta-Konstitution

Das Prinzip Pitta besteht aus den Elementen Feuer und Wasser und ist für unsere Verstoffwechslung verantwortlich. Es steuert alle Transformationsprozesse in unserem Körper, u. a. die Verdauung. Das Aussehen und die wesentlichen Charaktereigenschaften eines Pitta-Menschen (wie z. B. kräftiger Körperbau, Durchsetzungskraft und Zielstrebigkeit) haben Sie bereits beim Konstitutionstest kennengelernt. Der Pitta-Konstitution fehlen die Elemente Luft, Äther und Erde. Daher hat Pitta oft mit Hitze zu kämpfen. Wenn die Pitta-Energie (oft durch zu viel Sonnenwärme oder zu scharfe Ernährung) überhandnimmt, leidet er häufig unter Entzündungen im Körper. Er wird leicht reizbar und entwickelt eine Neigung zu Durchfall.

Was dem Pitta-Typ guttut

Allgemeine Lebensführung: Der Pitta-Typ sollte auf geregelte Arbeitszeiten und ausreichende Pausen achten, da er dazu neigt, durchzuarbeiten und immer wieder über seine körperlichen Grenzen zu gehen. Ruhen und auftanken kann er sehr gut an kühlen, schattigen Plätzen (z. B. am Flussufer oder See). Pitta ist in seinem Element, wenn er Sportarten oder anderen Tätigkeiten nachgehen kann, in denen Präzision und Kampfgeist gefordert sind, wobei er auch hier seine eigenen körperlichen Grenzen nicht überschreiten sollte.

Ernährung: Um die fehlenden Elemente Luft, Äther und Erde auszugleichen, sollte die Nahrung für den Pitta-Typ möglichst kühlend, feucht und erdend sein. Dadurch wird nicht nur der Körper, sondern auch sein oftmals hitziges Gemüt gekühlt.

Geschmacksrichtungen: Pitta trägt seiner Veranlagung nach viel scharfen, sauren und salzigen Geschmack in sich. Wenn der »hitzige« Pitta-Zustand überhandnimmt (z. B. durch zu intensive Sonnenbäder oder zu scharf gewürzte Speisen), benötigt er zum Ausgleich süß, bitter und herb.

Zubereitung: Pitta sollte kühlende und eher fettarme Nahrungsmittel, gerne auch Rohkost, zu sich nehmen. Ratsam für ihn sind ansonsten gedünstete, gekochte oder gedämpfte Speisen. Gebratenes sollte er nur gelegentlich zu sich nehmen, Frittiertes wirklich nur in Ausnahmefällen. Vermeiden sollte er generell zu scharf gewürztes und zu heißes Essen, da dies seine Hitze im Körper verstärken würde. Nicht zu empfehlen sind außerdem fette Nahrungsmittel, weil sie seine Neigung zu cholerischen Ausbrüchen verstärken können. Durch sein starkes Agni (Verdauungsfeuer) kommt Pitta generell gut mit Rohkost und mit (magerem) Fleisch zurecht.

Anzeichen für ein Übermaß an Pitta

Zu viel Hitze (z. B. durch übermäßiges Sonnenbaden oder zu häufige Saunagänge, aber auch durch zu viel Ehrgeiz und Konkurrenzdenken, Streitigkeiten mit Kollegen und Vorgesetzten sowie durch Übersäuerung aufgrund von fetten Lebensmitteln und zu großen

Mengen) kann bei Pitta zu Ungeduld und Reizbarkeit führen.

Auf körperlicher Ebene zeigen sich Entzündungen der Haut, Ausschläge und Kopfschmerzen. Die Betroffenen neigen zu Sodbrennen, Durchfällen, starkem Schwitzen und unangenehmem Körpergeruch.

Was tun bei einem Übermaß an Pitta?

Grundsätzlich gelten auch bei einem Übermaß an Pitta die allgemeinen Empfehlungen für dieses Dosha. Im Folgenden werden diese noch spezifiziert.

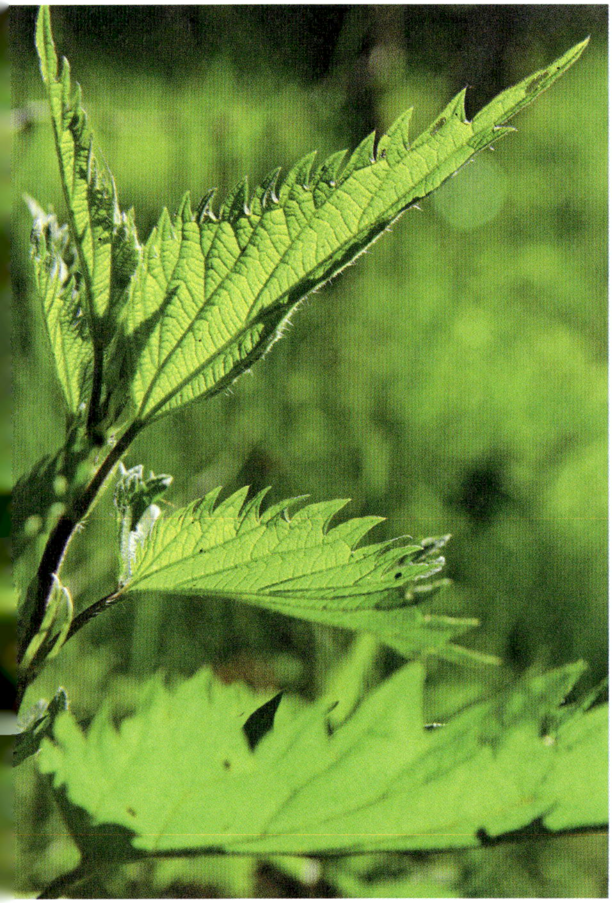

Allgemeine Lebensführung: Schränken Sie Sonnenbestrahlung auf die Zeit morgens bis 11 Uhr und nachmittags ab 16 Uhr ein, um Ihren Körper nicht weiter aufzuheizen.

Achten Sie auf einen Ausgleich zwischen Aktivität und Entspannung im Alltag. Gehen Sie spazieren, halten Sie sich jedoch zurück mit sportlichen Aktivitäten, solange das Übermaß an Pitta besteht. Urlaub im Gebirge an schattigen Plätzen und Seen oder im Norden wirkt unterstützend.

Wenn Sie es einrichten können, im Sommer in den frühen Morgenstunden in einem kühlen See zu baden, ist das eine große Wohltat für Sie. Der Abkühlungseffekt kann den ganzen Tag anhalten.

Meditation und Stille sowie beruhigende Atemtechniken helfen ebenso wie das Anhören von Mantras oder ruhiger, angenehmer Musik. Auch Lesen kann Ihnen guttun, wenn es nicht gerade ein Thriller ist oder ein Thema behandelt, das Sie aufregt.

Da Sie als Pitta-Typ vermutlich sehr leistungsorientiert sind, wird es Ihnen guttun und viel Druck von Ihnen nehmen, wenn Sie darauf achten, sich öfter in einer Haltung von Dankbarkeit und Bescheidenheit zu üben.

Wenn Sie sich massieren lassen oder sich selbst massieren, dann mit kühlendem Kokosöl.

Ihre Kleidung sollte kühlend und leicht sein. Allgemein wirkt die Verwendung von Blautönen, erdigen und kühlen Farben in der Kleidung oder bei der Wohnungseinrichtung beruhigend auf Ihren hitzigen Geist. Achten

Sie auch darauf, dass die Räume, in denen Sie sich aufhalten, regelmäßig gut gelüftet werden.

Pitta reduzierende Ernährung

- Ihre Ernährung sollte kühlend, feucht und erdend sein, vor allem Kapha stärken und möglichst viele Bitterstoffe enthalten, da diese das Pitta reduzieren.
- Koffein und Alkohol sollten Sie vermeiden, da diese stark Pitta steigernd wirken.
- Zum **Frühstück** zu empfehlen sind Getreidebrei mit etwas Ghee, gedünstetes Obst, Vollkornbrot, dazu etwas Butter und Honig.
- Das **Mittagessen** sollte die Hauptmahlzeit mit kräftigem, nährendem Essen, viel Salat und Rohkost, vollwertigen Getreideprodukten, Kartoffeln, hellem Fleisch oder Süßwasserfisch bilden.
- Am **Abend** sind Getreideprodukte, Kartoffeln und Gemüsegerichte anzuraten.

Lebensmittel, die bei einem Übermaß an Pitta besonders ausgleichend wirken

Getreide: alle Reissorten, Weizen, Dinkel, Hafer gekocht, Gerste

Hülsenfrüchte: grundsätzlich alle Hülsenfrüchte, aber immer mit Gewürzen wie Kreuzkümmel, Kurkuma und Koriander zubereiten

Obstsorten: alle wasserhaltigen Sorten wie Äpfel, Birnen, Feigen, Trauben (dunkle), Melonen, Orangen (süße), Pflaumen (süße), Granatäpfel, Preiselbeeren

Gemüsesorten: süße und bittere Gemüsearten, Spargel, Rosenkohl, Blumenkohl, Gurken, Stangensellerie, grüne Bohnen, bittere Blattsalate (z. B. Radicchio, Endivien, Chicorée, Rucola), Petersilie, Paprika (grüne), Kartoffeln, Sprossen, Zucchini

Nüsse: Kokosnüsse, Sonnenblumenkerne, Kürbiskerne, Mandeln (ohne Haut, eingeweicht)

Milchprodukte: Ghee, Butter, süße Sahne, Hüttenkäse, Joghurt, Ziegenkäse/-milch

Tierische Produkte: Huhn oder Pute (weißes Fleisch), Eier, Süßwasserfisch (z. B. Saibling, Forelle, Zander)

Öle und Fette: in geringen Mengen Ghee, Kokosöl, Olivenöl, Sonnenblumenöl

Süßungsmittel: Honig, Rohrzucker, Fruchtzucker, Apfel-Birnen-Dicksaft

Gewürze: Koriander getrocknet und frisch, Kardamom, Fenchel, Kurkuma und schwarzer Pfeffer in kleinen Mengen, Rosenwasser, kleine Mengen Ingwer, Lorbeerblätter, Curryblätter sowie frische Kräuter wie Pfefferminze

Getränke: Pitta-Tee, verdünnte Frucht- oder Gemüsesäfte, Wasser, Ingwerwasser in geringen Mengen

Holunder-Minz-Getränk

Wirkung: ***Dieses wohlschmeckende, kühlende Getränk können Sie jederzeit als Pitta-Typ zu sich nehmen, wenn Sie merken, dass die Hitze in Ihnen mal wieder überhandnimmt.***

Zutaten für ein Glas

250 ml stilles Wasser (Zimmertemperatur)

1 TL fein geschnittene frische Pfefferminze

1 TL Holundersirup

1 Spritzer frisch gepresster Zitronensaft

Zubereitung

1. Das Wasser in ein Glas füllen.
2. Die Minze fein schneiden und in das Glas geben.
3. Den Holundersirup und einen Spritzer Zitronensaft zugeben und gut umrühren.

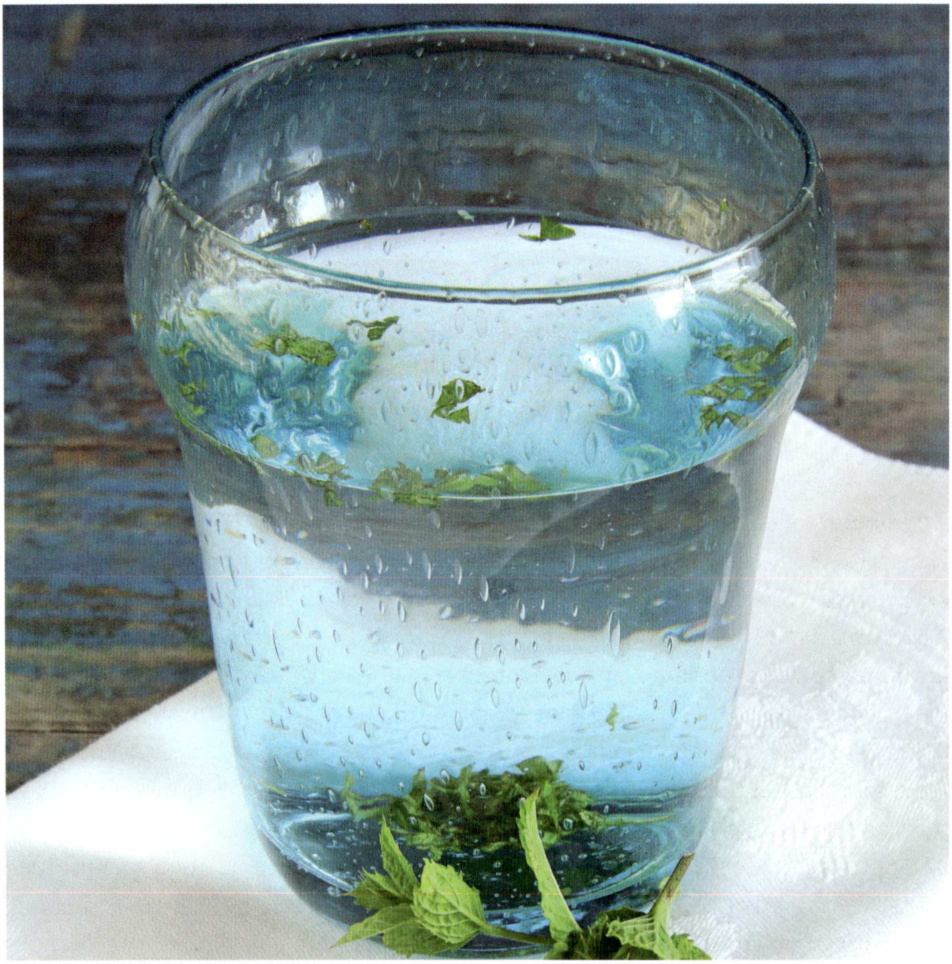

Die Kapha-Konstitution

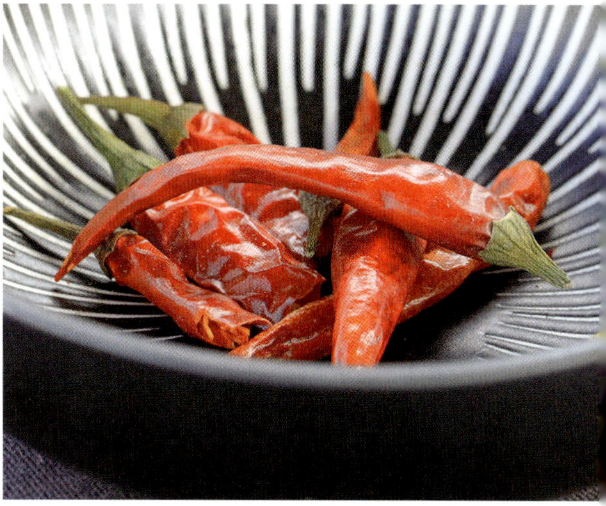

Das Prinzip Kapha besteht aus den Elementen Wasser und Erde und ist für unsere Stabilität im Körper und im Leben verantwortlich. Es ist für die Struktur des Knochengerüsts in unserem Körper zuständig. Das Aussehen und die wesentlichen Charaktereigenschaften eines Kapha-Menschen (wie z. B. üppiger Körperbau, Ruhe und Ausgeglichenheit) haben Sie bereits beim Konstitutionstest kennengelernt.

Bei Kapha fehlen die Elemente Feuer, Luft und Äther. Daher hat Kapha oft mit zu viel Feuchtigkeit im Körper zu kämpfen, was sich in einer Neigung zu Wasseransammlungen und Erkältungen zeigen kann. Wenn die Kapha-Energie (oft durch Bewegungsmangel und zu reichhaltiges und süßes Essen) überhandnimmt, dann leidet dieses Dosha unter Trägheit und Müdigkeit. Schleimansammlungen in Nase und Nebenhöhlen und Ansammlungen von Schlacken im Körper nehmen zu.

Was dem Kapha-Typ guttut

Allgemeine Lebensführung: Für die Kapha-Konstitution sind ausreichend körperliche Bewegung und geistige Anregung/Aktivität sehr wichtig, um ihrer ausgeprägten Tendenz zu Trägheit entgegenzuwirken. Mehr Spontaneität könnte ihr durchaus auch guttun, also z. B. spontane Einladungen anzunehmen oder auszusprechen. Spaziergänge und Sport sollten unbedingt auf der To-do-Liste stehen.

Ernährung: Um die fehlenden Elemente Feuer, Luft und Äther auszugleichen, sollte die Nahrung bewegend und erhitzend sein. Dadurch wird nicht nur der Körper (vor allem der Stoffwechsel), sondern auch der Geist angeregt.

Geschmacksrichtungen: Bei Kapha überwiegt der süße, saure und salzige Geschmack. Ratsam ist daher als ausgleichenden Geschmack scharf, bitter und herb zu bevorzugen.

Zubereitung: Kapha sollte heiße und trockene Nahrung zu sich nehmen. Etwas Trockenes und im Ofen Gebackenes (ohne Fett) tut diesem Konstitutionstyp gut, auch Dämpfen ist in Ordnung. Vermeiden sollte er generell kühlende, feuchte und süße Lebensmittel, da diese seine Trägheit im Körper verstärken würden.

Nicht zu empfehlen sind außerdem kalte Getränke und eine zu breiige Konsistenz des Essens. Zu empfehlen sind bissfeste Speisen, die gut gekaut werden müssen, weil dies bereits die Verdauung anregt.

Anzeichen einer übermäßigen Zunahme von Kapha

Durch zu wenig Bewegung und zu viel Essen sammeln sich übermäßig viele Schlackenstoffe (Ama) im Körper an, was die bereits vorhandene Trägheit in Körper und Geist (mangelnde Flexibilität) weiter fördert. Es kommt vermehrt zu Ansammlungen von Feuchtigkeit und Schleim im Körper. Ödeme (Wasseransammlungen) und Entzündungen in Nase und Nebenhöhlen nehmen zu und können auch chronisch werden.

Trägheit, Lustlosigkeit und Antriebslosigkeit nehmen zu, was bis zu depressiven Verstimmungen führen kann. Durch die träge Verdauung kommt es verstärkt zu Völlegefühl, Übelkeit und ungewollter Gewichtszunahme.

Was tun bei einem Übermaß an Kapha?

Grundsätzlich gelten auch bei einem Übermaß an Kapha die allgemeinen Empfehlungen für dieses Dosha. Im Folgenden werden diese spezifiziert.

Allgemeine Lebensführung

- Geben Sie Ihrem übermäßigen Schlafbedürfnis möglichst nicht nach, sondern schlafen Sie möglichst nur sechs Stunden und planen Sie keinen Mittagsschlaf ein.
- Achten Sie auf Reinigung und Entgiftung auf körperlicher und geistiger Ebene. Loslassen spielt eine wichtige Rolle in dieser Situation. Wenn Ihr Gesundheitszustand es zulässt, könnte Ihnen auch eine Fastenkur guttun. Überdenken Sie außerdem, ob Sie nicht schon zu viele materielle Güter angehäuft haben, von denen Sie sich trennen sollten.
- Sorgen Sie durch aktive Bewegung wie schnelles Spazierengehen oder Sport dafür, dass Sie ordentlich ins Schwitzen kommen, um die übermäßige Feuchtigkeit in Ihrem Körper loszuwerden. Auch trockene, heiße Saunagänge sind empfehlenswert.
- Anregende Massagen mit trockenen Substanzen (Pulver-Einreibungen) sind wohltuend und hilfreich.
- Tragen Sie warme Kleidung, auch gerne mal in anregenden Farben (rot, orange).
- Generell sollten Sie für Abwechslung in allen Lebensbereichen sorgen.

Kapha reduzierende Ernährung

- Nehmen Sie vorwiegend leichte, scharfe, bewegende und trockene Lebensmittel zu sich, die Pitta, Vata und Ihr Agni stärken.
- Bevorzugen Sie die Geschmacksrichtungen scharf, bitter, herb.
- Achten Sie auf eine Ernährung, die den Stoffwechsel anregt, z.B. Salat mit Gartenkräutern.
- Nehmen Sie Rohkost und vor allem bissfest gekochte Speisen zu sich, bei denen Sie kräftig kauen müssen.
- Da die meisten Hauptnahrungsmittel (alle kohlenhydratlastigen Lebensmittel wie Reis, Kartoffeln, Nudeln, Brot) den süßen Geschmack beinhalten und zudem feucht und schwer sind, vermehren sie Kapha und sollten nur in Maßen auf Ihrem Speiseplan stehen.

- Wichtig für Sie ist es, unterscheiden zu lernen zwischen Hunger und Appetit! Hier hilft es, diszipliniert zu essen und nur maximal drei Mahlzeiten am Tag zu sich zu nehmen.
- Generell sollten Kapha-Typen erst gegen 10 Uhr ein **Frühstück** zu sich nehmen oder sogar ganz darauf verzichten. Stattdessen empfehle ich ein warmes Getränk nach dem Aufstehen, das den Stoffwechsel anregt, z. B. den »Bewegenden Kakao« (s.u.) oder heißes Wasser mit Zitronensaft. Wenn Sie aber auf ein Frühstück nur schwer verzichten können, dann rate ich Ihnen zu einem Brei aus angerösteten Hirse- oder Gerstenflocken, den Sie gerne ab 10 Uhr genießen können.
- Zum **Mittagessen** – welches die Hauptmahlzeit bilden sollte – sind Reis, Hülsenfrüchte, bittere/herbe Gemüse, scharfe Gewürze oder Chutneys empfehlenswert. Wildkräuter wie Löwenzahn, Giersch und Spitzwegerich enthalten wertvolle Bitterstoffe. Zur Anregung des Stoffwechsels ist danach ein Verdauungsspaziergang anzuraten. Wenn Sie erst gegen 10 Uhr gefrühstückt haben, sollten Sie nicht vor 14 Uhr zu Mittag essen, damit das Frühstück auch wirklich verdaut worden ist, bis Sie wieder etwas zu sich nehmen.
- Zum **Abendessen** sollten Sie nur eine leichte, kleine Mahlzeit, warm beziehungsweise gekocht, zu sich nehmen. Ich empfehle die Basensuppe, gegebenenfalls mit Gemüseeinlage.

Lebensmittel, die bei einem Übermaß an Kapha ausgleichend wirken

Getreide: in kleinen Mengen Gerste, Hirse, Hafer, Reis (Basmati), Roggen, Buchweizen

Hülsenfrüchte: Alle Hülsenfrüchte sind empfehlenswert

Obstsorten: Äpfel, Beerenobst, Preiselbeeren, Granatapfel, Quitte, Zitrone

Gemüsesorten: Brokkoli, Blumenkohl, Stangensellerie, Blattgrün, Salat, Petersilie, Rettiche, Sprossen

Nüsse sind schwer und fetthaltig und daher für Kapha nicht geeignet. Wenn überhaupt, dann kleine Mengen an gerösteten, ungesalzenen Kürbis- oder Sonnenblumenkernen

Milchprodukte sind wegen ihrer schleimbildenden Eigenschaften für Kapha zur Reduzierung nicht geeignet.

Tierische Produkte: Huhn oder Pute, Eier (Rührei), Süßwasserfische

Öle und Fette sind feucht, schwer und schmierig und vermehren Kapha. Am ehesten geeignet für Kapha: kleine Mengen an Ghee, Maiskeimöl oder neutralem Sonnenblumenöl und Senföl

Süßungsmittel: kleine Mengen Honig (mindestens 6 Monate alt, da er dann dunkler und kräftiger im Geschmack ist und mehr Kapha ausleitende Wirkung hat)

Gewürze: Oregano, Petersilie, Thymian, Majoran, Wacholder, Bockshornklee, Piment, Senfsamen, Ajowan, Cayennepfeffer, Pfeffer, Curryblätter, Chili, Ingwer, Kümmel, Kreuzkümmel, Kurkuma, Muskat

Getränke: Ingwerwasser, Kräutertee, Gewürztee, Kapha-Tee, schwarzer Tee

Bewegender Kakao

Wirkung: ***Dieses wohlschmeckende Getränk können Sie als Kapha-Typ als leckeren Frühstücksersatz zu sich nehmen. Es belebt den Stoffwechsel und macht munterer als jeder Kaffee.***

Zutaten für eine große Tasse

250 ml Wasser
1 TL Rohkakaopulver (reiner Kakao ohne Zusätze)
Je 1 Msp. schwarzer Pfeffer und Zimt, gemahlen
Je nach Geschmack ein ganz kleiner Hauch Chilipulver
2 Kardamomkapseln, frisch gemörsert und Schale entfernt
1 TL Vollrohrzucker

Zubereitung

1. Das Wasser in einem Topf erhitzen (nicht kochen, da sonst die wertvollen Inhaltsstoffe im Kakao ihre Wirkung nicht voll entfalten können).
2. Das Kakaopulver zugeben und mit einem Schneebesen umrühren, bis der Kakao vollständig aufgelöst ist.
3. Danach die Gewürze zugeben, gut verrühren und vom Herd nehmen.
4. Mit Zucker abschmecken.

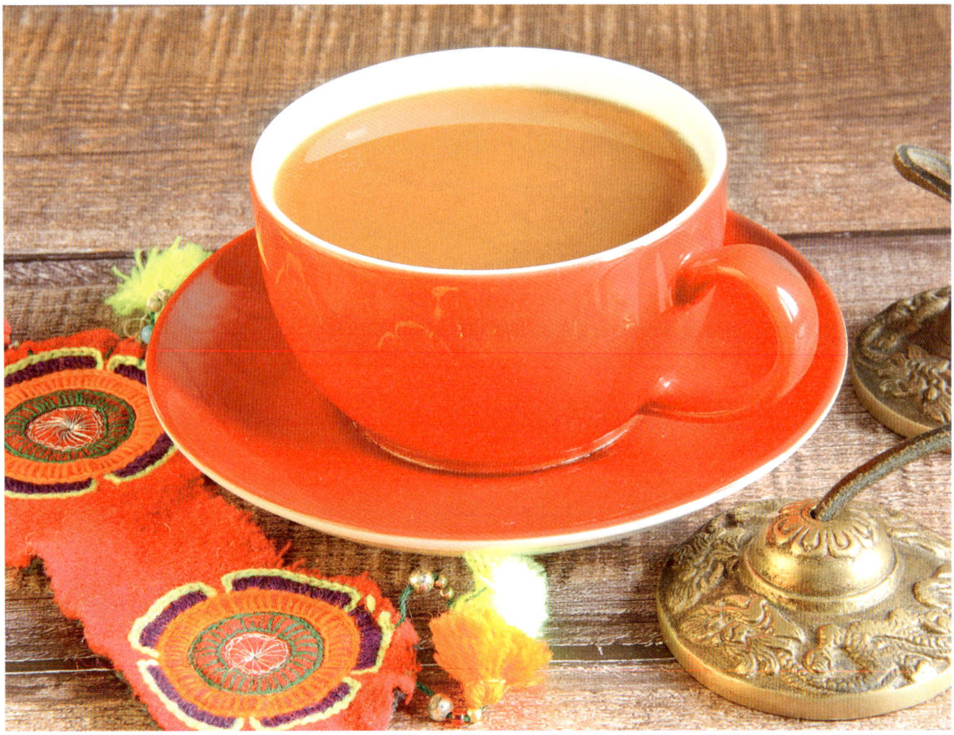

Die gemischten Konstitutionstypen

Wie schon erwähnt, dominiert bei den meisten Menschen nicht ein Dosha eindeutig. Vielmehr überwiegen meist zwei Doshas, während das dritte Dosha in den Hintergrund tritt. Ich möchte im Folgenden nur kurz die häufigsten Kombinationen vorstellen. Bitte bedenken Sie, dass es viele verschiedene Typen mit unterschiedlichsten Gewichtungen der körperlichen, seelischen und geistigen Anteile gibt.

Die aufgeführten Typen dienen nur als Beispiel. Genaueres sollte ein Ayurveda-Therapeut oder -Arzt feststellen.

Vata-Pitta-Konstitution

Hier haben wir eine Kombination aus Feuer und Wind. Es fehlen die Elemente Wasser und Erde. Man kann sich gut vorstellen, wie ein solcher Mensch veranlagt ist: Wir haben es mit einem sehr intelligenten, aktiven und impulsiven Menschen zu tun.

Als Analogie bei einem Übermaß dieser beiden Elemente können wir an eine Kerze denken, die an beiden Enden brennt. Diese Konstitution birgt die Gefahr, sich aufzuopfern und schnell zu verausgaben. Rast- und Ruhelosigkeit werden diesem Typus zugeschrieben.

Für ihn ist es wichtig, einen Weg zu finden, sich »abzubremsen« und für genügend Ausgleich und Ruhe zu sorgen. Ein strukturierter Tagesablauf mit festen geregelten Pausenzeiten ist daher sehr ratsam. Mit Blick auf die Ernährung hilft es, wenn sich diese Mischkonstitution für eine gewisse Zeit Kapha-fördernd ernährt (d. h. erdende, eher süße Speisen wie z. B. Kartoffelpüree, Kürbissuppe, süße Desserts wie marinierter Erdbeersalat), wobei sie dabei natürlich auch nicht übertreiben sollte.

Vata-Kapha-Konstitution

Hier haben sich zwei Extreme gefunden, die gegensätzlicher nicht sein könnten. Dabei kommt es darauf an, in welchem Bereich sich das Vata beziehungsweise das Kapha zeigt.

Menschen dieses Typs können sehr zart beschaffen sein oder einen großen und kräftigen Körperbau aufweisen. Die so ziemlich einzige gemeinsame Eigenschaft von Kapha und Vata ist »kalt«, was dazu führen kann, dass Vata-Kapha-Konstitutionen viel Wärme brauchen und manchmal zu Gefühlskälte neigen.

Warme bis heiße Getränke und Mahlzeiten, die von ihren Zutaten her Kapha nicht allzu sehr vermehren, sind deshalb unbedingt notwendig. Wichtig ist, das Element Feuer immer mit einzubauen (z. B. durch wärmende Gewürze wie Nelke, Zimt und Kardamom und gedämpfte Kartoffeln mit gedünstetem Fisch), da dies für beide Anteile hilfreich ist.

Kapha-Pitta-Konstitution

Diese Menschen sind in ihrem Erscheinungsbild eher klein mit Rundungen. Herzlichkeit steht ganz oben auf ihrer Liste, und dadurch sind sie sehr gesellige Menschen mit vielen Freunden. Die Lebensfreude ist ihnen anzusehen, genauso wie ihr Feuer und das soziale Engagement. Das bewegende Vata fehlt jedoch, und so kann es vorkommen, dass sie in einer starren geistigen Position verharren (Kapha-Eigenschaft) oder auch ihre Ziele zu verbissen verfolgen (was wiederum Pitta zugeschrieben werden kann).

Um Kapha und Pitta nicht ins Übermaß geraten zu lassen, rate ich von zu fettem, öligem und scharfem Essen ab. Ebenso von zu viel Alkohol, Kaffee und Energydrinks, da aufputschende Getränke nicht förderlich wirken. Ratsam sind Salate wegen der ausgleichenden Geschmacksrichtungen bitter und herb. Wegen der Kapha-Anteile sollte auf genügend Bewegung und Sport geachtet werden. Körperliche Bewegung unterstützt die Widerstandskraft und die Robustheit dieser Konstitution. Durch den Pitta-Anteil hat dieser Typus viel Willensstärke, die ihm hilft, Dinge auszuführen und zum Ende zu bringen.

Gesund in den Tag starten – für alle Doshas

Nachdem Sie sich jetzt sehr viel mit den einzelnen Doshas beschäftigt haben, zum Abschluss dieses Kapitels noch etwas, was uns allen guttut und was ich Ihnen deshalb nicht vorenthalten möchte: die ayurvedische Morgenroutine, genannt Dinacharya. Ich habe für Sie einen Ablauf zusammengestellt, den Sie täglich praktizieren können, auch wenn Sie im Alltag viele Verpflichtungen haben. Sollten Sie dennoch nicht die ganze Morgenroutine einhalten können, nehmen Sie sich bitte den Leitsatz zu Herzen, den ich für einen der Gesundheit dienlichen Alltag immer wieder und gerne erwähne:

Jede noch so kleine positive Veränderung im Alltag hilft uns, unsere Gesundheit zu erhalten und damit unsere Lebensqualität zu verbessern.

Dinacharya fasst eine Reihe von Maßnahmen zusammen, die Körper und Seele reinigen, gut auf den Tag vorbereiten und durch diesen begleiten sollen. Das vollständige Programm umfasst Mund- und Körperreinigung, Selbstmassage mit Ölen sowie Yoga- und Meditationsübungen. Um es alltagstauglicher zu machen, habe ich es etwas gestrafft.

Die beste Schlafenszeit

Wie Sie am Morgen aufwachen, hat viel damit zu tun, wann Sie zu Bett gegangen sind und wie Sie geschlafen haben. Nach Möglichkeit sollten Sie in der Kapha-Zeit, also zwischen 18 Uhr und 22 Uhr, ins Bett gehen, spätestens also um 22 Uhr.

Aufstehen am frühen Morgen

Zwischen 2 und 6 Uhr am Morgen ist Vata-Zeit. Die beste Zeit zum Aufstehen ist daher der frühe Morgen, wobei ich allgemein 6 Uhr empfehle. Wenn Sie sich nach dem Aufwachen für einige Minuten im Bett auf die linke Seite drehen, wird die Darmtätigkeit angeregt, was Sie beim nächsten Schritt unterstützt.

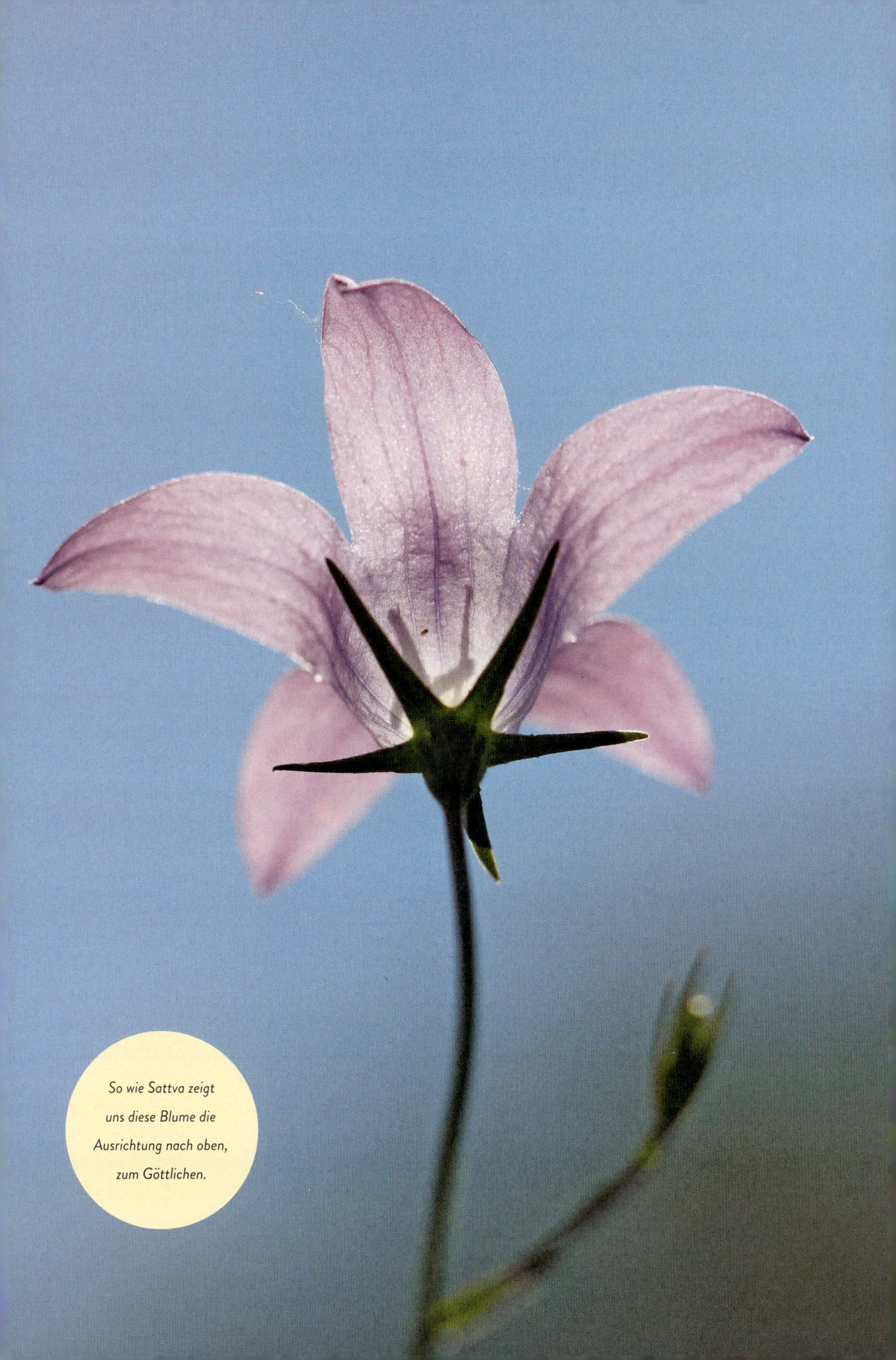

So wie Sattva zeigt uns diese Blume die Ausrichtung nach oben, zum Göttlichen.

Den Stoffwechsel in Gang bringen

Sie wissen ja bereits, dass im Ayurveda großer Wert auf die körperliche Reinigung und Entgiftung gelegt wird. Diese sollte durch regelmäßigen Stuhlgang gleich am Morgen gefördert werden. Die Entleerung des Darms und das Wasserlassen sollten aber auf natürliche Weise erfolgen, ohne großen Druck ausüben zu müssen.

Ayurveda-Wasser zur Entgiftung

Unterstützen Sie Ihre Darmtätigkeit mit einem Glas warmem, abgekochtem Ayurveda-Wasser, das Sie am besten gleich nach dem Aufstehen trinken: Um morgens Zeit zu sparen, können Sie das Wasser auch bereits am Vorabend kochen und am Morgen dann nur noch auf ca. 40 Grad aufwärmen. Bei den meisten Menschen führt dieses Wassertrinken dazu, dass sie anschließend ohne Probleme Stuhlgang haben. In Einzelfällen kann es hilfreich sein, das Wasser mit einem Spritzer Zitronensaft und/oder Honig anzureichern. Dies sollten Sie sich aber nicht zur täglichen Gewohnheit machen. Warmes Ingwerwasser sollten Sie wirklich nur in Ausnahmefällen trinken, um die Verdauung noch mehr anzuregen, denn dies fällt schon unter die therapeutischen Maßnahmen während einer Kur.

Den Körper reinigen

Nach der Entleerung, noch vor dem Frühstück, sollten Sie Ihren Körper ausführlich reinigen.

- **Körperreinigung:** Reinigen Sie Ihren gesamten Körper durch Duschen, Baden oder eine Wäsche vor dem Waschbecken.
- **Mundreinigung/Ölziehen:** Zur ayurvedischen Mundreinigung nehmen Sie ein bis zwei Esslöffel ayurvedisches Öl (oder Sesamöl) und bewegen es im Mund und zwischen den Zähnen ca. 5 Minuten lang hin und her, bis es eine weißliche Farbe bekommt. Zähne und Zahnfleisch werden hierdurch intensiv gereinigt und bleiben gesund. Anschließend spucken Sie das verbrauchte Öl wieder aus. (Nicht schlucken!!!)
- **Zungen- und Zahnhygiene:** Der Zungenbelag sollte mit einem Zungenschaber von der Zungenwurzel in Richtung Zungenspitze entfernt werden. Wenn Sie darin noch ungeübt sind, sollten Sie sich vorsichtig vom vorderen Teil der Zunge nach hinten arbeiten. Der Lernprozess kann sich ruhig über mehrere Tage erstrecken, sodass Sie die Möglichkeit haben, sich daran zu gewöhnen, ohne einen Würgereiz zu bekommen. Anschließend putzen Sie Ihre Zähne gründlich mit Zahncreme oder Zahnpulver. Dieses Vorgehen hat nicht nur einen hygienischen Effekt, sondern verbessert den Geschmackssinn und schützt vor Mund-, Zahn- und Halserkrankungen.

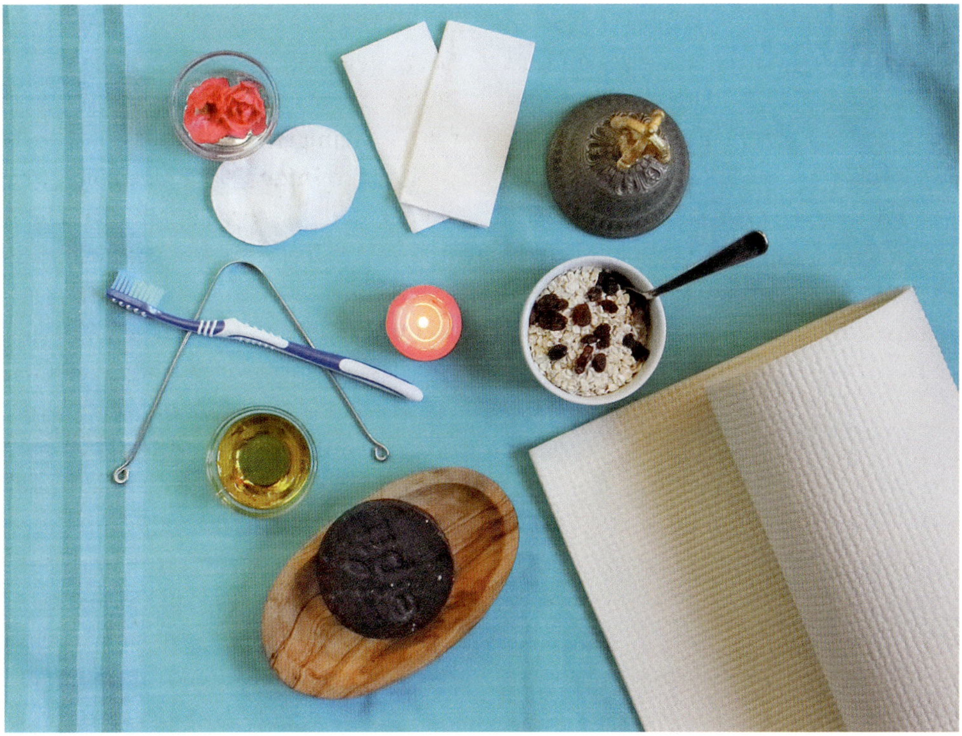

- **Augenbehandlung:** Anschließend nehmen Sie ein Glas Wasser. Füllen Sie zunächst Ihren Mund mit Wasser. Während Sie das Wasser im Mund behalten, tauchen Sie die Fingerspitzen in das Wasserglas und spritzen leicht etwas Wasser in die offenen Augen. Spucken Sie das Wasser, das Sie im Mund haben, anschließend aus. Diese Technik hat energetische Hintergründe.
- **Nasenreinigung:** Nach dem Reinigen der Augen erfolgt die Nasenreinigung. Zunächst schnäuzen Sie beide Nasenlöcher frei. Dann befeuchten Sie die Nasenlöcher mit ayurvedischem Nasenöl (oder Sesamöl) durch ein leichtes Einmassieren der Innenseiten.
- **Morgenandacht:** Noch vor dem Frühstück sollten Sie sich Zeit nehmen, für eine kurze Weile innezuhalten. Dies kann auf verschiedene Weise geschehen, z. B. in Form eines Gebets, einer Meditation, einer rituellen Handlung oder auch einfach, indem Sie sich hinsetzen und an etwas Schönes denken.
- **Yogaübungen:** Zum Abschluss des Morgenrituals empfehle ich Ihnen, noch ein paar Körperübungen durchzuführen, die Ihnen liegen. Das können Yogaübungen sein. Wenn Sie jedoch Qigong oder Taiji praktizieren, ist das auch wunderbar.

So gestärkt können Sie dem Tag mit Ruhe und Gelassenheit begegnen.

Kapitel 2

DIE KUNST DES KOCHENS

Warum energetisches Kochen die Gerichte schmackhafter und nahrhafter macht

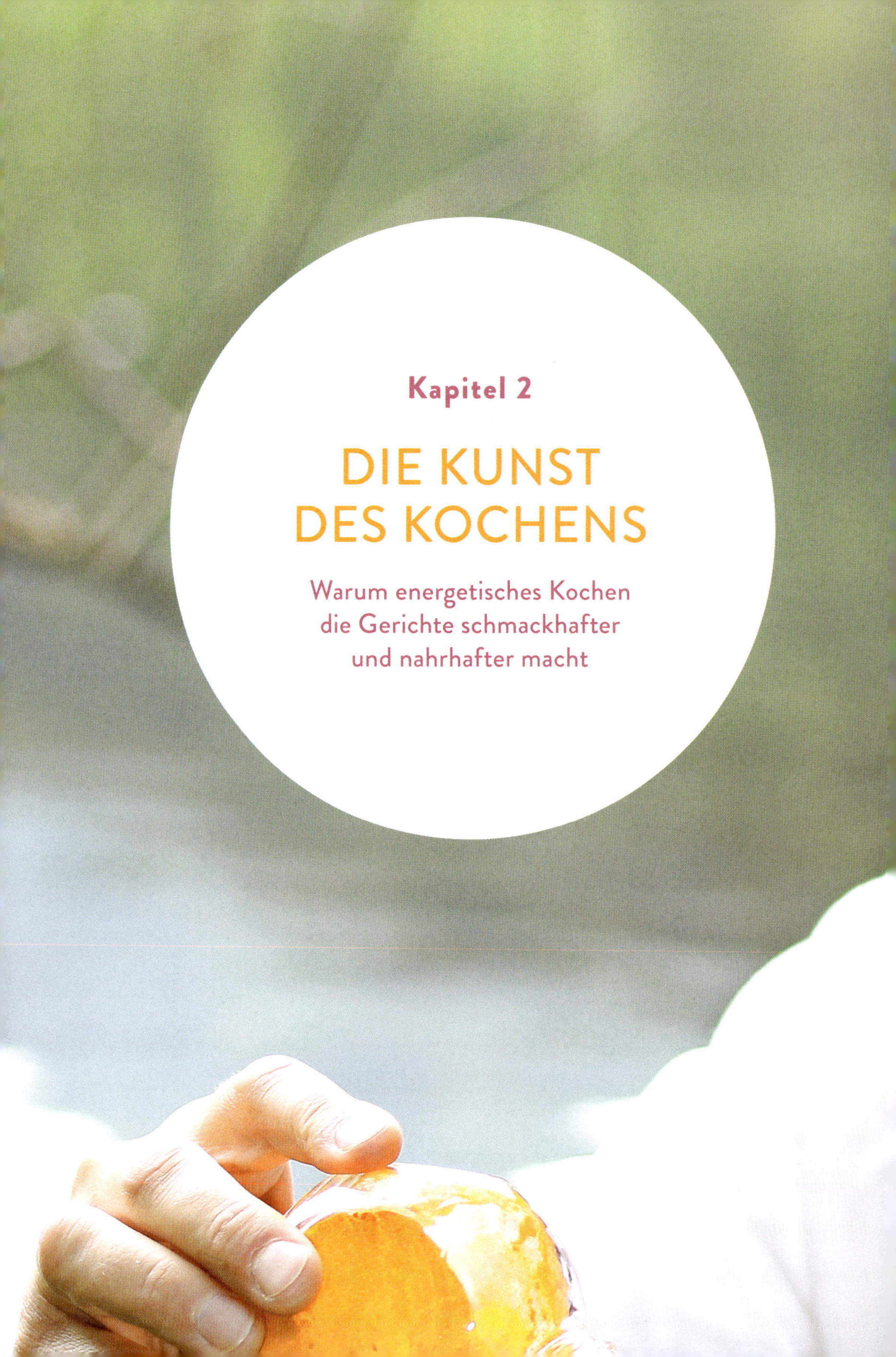

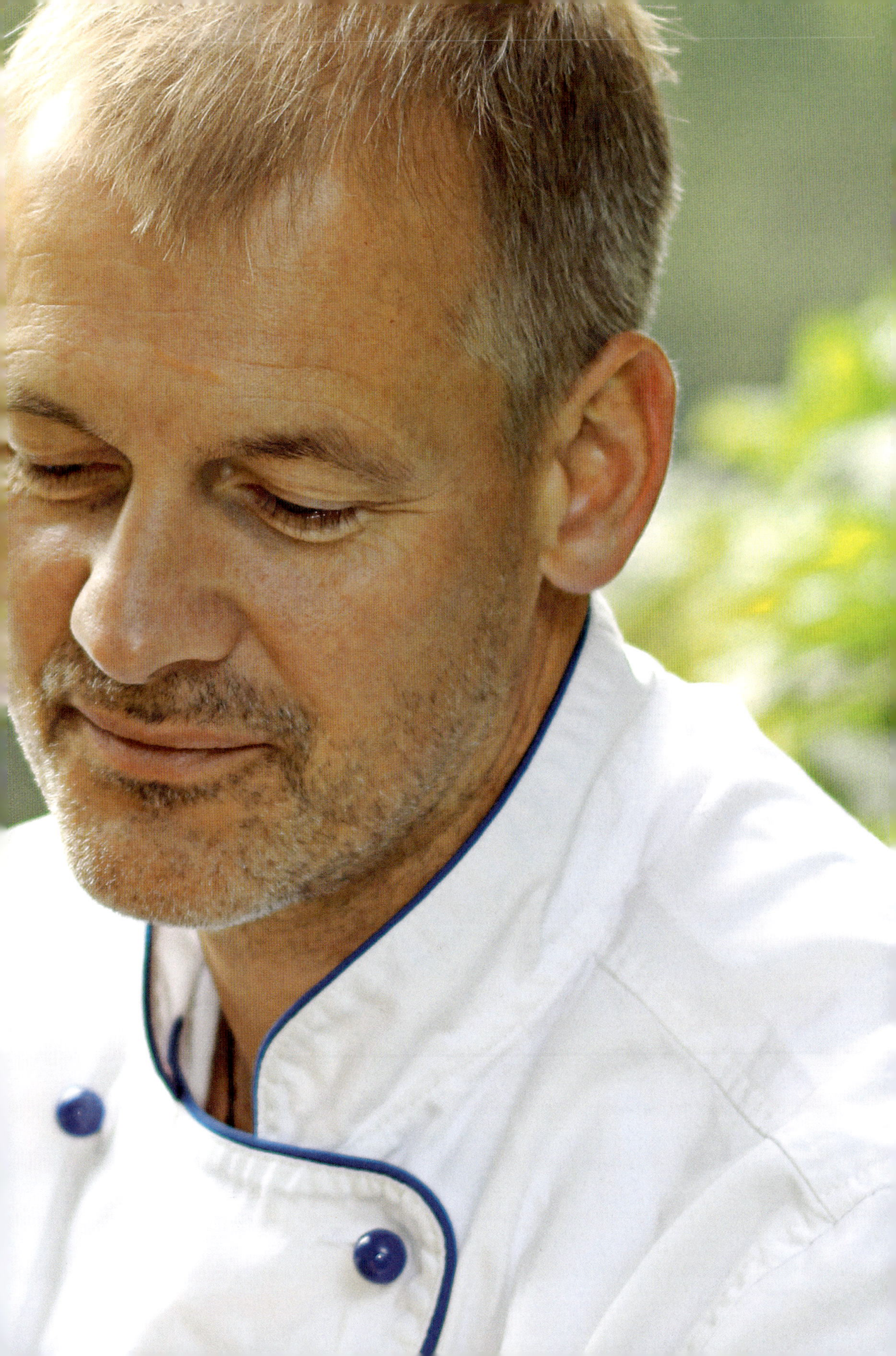

Energetisches Kochen – die Kunst, sich führen zu lassen

Viele Schülerinnen und Schüler, die einen Kochkurs oder eine Ausbildung bei mir machen, wollen von mir wissen, wie sie richtig kochen. Die Frage müsste aber eigentlich vielmehr lauten: Mit welcher Energie koche ich? Oft werde ich auch gefragt, wo die meiste Lebenskraft (Prana) in den Pflanzen beziehungsweise im Obst und im Gemüse steckt. Steckt sie in der Wurzel, in der Knolle, im Samen oder doch eher in der Blüte? Je nach Stadium des Wachstums beziehungsweise der höchsten Energie in der Pflanze kann alles möglich sein. Nehmen wir z. B. einen Löwenzahn: Im Frühjahr zur Zeit der Blüte ist die meiste Energie in dieser gesammelt und geht dann mit dem Verblühen in die Samenstände und damit in den Keim für die nächste Generation über. Im Sommer wachsen die Blätter und werden immer saftiger und energiereicher. Im späteren Sommer und im Übergang zum Herbst geht die Energie nach unten in die Wurzel. Je nach Stadium der Pflanze nutzen wir im Frühjahr die Blüte und die frischen Blätter als bestmöglichen Energielieferanten in der Küche und als Heilpflanze für die Frühjahrskur. Die Wurzel sammeln wir am besten ab dem Spätsommer. Sie ist von ihrer Heilwirkung her eher »ableitend« und kühlend und kann zu starke Hitze im Sommer ausleiten.

Um die Energie einer Pflanze und damit ihre Heilwirkung in der Küche bestmöglich einzusetzen, können wir uns ihr auf zwei Ebenen nähern. Zum einen können wir uns – mithilfe unseres Wissens über die Pflanze, also durch unseren Verstand – an ihren verschiedenen Wachstumsstadien und Reifegraden orientieren. Zum anderen können wir uns aber auch mit ihr auf einer intuitiveren Ebene verbinden, die ich »energetische Ebene« oder »Schwingungsebene« nennen möchte. Dies sollte immer in Dankbarkeit und Achtung vor der Pflanze und vor Mutter Erde geschehen.

Meinem Ansatz liegt zugrunde, dass einer ganzheitlichen Betrachtungsweise zufolge alles Leben, auch das der Pflanze, nicht nur auf der materiellen, sichtbaren Ebene existiert, sondern auch auf einer höheren, feinstofflichen. Zugegeben, es hört sich vielleicht erst einmal etwas »abgehoben« an, etwas so Körperliches und Sinnliches wie Kochen auf diese Weise zu betrachten, aber genau dies ist der Schlüssel zum wirklich guten, gesunden Kochen.

Ich möchte Ihnen im Folgenden ganz praktisch erläutern, wie ich das meine.

Was uns wirklich nährt

Eine Frage, die mir in Kursen immer wieder gestellt wird, lautet: »Kannst du uns sagen, ab welchem Zeitpunkt das Nährende einer Speise beginnt?« Oder einfacher ausgedrückt: »Wann beginnt

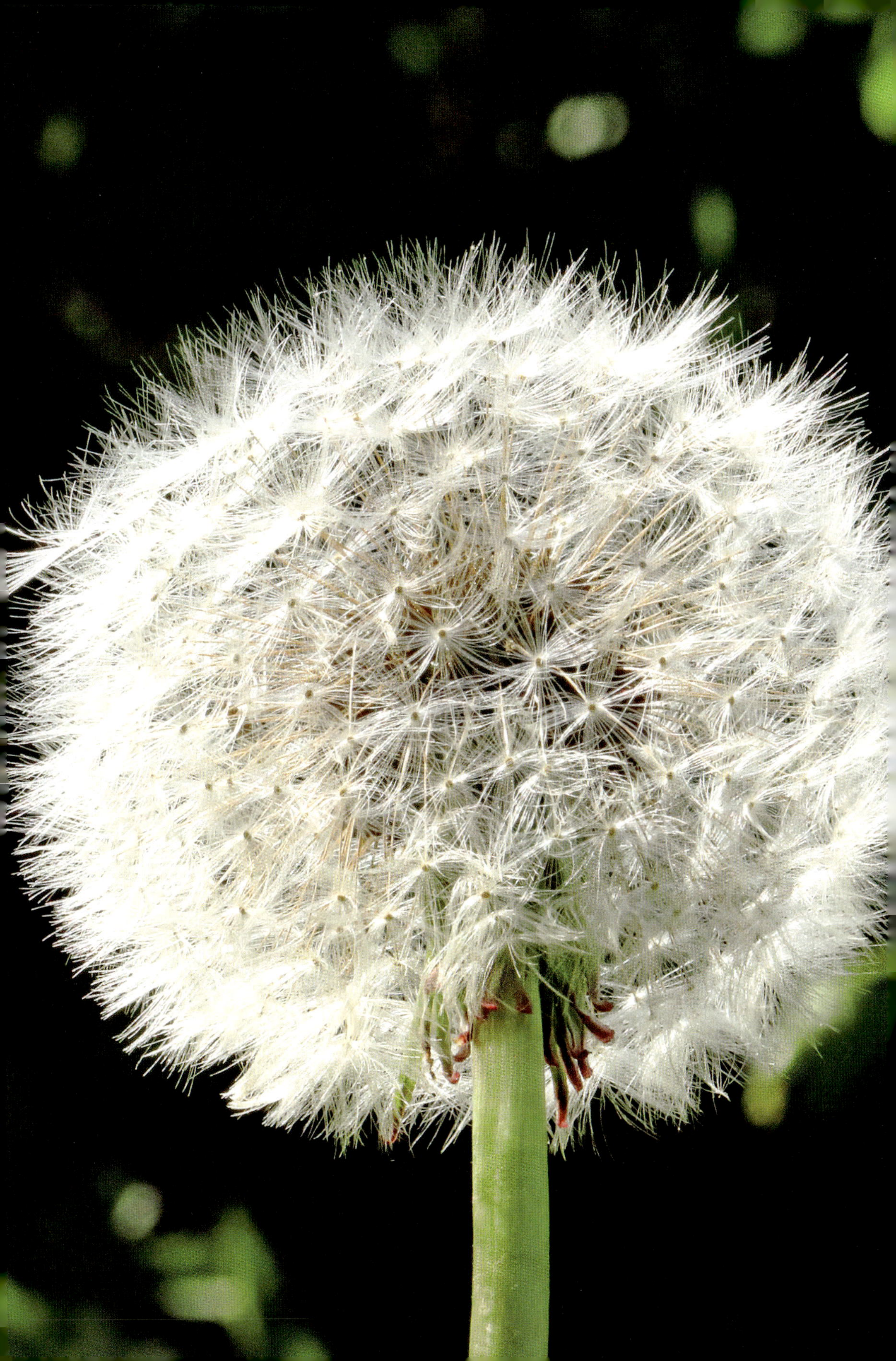

der Prozess der Verdauung und der Transformation einer Nahrung?« Viele beantworten die Frage ganz einfach: »Na klar, mit der Nahrungsaufnahme, wenn das Lebensmittel (z. B. Obst oder Gemüse) in meinen Mund gelangt und die Enzyme anfangen, den Nahrungsbrei durch Kauen und Einspeicheln den weiteren Verarbeitungsprozessen zuzuführen.« Für mich beginnt jedoch die Verdauung beziehungsweise das Sich-Nähren schon früher, schon bei dem bloßen Gedanken an das Essen. Ich möchte Sie gerne mitnehmen auf eine kleine gedankliche Reise.

Früh am Morgen wache ich auf und freue mich darüber, dass die Sonne ins Zimmer scheint. Es verspricht, ein herrlicher Tag zu werden, und in mir steigt der Gedanke auf: »Was werde ich heute Schönes kochen?« Ab diesem Moment beginnt für mich, ohne dass ich es aussprechen muss, die Energie zu den Lebensmitteln auf der feinstofflichen Ebene zu fließen.

Noch vor dem Frühstück gehe ich auf den Wochenmarkt, wo mir der Duft von frischen Erdbeeren entgegenweht, vermischt mit allerlei Gemüse-, Obst- und Kräuterdüften. Der appetitliche Geruch lässt mir das Wasser im Mund zusammenlaufen. Voller Vorfreude fülle ich meinen Einkaufskorb mit den herrlichen Gaben der Natur. Noch schöner wäre es, direkt in die Wälder zu gehen, sich mit allen Sinnen auf die Natur einzulassen und dann, aus dieser gelösten Stimmung heraus, Wildbeeren und Wildkräuter zu sammeln.

Später dann, in der Küche, beim Schneiden, Zubereiten und Veredeln der verschiedenen Lebensmittel bis hin zum gedeckten Tisch, verbinde ich mich energetisch mit ihnen.

Hierzu eine kleine Übung, die Sie jederzeit machen können, bevor Sie beginnen zu kochen: Setzen Sie sich bequem auf einen Stuhl. Schließen Sie die Augen und legen Sie beide Hände übereinander auf Ihr Herzchakra (das Energie-Zentrum in der Mitte Ihres Brustkorbs). Lassen Sie im Herzchakra nun die Dankbarkeit, Liebe und Freude, die Sie für das Essen und für Mutter Erde empfinden, aufsteigen und diese schöne Energie dann weiter zu den Lebensmitteln in der Küche fließen, die Sie zubereiten werden. Da die Energie bekanntlich der Aufmerksamkeit folgt, haben Sie sich so bereits mit den Lebensmitteln verbunden.

Bevor es ans Essen geht, danke ich mit einem kleinen Tischgebet für die Gaben, die ich bekommen habe. Und dann darf ich mein Essen einfach genießen – alleine oder mit den lieben Menschen an meinem Tisch.

Lernen von der Natur

Die Haltung, die wir von Anfang an, schon vor dem Kochen, einnehmen, spielt eine weitere sehr entscheidende Rolle. Dies bezieht sich sowohl auf die geistige als auch auf die körperliche Haltung bei der Ernte, der Zubereitung der Speisen sowie beim Essen selbst.

An einigen Beispielen möchte ich erläutern, dass die Natur uns oft vorlebt, wie wir uns den Gegebenheiten (Wetter, Temperatur, Jahreszeit) anpassen können. Nehmen wir das Gänseblümchen: Wenn es warm wird, öffnen sich die Blüten, und wenn es kalt wird, schließen sie sich wieder. Genauso machen wir es im Grunde auch: Wenn es warm wird, ziehen wir Kleidung aus, und wenn es kalt wird, ziehen wir mehr Kleidung an. Wenn uns kalt ist, essen wir instinktiv eher warme Speisen; wenn es heiß ist, versuchen wir, kühlende Gerichte zu uns zu nehmen.

In der ayurvedischen Ernährungslehre spielt die sogenannte Thermik der Gewürze und Nahrungsmittel eine große Rolle, also die neutrale, kühlende oder wärmende Wirkung, die sie auf den Menschen haben. Chili z. B. ist ein heißes Gewürz, was jeder spürt, wenn ihm unmittelbar nach dem Genuss von Chili die Schweißperlen auf die Stirn treten. Pfefferminze dagegen wirkt kühlend, weshalb sie oft in sommerlichen Getränken verwendet wird.

Sich den natürlichen Zyklen anpassen

Aber nicht nur kühlende und erhitzende Eigenschaften der Speisen sind von Bedeutung. Gewürze sowie Obst- und Gemüsesorten lassen sich in Bezug auf ihre regionale Herkunft und saisonal nach den Jahreszeiten unterteilen. Wir Menschen dürfen so viel aus der Natur schöpfen, ohne dass sie uns das übel nimmt. Um aber im Einklang mit ihr zu leben, müssen wir uns den Jahreszeiten anpassen. Genauso, wie wir uns selbst Zeit geben sollten, um etwas Neues entstehen zu lassen, müssen wir der Natur Zeit geben, sich zu erholen und im Zyklus der Jahreszeiten wieder Neues zu erschaffen.

Mensch und Natur leben in unterschiedlichen Zeitrechnungen. Was 100 Jahre für den Menschen sind, bedeuten nichts in der Zeitrechnung der Natur. So kommt es oft zur Kollision zwischen Mensch und Natur, wenn der Mensch z. B. versucht, durch riesige Gewächshäuser, Einsatz von Chemikalien und

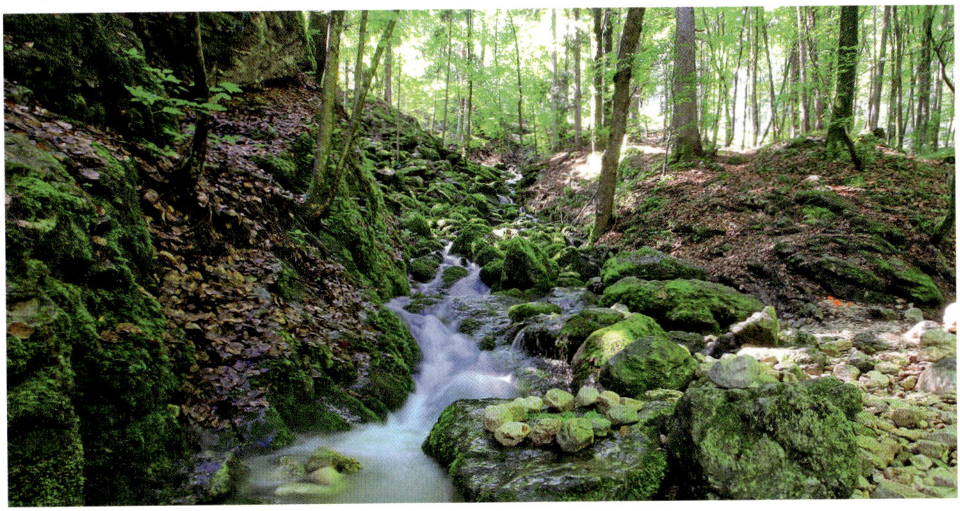

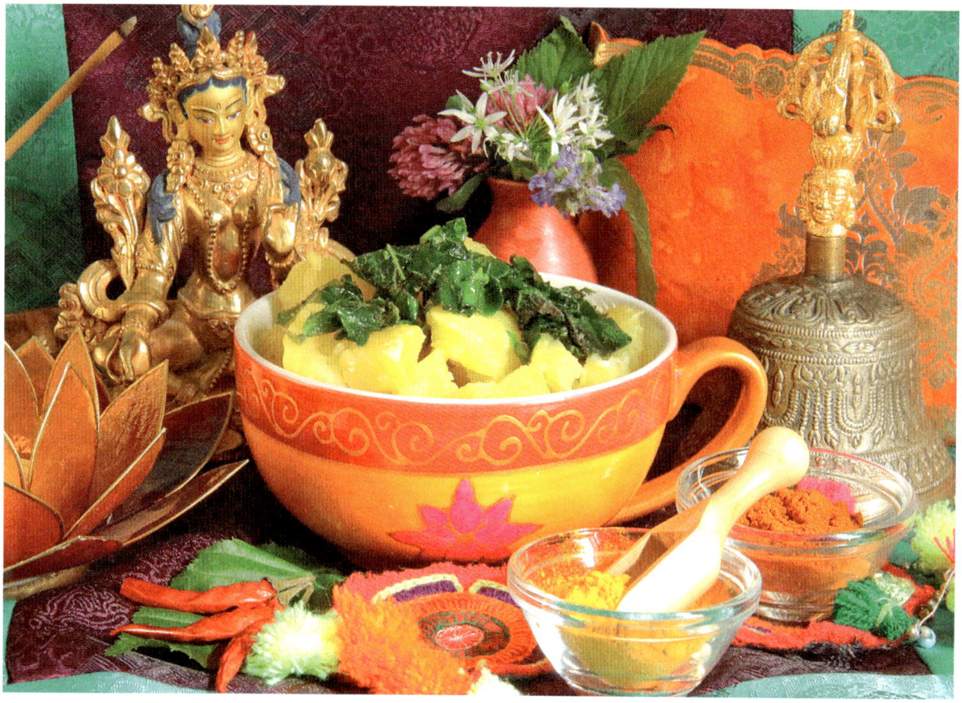

Massentierhaltung die Rhythmen der Natur zu ändern und in seinem Sinne zu verbessern und zu beschleunigen.

Die Natur ist nicht an Gewinnmaximierung ausgerichtet. Dies ist nur ein Bestreben des Menschen, das es gilt, im Zaum zu halten. Wenn wir wieder lernen, nach den Gesetzen der Schöpfung mit der Natur umzugehen, beschenkt sie uns mit reicher Fülle.

Kochen mit Liebe und Dankbarkeit

Gehen wir nun noch eine Schicht tiefer. Einige kennen vielleicht den Spruch: »**Ein mit Liebe gekochtes Essen kehrt immer wieder zu dir zurück.**« Aber was genau ist in diesem Fall mit Liebe gemeint? Ich veranschauliche das gerne, indem ich die Nahrung, die wir zu uns nehmen, in fünf Stufen einteile.

1. Die erste und damit unterste Stufe in Bezug auf die energetische Schwingung bilden Tiefkühl- und Dosenprodukte. Zugegeben, diese Produkte sind nicht schlecht oder verdorben. Aber aus ayurvedischer Sicht fehlt ihnen das Prana (die Lebensenergie).
2. Die zweite Stufe stellen Fertigprodukte dar. Man isst irgendetwas, nur um satt zu werden. Man macht sich keine Gedanken darüber, ob das Lebensmittel gesund ist oder nicht. Es ist eher ein »Überlebensmittel«.
3. Die dritte Stufe bildet das schnelle, unter Zeitdruck selbst gekochte »Alltagsessen«. Das klassische Nudel-mit-Tomatensauce-Essen. Man hat eigent-

lich keine Zeit zum Kochen, weil man ja berufstätig ist und dies oder jenes noch erledigen muss. Man wird satt, aber das Essen »nährt« nicht. Immerhin hat man sich die Mahlzeit selbst zubereitet.

4. Die vierte Stufe ist das, was ich als »Nahrungsmittel« bezeichnen würde. Wir gehen gut essen oder kochen uns selbst aus guten, hochwertigen Produkten ein tolles Gericht. Das Kochen findet auf hohem, professionellem Niveau statt. Was hier noch fehlt, ist ein spiritueller Aspekt: die »Anbindung nach oben« während des Kochens. Etwas praktischer formuliert, geht es um die Energien der Gefühle, die der oder die Kochende zwangsläufig in das Essen hineingibt. Wenn wir an einen hoch qualifizierten Koch im Restaurant denken, der gerade mächtig Streit mit seinem Chef hatte, können wir uns vorstellen, dass Wut und Ärger in das Essen mit hineinfließen. Auch wenn der Koch es nicht möchte, muss er dennoch kochen, weil es ja seine berufliche Verpflichtung ist. In der Familie kann es dem Koch oder der Köchin aber genauso gehen, wenn er oder sie gerade aus welchen Gründen auch immer genervt oder schlecht gelaunt ist.
5. Die fünfte und höchste Stufe ist für mich die »Königsdisziplin«: das, was ich »energetisches Kochen« nenne. Generell entspricht sie der vierten Stufe, nur es kommt das hinzu, was ich schon beschrieben habe: die geistige, spirituelle Verbindung zu den Lebensmitteln, die verwendet werden. Energetisch zu kochen bedeutet, die Energien beim Kochen fließen zu lassen.

Erinnern Sie sich an die ayurvedische Morgenroutine, das Dinacharya? Ebenso können uns, bevor wir anfangen zu kochen, sowohl körperlich als auch geistig reinigen und auf das vorbereiten, was wir kochen möchten. Eine kleine Meditation oder ein kleines Gebet vor dem Kochen stimmt uns in positive, höhere Energien ein. Keine Sorge: Es ist nicht notwendig, stundenlange Waschungen oder Meditationen vor dem Kochen durchzuführen. Aber es ist dennoch unerlässlich, sich darauf vorzubereiten – jeder in seinem Tempo –, um das, was kommt, mit Liebe und Dankbarkeit anzunehmen, weiterzuverarbeiten und weiterzugeben.

Achtsamkeit schafft Lebensenergie

Ein wichtiger Aspekt beim Kochen ist, dass man alle Schritte in Ruhe und mit Achtsamkeit ausführt. Ob es der Kochprozess an sich ist oder das Verkosten eines Gerichtes, das Spüren der Konsistenz der Speisen sowie der Geschmack der Gewürze im Mund. Dafür müssen wir uns Zeit nehmen, anders geht es nicht. Wenn ich in Stress und Hektik koche, wird mir das beste Gericht der Welt nicht gelingen. In der Gastronomie herrscht ein enormer Zeitdruck beim Kochen, das weiß ich aus eigener Erfahrung. Umso schöner ist es, sich im

Privaten sehr viel Zeit zu nehmen, um ein energetisch hochwertiges Essen zu kreieren. Stress ist einer der schlechtesten Ratgeber beim Kochen.

Wenn ein Essen Lebensenergie (Prana) enthält, schmeckt es gehaltvoll und nicht »leer«. Dies hat sowohl mit der Qualität der Zutaten als auch mit der Art der Zubereitung zu tun. Wir spüren den Unterschied sofort, weil dieses Essen Körper, Geist und Seele nährt. Ein solches Essen gibt uns nicht nur ein Gefühl der Sättigung, sondern es lädt uns sprichwörtlich mit Energie auf, tut uns ganzheitlich gut.

Sich mit der universellen Energie verbinden

Wenn wir häufig für andere Menschen kochen, kommt noch ein weiterer wichtiger Aspekt in Bezug auf unser eigenes Wohlbefinden dazu. Lassen wir nur unsere eigene Energie in das Essen fließen, dann sind wir früher oder später ausgebrannt. Um das zu vermeiden, sollten wir mit der Energie arbeiten, die uns geschenkt wird: vom Göttlichen, vom Universum, von einer Höheren Macht oder wie auch immer Sie das nennen wollen. Bevor wir anfangen zu kochen, können wir darum bitten, diese hohe Energie möge durch uns in das Essen fließen.

Aus ayurvedischer Sicht können Sie sich das bildlich so vorstellen: Unser Körper ist wie ein leeres Gefäß, das von außen mit Lebensenergie gefüllt wird. Diese Energie oder Kraft fließt aus den feinstofflichen Ebenen über unser Kronenchakra (das Energiezentrum am Scheitelpunkt des Kopfes) in unseren Körper hinein. Sie fließt vom Kopf weiter in den Brust- und Herzbereich und wird dann durch bewusste Atmung in die Arme und Hände weitergeleitet. Über unsere Hände fließt sie dann direkt in die Lebensmittel, die wir verarbeiten.

Wenn wir so kochen, haben wir das Gefühl, dass uns die Energie beim Kochen führt. Sie ist es, die unsere Hände bewegt und uns intuitiv nach den richtigen Gewürzen und Zutaten in der passenden Menge greifen lässt. Bei dieser intuitiven Art des Kochens brauchen wir nur selten eine Küchenwaage. Der Verstand kontrolliert hier nur noch die einzelnen Arbeitsschritte, damit nichts verbrennt und alles gut durchgegart ist.

Hört sich das seltsam an für Sie? Probieren Sie es einfach aus. Wenn Sie einmal die Erfahrung gemacht haben, wie es sich anfühlt, so zu kochen, und wie Gerichte schmecken, die auf diese Weise zubereitet worden sind, werden Sie es immer häufiger in Ihren Alltag integrieren wollen. Davon bin ich überzeugt.

Mit allen Sinnen kochen

Ich möchte Ihnen nun noch ein paar praktische Tipps geben, wie Sie mit allen Sinnen kochen und auf diese Weise das Kochen selbst und auch das Essen der Gerichte noch mehr genießen können.

- **Die Schönheit erkennen**
  Um die Schönheit der fertigen Speisen wertschätzen zu können, müssen

Nutzen Sie alle sechs Sinne beim Kochen

Die Sinne sind unsere Wahrnehmungskanäle: Sehen, Hören, Riechen, Schmecken, Tasten und intuitives, feinstoffliches Spüren. Über diese Sinne nehmen wir alle Eindrücke beim Kochen auf.

wir zuerst die Schönheit des Obstes oder Gemüses im Rohzustand erkennen und die Lebensmittel mit Achtung verarbeiten. Nur mit dieser Haltung wird es gelingen, ein vollendetes Gericht herzustellen.

- **Düfte und Gerüche wahrnehmen**
  Düfte und Gerüche sind weitere Faktoren, die uns beim Kochen stark beeinflussen. Vielleicht möchten Sie bei der meditativen Vorbereitung auf das Kochen ja Räucherwerk einsetzen. Sie können z. B. heimischen Beifuß oder Salbei verwenden und sich auf diese Weise mit der heimischen Natur verbinden. Und natürlich inspirieren uns Düfte und Gerüche, die uns im laufenden Kochprozess in die Nase steigen und uns anregen, das Gericht weiter zu veredeln.
- **Körper- und Geisteshaltung im Einklang**
  Achten Sie beim Kochen auf eine aufrechte Körperhaltung. Nur mit einem geraden, aufrechten Rücken sind wir in der Lage, nährende Speisen herzustellen. Wer krumm, schief und gebückt steht, quält sich selbst unnötig, und diese negative Energie beeinflusst dann auch die Speisen. Die äußere Aufrichtung sollte freilich korrespondieren mit einer inneren klaren Haltung. Gepaart mit Ruhe, Zeit und Fokussierung ist das die »halbe Miete«.
- **Yin und Yang in Balance**
  Jedem Menschen, aber auch der ganzen Natur wohnen das weibliche Prinzip (»Yin«) und das männliche Prinzip (»Yang«) inne. So ist z. B. die rechte Körperseite, aber auch eine Drehung nach rechts dem männlichen Prinzip zugeordnet, die linke Körperseite und eine Drehung nach links dem weiblichen. Wenn wir nun beim Kochen bestimmte Bewegungen ausführen, können wir diese Aspekte bewusst einsetzen. Beim Mahlen von Gewürzen (z. B. Kardamomkapseln) in einem Mörser, aber auch beim Umrühren der Zutaten im Topf mit Kochlöffeln oder Schneebesen können wir anregend oder ausgleichend einwirken. Wenn wir selbst oder unsere Gäste z. B. sehr stark männlich geprägt sein sollten, können wir durch Bewegungen im Kreis nach links beim Kochen mehr weibliche Energie einfließen lassen. Genauso auch umgekehrt.
- **Gekonnte Messerführung**
  Das Messer sollte locker in der Hand liegen. Es sollte eher gleiten, als »schneiden« oder »hacken«. Ohne dass die Finger sich verkrampfen, sollte es sich in alle Richtungen lenken lassen. Kurzum: Hand und »Werkzeug« werden im Idealfall eins.
- **Direkter Kontakt mit den Händen**
  Wann immer es möglich ist, sollten wir direkt mit unseren Händen arbei-

ten (z. B. beim Drehen von Knödeln), da der Energiefluss dann nicht durch Gegenstände wie Schneebesen oder Kochlöffel erschwert wird, sondern von der Hand direkt in das Produkt übergehen kann. Dies erachte ich als sehr wertvoll, und auch der Geschmack der Speisen spiegelt es wider.

- **Die Qualität der verwendeten Produkte**
  Wo ich welche Produkte kaufe, selbst anbaue oder ernten darf, ist entscheidend für den weiteren Veredelungsprozess, da sich dies natürlich direkt auf die Speisen, deren Geschmack und Verträglichkeit auswirkt. Wenn ich gespritztes Obst und Gemüse verwende, ist dies der Qualität meines Essens abträglich. In Zeiten der Massentierhaltung mit Tiertransporten quer durch ganz Europa müssen wir auch bedenken, dass dieses Fleisch nicht nur ethisch problematisch ist, sondern dass wir auch die Stresshormone des Tieres aufnehmen, wenn wir es essen. Dann dürfen wir uns nicht wundern, wenn wir nach einem solchen Essen vielleicht unruhig schlafen oder unerklärliche Angstzustände empfinden. Auch dies sind gewichtige Gründe für hochwertiges, biologisches, regionales und saisonales Gemüse oder Fleisch.

Die Umgebung mit einbeziehen

Auch die Umgebung, in der wir kochen, die Atmosphäre, die wir durch Licht, Farben und vielleicht Musik gestalten, haben eine Auswirkung.

- **Die Betrachtung des Wetters und der Tagesenergie**
  Ein wichtiger Punkt ist das Wetter; es spielt bei der Energie und Harmonie der Speisen und ihrer Auswahl beim Einkauf eine wichtige Rolle. Welche Jahreszeit ist gerade, ist es draußen warm und sonnig oder eher kalt? Bevor ich einkaufe und bevor ich zu kochen beginne, mache ich mich vertraut mit dem Wetter und der Energie des Tages, aber auch meiner eigenen und der meiner Gäste, für die ich kochen werde. Ganz intuitiv beeinflusst diese Wahrnehmung dann den Kochprozess.
- **Die Bedeutung der Farben**
  Im Ayurveda gibt es eine komplexe Farbenlehre, die den Rahmen dieses Buches sprengen würde. Ganz praktisch beziehe ich mich beim Kochen auf die Assoziationen und Gefühle, die bei mir persönlich durch verschiedene Farben ausgelöst werden. Wenn ich positive Empfindungen mit Farben in Verbindung bringe, tut es mir und meinem Kochen gut, genau diese Farben in meinem Kochumfeld in der Küche und bei den Gerichten selbst zu verwenden. Die meisten von uns assoziieren mit der Farbe Grün etwas Frisches, Natürliches und Appetitliches. Dies kann ich positiv nutzen, indem ich bewusst die verschiedenen Grüntöne frischer

Kräuter einsetze, bei der Dekoration der Küche und des Ess-Platzes ebenso wie bei den Gerichten selbst.
Die Farbgebung bei den einzelnen Gerichten und beim Anrichten der Teller wähle ich bereits vor dem Kochen. Letztlich ist auch dies wieder ein intuitiver Prozess, bei dem es darauf ankommt, Harmonie und Schönheit auf den Teller zu bringen. Wir sollten dem Ganzen aber auch nicht zu viel Gewicht zukommen lassen, da sonst die Gefahr besteht, sich zu verzetteln.

- **Der Raum**
  In welchen Räumlichkeiten wir kochen, ist auch nicht außer Acht zu lassen. Ideal wäre natürlich ein geräumiger, heller, lichtdurchfluteter Raum. Leider befinden sich viele Küchen im gastronomischen Bereich im Keller oder an Plätzen mit wenig Lichteinfall. In diesem Fall können wir uns damit behelfen, für gutes Licht zu sorgen und den Raum mit bunten, farbenfrohen Tischdecken zu verschönern. Das nötige Licht bekommen wir selbst, indem wir immer wieder kleine Pausen einlegen und kurz vor die Tür oder auf den Balkon ins Freie gehen.
- **Musik und Lärm beim Kochen**
  Ich selbst koche lieber in der Stille, um mich gut auf meine Arbeit fokussieren zu können. Ab und zu kann ein Musikstück aber helfen, in eine positive Stimmung zu kommen. Dies bleibt letztlich jedem selbst überlassen. Laute Geräusche und laute Musik wirken aber eher störend auf die Konzentration und den Energiefluss.
- **Die Gäste**
  Last, but not least noch ein Tipp für die Bewirtung von Gästen: Wenn Sie Freunde einladen, um diese mit einem leckeren Essen zu verwöhnen, sollten Sie darauf achten, sich nicht unnötig unter Druck zu setzen. Das beste Gericht ist nicht immer das komplizierteste und aufwendigste. Machen Sie sich klar, wie es Ihnen aktuell geht und wie viel Energie und Kraft Sie zum Kochen verwenden können. Oft ist ein einfaches Gericht, das Sie in Ruhe und mit Liebe gekocht haben, mit mehr Energie »gefüllt«, wenn Ihr Fokus beim Kochen klar darauf gerichtet war, und es bereitet Ihren Gästen mehr Freude und Genuss als ein ausgefeiltes Fünf-Gänge-Menü. Ganz praktisch gesagt: Zwei bis drei Gemüsegerichte und Reis auf einem Teller sind völlig ausreichend. Zum einen ist Ihre Fokussierung auf das Gericht dann stärker, und dadurch gelingt es Ihnen besser. Zum anderen erkennt der Gast mit einem Blick, was auf dem Teller ist. Einfachheit ist der Schlüssel für beides.

Ayurvedische Küchenpraxis

Wahrscheinlich brennen Sie schon darauf, endlich so richtig in die ayurvedische Küchenpraxis einzusteigen. Bevor wir aber zur Jahreszeitenküche und vielen leckeren Rezepten kommen, noch eine wichtige Unterscheidung: Im Ayurveda kennt man drei verschiedene Arten der Küche, die ich Ihnen kurz vorstellen möchte. Außerdem lernen Sie auf den nächsten Seiten die unverzichtbaren ayurvedischen Gewürze und drei wichtige Grundrezepte kennen. Und last, not least möchte ich Sie mit der richtigen Reihenfolge beim Kochen vertraut machen, denn auch diese spielt eine entscheidende Rolle.

1. **Die Tri-Dosha-Küche**
   Sie ist die Basis der Ayurveda-Küche. Sie nährt jedes Dosha und enthält alle sechs Geschmacksrichtungen. Sie berücksichtigt die Tages- und Jahreszeit, ist frisch, warm und würzig, leicht verdaulich und stärkt die Verdauungskraft.
2. **Das Dosha reduzierende Kochen**
   Bei diesem konstitutionsgerechten Kochen werden nur bestimmte ausgewählte Nahrungsmittel, Gewürze und Zubereitungsarten verwendet, um das in Ungleichgewicht geratene Dosha wieder auszugleichen.
3. **Therapeutisches Kochen**
   Die Kur- und Therapieküche ist eigentlich eine Diätküche. Die Nahrungsmittel werden ganz gezielt ausgewählt, und es wird generell eine sehr schonende Zubereitungsmethode genutzt. Bestimmte Nahrungsmittel und Gewürze lässt man bewusst weg oder wählt sie aus, um die therapeutischen Maßnahmen zu unterstützen, immer individuell abgestimmt auf den jeweiligen Kurgast oder Patienten.

Wenn wir mit unserer Konstitution und mit unserem Leben im Reinen sind, weil es uns körperlich und seelisch gut geht, könnten wir in gewissem Maße fast alles essen, ohne dass uns dies schadet. Wenn aber unsere Konstitution im Ungleichgewicht ist, wird es wichtig, dass wir uns typgerecht ernähren. Zur Erhaltung unserer Gesundheit können wir durch die Empfehlungen der Tri-Dosha-Küche aber immer beitragen.

Die Rezepte in diesem Buch sind grundsätzlich nach Tri-Dosha ausgerichtet, mit zusätzlichen Tipps für die einzelnen Doshas, sodass sie also auch Aspekte der Dosha reduzierenden Küche enthalten.

Die »unverzichtbaren« ayurvedischen Gewürze

Auch wenn dies ein Buch über die heimische Ayurveda-Küche ist, gibt es doch ein paar klassische indische Ayurveda-Gewürze, die wir nicht ersetzen können, weil sie eine so intensive und spezielle Wirkung haben. Dies betrifft sowohl

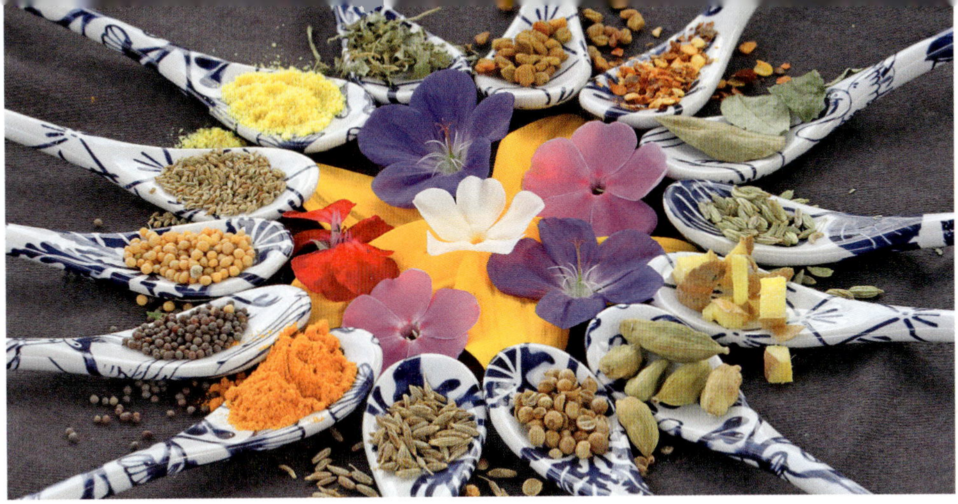

den besonderen Geschmack (z. B. von Kreuzkümmel) als auch die günstige Wirkung auf die einzelnen Doshas. In der Kräuter- und Gewürztabelle finden Sie genaue Beschreibungen dieser Gewürze. An dieser Stelle möchte ich sie Ihnen nur kurz vorstellen:

Ajowan (Königskümmel) regt den Appetit an, fördert die Verdauung und ist vom Geschmack her schärfer als der heimische Kümmel.

Asafoetida (Stinkasant oder Hing) verhindert Blähungen und ist im Unterschied zu unserem heimischen Kümmel im Kochprozess geschmacksneutral.

Bockhornklee-Blätter besänftigen das Pitta-Dosha, wenn wir sie im Kochprozess zugeben. Sie riechen eher wie Stroh oder Heu und sind im Gericht geschmacksneutral. Zwar finden wir bei den heimischen Kräutern ebenfalls solche mit kühlenden, Pitta reduzierenden Eigenschaften wie Löwenzahn oder Hopfen. Diese haben aber einen sehr starken Eigengeschmack.

Bockhornklee-Samen reduzieren durch ihre Bissfestigkeit (meist werden sie gemahlen verwendet) das Kapha-Dosha. Sie werden auch bei uns in heimischem Brot oder Käse verwendet.

Chili ist ein scharfer Einheizer, muss sehr vorsichtig dosiert werden und ist sehr viel schärfer als Pfeffer oder Meerrettich. Durch den Wirkstoff Capsaicin hat er eine stark durchblutungsfördernde Wirkung.

Curryblätter haben eine stark blutreinigende Wirkung wie die heimische Brennnessel. Im Kochprozess ist das Curryblatt aber im Gegensatz zur Brennnessel geschmacksneutral.

Ingwer regt die Verdauung auf sanfte, durch seine Schärfe aber doch starke und langanhaltende Weise an. Er kann gut dosiert werden und hat einen unverkennbaren, appetitanregenden Geschmack. Als heimisches Pendant hat der Lorbeer zwar einen anderen Geschmack, ist von seiner Wirkung her aber insoweit vergleichbar, als er ebenfalls verdauungsfördernd, stärkend und appetitanregend wirkt.

Kardamom dient als wohlschmeckender Magenhelfer bei Übersäuerung, Übelkeit und »flauem Magen«. Darüber hinaus erfreut er uns in einer Vielzahl von Süßspeisen mit seinem besonderen Geschmack.

Koriander wirkt kühlend, entzündungshemmend und verhindert Blähungen. Es gibt kein heimisches Gewürz, mit dem man seinen speziellen Geschmack, den wir von vielen Broten her kennen, und seine vielfältigen Wirkungsweisen ersetzen könnte.

Kreuzkümmel (Cumin) ist noch am ehesten mit unserem heimischen Kümmel zu vergleichen, ist allerdings von seiner thermischen Wirkung her stärker erhitzend, da er einen höheren Schärfegrad besitzt. Außerdem hat er einen solch besonderen, charakteristischen Geschmack, dass wir nicht auf ihn verzichten können.

Kurkuma (Gelbwurz) hat kein unmittelbar vergleichbares Gegenstück in der heimischen Kräuter- und Gewürzwelt. Sie besitzt einen stark herben und bitteren Anteil. Wegen ihrer heilenden und antiseptischen Wirkung wird sie auch als das »ayurvedische Antibiotikum« bezeichnet und sogar in der Krebs-Therapie eingesetzt. Kurkuma zählt zu den Ingwergewächsen.

Sehr interessant finde ich in diesem Zusammenhang, dass der französische Sternekoch René Mathieu, der sich auf regionale und vegane Kochkunst spezialisiert hat, als heimischen Ersatz für Kurkuma die »Wilde Geranie« nennt. Diese ist bei uns besser bekannt als Storchenschnabel. Von ihm gibt es mehrere Sorten bei uns, mit teilweise sehr guter Heilwirkung (v. a. der sogenannte Stinkende Storchenschnabel). Wie Kurkuma hat der Storchenschnabel neben seiner Heilkraft einen hohen Anteil an Gerbstoffen und damit einen bitter-herben Geschmack.

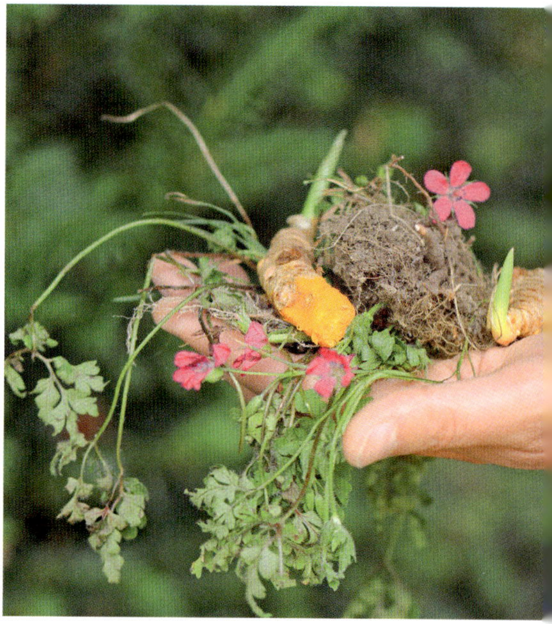

In diesem Bild sind Kurkuma und zwei Sorten einheimischer Storchenschnabel abgebildet

Schwarzer (ayurvedischer) Senfsamen unterscheidet sich von unserem heimischen **gelben Senfsamen** nur durch eine etwas geringere erhitzende Wirkung. In der ayurvedischen Küche können wir beide Arten verwenden.

Die wichtigsten Grundrezepte

Diese drei Grundrezepte werden Sie ganz unabhängig von Ihrem Dosha und von der Jahreszeit immer wieder brauchen. Deshalb möchte ich Sie Ihnen gleich hier vorstellen.

Ayurvedisches abgekochtes Wasser

Es gibt kein billigeres Heilmittel als Wasser: Es steht uns immer zu Verfügung und hat eine fantastische Wirkung. Wasser ist die Basis und das wichtigste »Lebensmittel« für unsere Gesundheit. Es ist zuständig für die Versorgung unserer Haut, leitet wasserlösliche Gifte aus, und das Verdauungsfeuer Agni kann mit ausreichender Zufuhr an Wasser besser arbeiten. Am Morgen getrunken, regt abgekochtes Wasser die Darmtätigkeit an und steigert unser allgemeines Wohnbefinden und unsere Lebensenergie.

Was das Abkochen des Wassers bewirkt

Das Wasser wird durch das Abkochen weicher im Geschmack, eventuelle Kalkrückstände werden ausgekocht. Durch den Kochprozess verändert sich die Molekularstruktur des Wassers: die sogenannten Cluster werden auseinandergerissen. Die so verkürzten einzelnen Moleküle lassen sich von unserem Körper leichter aufnehmen. Außerdem trägt das abgekochte Wasser zur besseren Ausleitung und Entgiftung bei, was bei Kuren, aber auch im Alltag immer ein großer Gewinn für unseren Körper ist.

Wenn das Leitungswasser bei Ihnen sauber und geruchsneutral ist, ist es absolut nicht nötig, ein besonderes Heilwasser zu kaufen. Auf kohlensäurehaltiges Wasser sollten Sie verzichten, da dies nur Säure in Ihren Organismus bringen würde, der ohnehin meist mit Übersäuerung zu kämpfen hat.

Kochzeiten, Trinkmengen und -temperaturen für die Doshas

Ayurvedisches Wasser sollte generell mindestens 10 bis 20 Minuten abgekocht werden. Sie können dafür einen ganz normalen unbeschichteten Kochtopf verwenden. Je länger das Wasser kocht, desto »kurzkettiger« und damit aufnahmefähiger wird es. Hiervon profitiert Kapha am meisten. Die Kochzeiten für die Doshas variieren deshalb leicht, wobei eine lange Kochzeit keinem Dosha schadet. Pitta benötigt besonders viel Wasser, da dieser Typ generell zu Hitze neigt. Vata neigt eher zu Trockenheit und muss dies ausgleichen. Kapha hingegen hat selbst einen hohen Anteil an Wasservorräten und benötigt daher eine geringere Menge. Heißes Wasser gilt aus ayurvedischer Sicht allerdings als leicht und trocken, sodass auch Kapha es durchaus zu sich nehmen darf.

Ayurvedisches abgekochtes Wasser

Dosha	Kochzeit	Menge	Temperatur
Vata	10 Min.	1,5–2 Liter	Heiß bis warm
Pitta	15 Min.	2–2,5 Liter	Lauwarm
Kapha	20 Min.	1–1,5 Liter	Möglichst heiß

Die Zubereitung von Ghee

Unverzichtbar in der ayurvedischen Küche ist das reine, hochwertige Butterfett, Ghee genannt. Ghee ist zum Braten sehr gut geeignet, da es im Gegensatz zu normaler Butter bei Erhitzen bis 200 °C nicht braun wird.

Vorbereitung/Zutaten

1 kg Butter (Bio-Qualität)
2 große unbeschichtete Töpfe
1 Küchenkrepp oder Mulltuch
1 Metallsieb
2 leere, saubere Gläser oder Keramikgefäße (innen glasiert) für je 500 g fertiges Ghee
Zubereitungszeit: ca. 35 Minuten
Lagerung: bei Zimmertemperatur einige Wochen

Wichtig:
Das Glas mit dem Ghee sollte nie luftdicht verschlossen werden, da das Ghee sonst ranzig wird.

Zubereitung

1. Die Butterstücke in den Topf geben und bei kleiner Hitze (Herd Stufe 1) ganz langsam erwärmen. Sollte die Butter auf der Stufe 1 nicht leicht vor sich hin köcheln, stellen Sie den Herd vorsichtig auf Stufe 2, 3 und 4 – je nach Art Ihres Herdes (Elektroherd, Gasherd, Induktionsherd).
2. Die flüssig gewordene Butter schmilzt, fängt leicht an zu köcheln, das Wasser verdunstet. Man kann das Verkochen des Wassers gut hören und sollte die Butter nie unbeaufsichtigt lassen, da sie schnell verbrennen kann. Erst wenn keine Wasserbestandteile mehr in der Butter sind, ist das Ghee fertig.
3. Wenn kein Zischen des Wassers mehr hörbar ist, eine feine Schaumbildung auf dem Ghee auftritt und das Ghee klar und durchsichtig ist, sodass der Boden des Topfes sichtbar wird, ist dies ein weiterer Hinweis darauf, dass das Ghee fertig ist.
4. Kurz ruhen lassen, damit sich Verunreinigungen absetzen (ca. 1 Minute).
5. Legen Sie das Küchenkrepp in das Metallsieb und stellen den zweiten Topf darunter. Gießen Sie das noch heiße Ghee durch das Krepppapier und füllen Sie es dann in die Gläser um. Stellen Sie das Ghee beiseite, ohne den Deckel zu verschließen.

Warum Ghee so gesund ist

Ghee ist reines Butterfett. Durch den langen Kochvorgang werden Wasser, Eiweiß, Trüb- und Schlackenstoffe sowie alle Verunreinigungen aus der Butter gelöst. Aus ayurvedischer Sicht ist es damit »rein«, kann tief in den Körper eindringen und dort fettlösliche Giftstoffe binden, damit diese ausgeschieden werden. Es unterstützt die Darmtätigkeit und hilft bei Verstopfung und Verdauungsschwäche. Es dient somit der bestmöglichen Verdauung und Entschlackung und ist überdies laktosefrei. Für Vata und Pitta wirkt es ausgleichend und stärkt allgemein unser Immunsystem. Ghee kann durch seinen neutralen Geschmack vielseitig eingesetzt werden – es eignet sich gut zum Anbraten von Fleisch-, Fisch- und Gemüsegerichten.

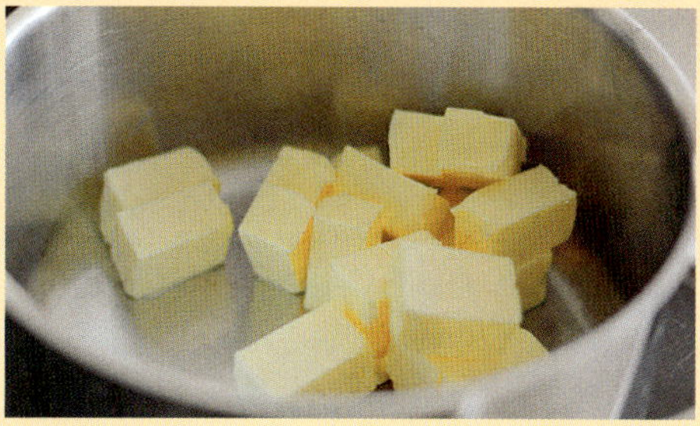

Schritt 1: *Butter in den Topf geben*

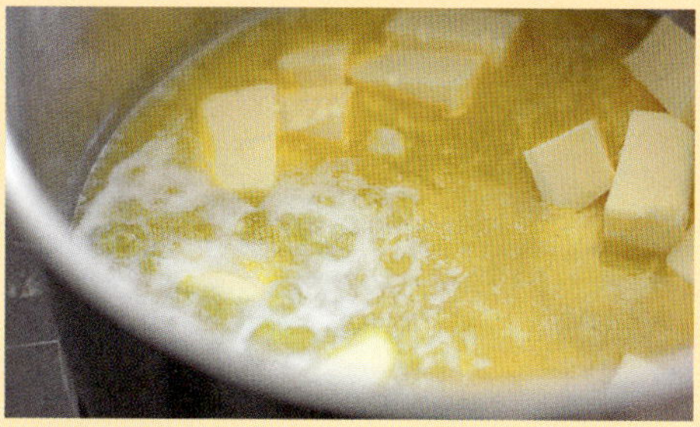

Schritt 2: *Butter auf kleiner bis mittlerer Flamme schmelzen lassen*

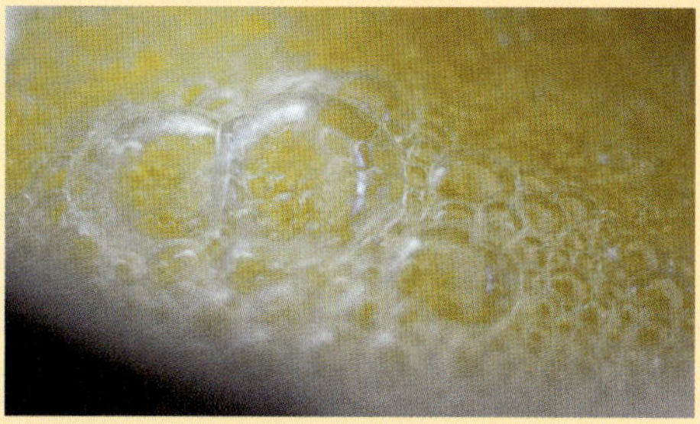

Schritt 3: *Bildung von großen Blasen*

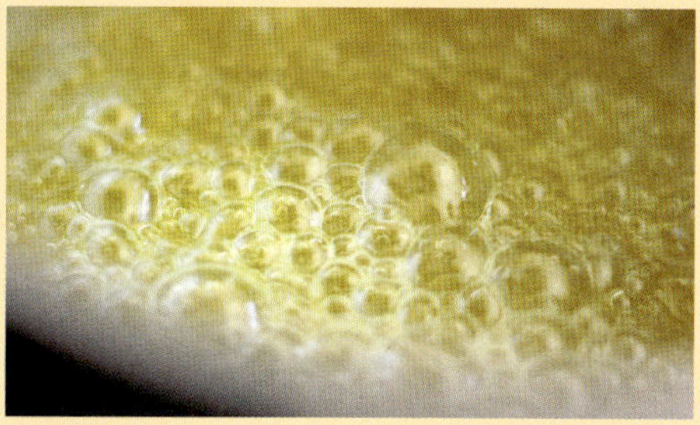

Schritt 4: *Bildung von mittelgroßen Blasen*

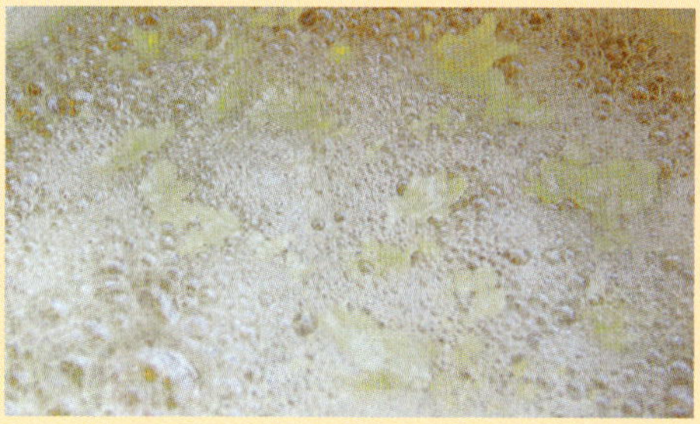

Schritt 5: *Bildung von kleinen Blasen, Ghee wird durchsichtig*

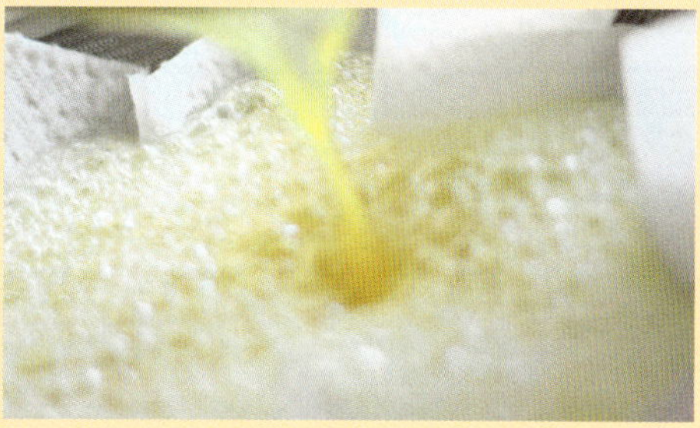

Schritt 6: *Abgießen*

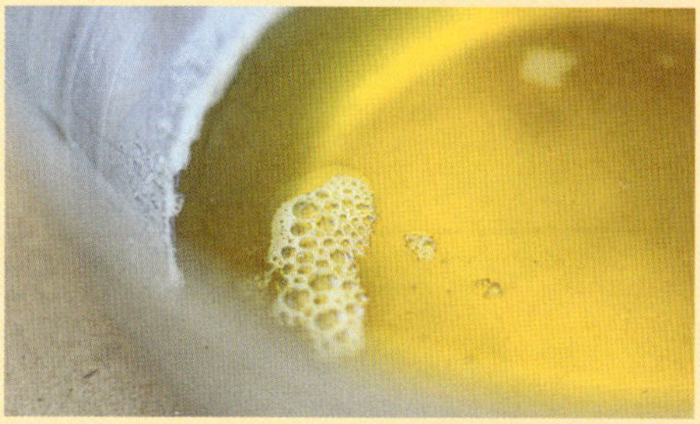

Schritt 7: *Das fertige Ghee (durchsichtig und goldgelb)*

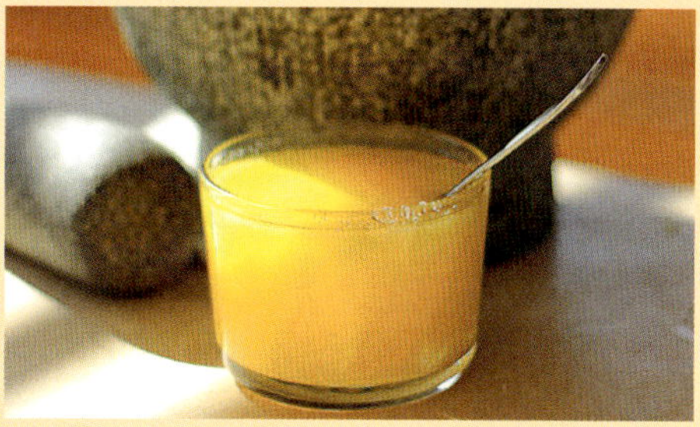

Schritt 8: *Qualitätsmerkmal von gutem Ghee: nach einem Tag goldgelb und leicht »grieselig« (leicht körnig)*

Die basische Suppe

Diese Suppe ist einfach zu kochen, schmeckt gut und wirkt entschlackend und reinigend. Sie eignet sich das ganze Jahr über, aber besonders im Frühjahr und im Herbst unterstützt sie eine gesunde Ernährung perfekt. Aus diesem Grund gehört sie für mich auch zu den Grundrezepten, die ich Ihnen wirklich sehr ans Herz legen möchte.

Zutaten

Großer Vorrat	Frühjahrskur	Herbstkur
1,5 kg Karotten	200 g Karotten	400 g Karotten
500 g Sellerieknolle	100 g Sellerieknolle	200 g Sellerieknolle
500 g Zucchini	100 g Zucchini	200 g Zucchini
500 g Fenchelknolle	100 g Fenchelknolle	200 g Fenchelknolle
300 g Pastinaken	100 g Pastinaken	200 g Pastinaken
200 g Petersilienwurzel	100 g Petersilienwurzel	200 g Petersilienwurzel
7 Liter Wasser	2 Liter Wasser	4,5 Liter Wasser
3 EL Steinsalz	½ EL Steinsalz	1 EL Steinsalz
5 Lorbeerblätter	1 Lorbeerblatt	3 Lorbeerblätter
7 Wacholderbeeren	3 Wacholderbeeren	5 Wacholderbeeren

Zubereitung

1. Alle Gemüsesorten waschen, den Sellerie schälen, den Fenchel ohne Grün verwenden. Das ganze Gemüse in etwa 3 cm große Würfel schneiden und in einen Topf oder (wenn Sie mehr kochen wollen) in zwei große Töpfe geben.
2. Das Wasser zugeben sowie die Gewürze, gegebenenfalls aufgeteilt auf die zwei Töpfe.
3. Alles zusammen aufkochen, dann für etwa 70 Minuten leicht köcheln lassen. Das Gemüse sollte immer mit Wasser bedeckt sein, daher evtl. Wasser nachgießen.
4. Dann ausschalten und weitere 10 Minuten ruhen lassen.
5. Nun kann der Sud mit einer Schöpfkelle abgenommen und durch ein feines Metallsieb in einen weiteren Topf gegeben werden.
6. Suppe in saubere, trockene Gläser abfüllen und im Kühlschrank aufbewahren.

Mein Tipp: Suppe auf Vorrat kochen

Die Suppe lässt sich gut vorkochen und etwa 5 Tage lang in verschlossenen Gläsern im Kühlschrank aufbewahren. Die Zutatenmenge in der ersten Spalte ergibt etwa 4 Liter Suppe. Sie kann täglich als klare Suppe, aber auch zum Aufgießen von Saucen und Cremesuppen verwendet werden (z. B. für eine Zucchini-Cremesuppe). Für die kleinere Menge, die Sie für das Detox-Wochenende im Frühjahr brauchen, gelten die Mengenangaben in der zweiten Spalte. Für die Herbstkur brauchen Sie dann wieder etwas mehr Suppe, es gelten die Mengenangaben in der dritten Spalte.

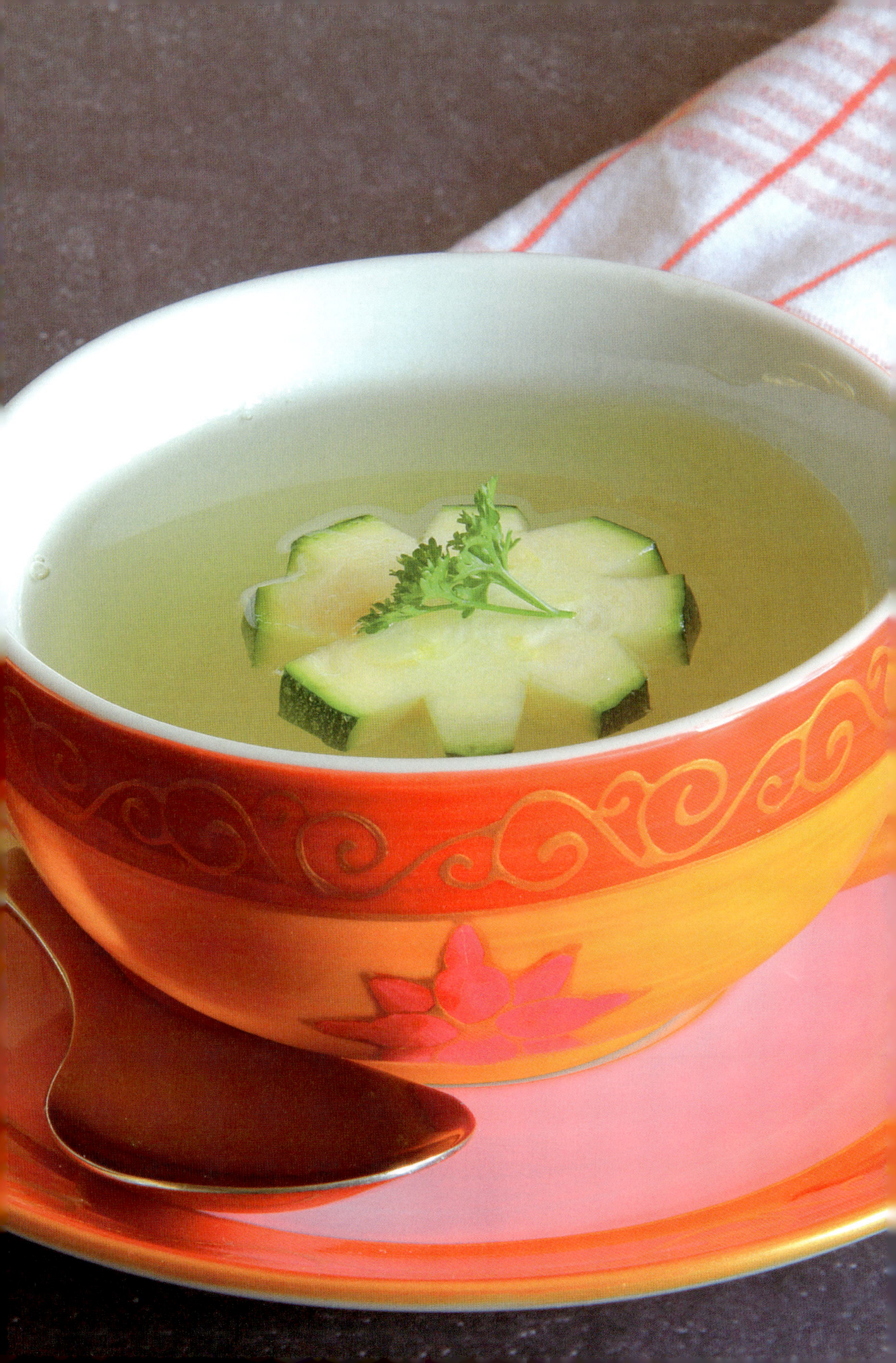

Die richtige Reihenfolge beim Kochen

Ich halte mich beim Kochen an eine Reihenfolge, die mein Lehrer mir beigebracht hat, und gebe sie gerne an Sie weiter. In meinen Augen ist diese Abfolge wesentlich, um das ayurvedische Gericht gelingen zu lassen. In gewisser Hinsicht schließt sie an das energetische Kochen an, da es auch bei der Reihenfolge darum geht, mit einem klaren Fokus zu kochen.

Unverzichtbar: eine gute Vorbereitung

Stellen Sie unbedingt vor jedem Kochen eines Gerichtes alle Gewürze, Schüsseln sowie bereits geschnittenen Zutaten, die Sie für das Gericht benötigen, bereit und überprüfen Sie noch einmal, ob Sie alles vorbereitet haben. Nichts bringt mehr Unruhe und Hektik in den Kochprozess, als wenn man etwas vergessen hat und in der Eile noch eine Zutat klein schneiden muss, während die anderen auf dem Herd schon anfangen anzubrennen. Falls Sie mehrere Gerichte kochen wollen, rate ich Ihnen ebenfalls, ein Gericht von Anfang bis Ende zu kochen, bevor Sie mit dem nächsten beginnen. Stellen Sie also z. B. ein Gemüsecurry so weit fertig, bis es in Ruhe vor sich hin köcheln kann, und beginnen Sie erst dann z. B. mit dem Chutney.

Eins nach dem anderen …

Die wichtigsten Schritte für ein gutes Gelingen sind die ersten fünf – und vielleicht auch die ungewohntesten. Wir haben sie daher step by step bildlich dargestellt.

1. Den Topf auf die Herdplatte stellen, einschalten und heiß werden lassen.
2. Dann erst das Ghee in den Topf geben und ebenfalls heiß werden lassen.
3. Jetzt alle ganzen Gewürze (z. B. Koriander- oder Kreuzkümmel-Samen) darin aufplatzen lassen.
4. Dann alle getrockneten Blattgewürze dazugeben (wie z. B. Curryblätter oder getrocknete Brennnesseln).
5. Dann alle frischen, bereits kleingeschnittenen »Gewürze« wie Zwiebeln, Lauchzwiebeln, Ingwer und Knoblauch zugeben.
6. Dann kommt das eigentliche Gargut dazu (die verschiedenen Hauptzutaten).
7. Dann wird mit frischer Gemüsebrühe oder Kokosmilch oder Wasser-Sahne-Mischung abgelöscht bzw. aufgegossen.
8. Dann kommen alle pulverisierten Gewürze wie Salz, Kurkumapulver o. Ä. hinzu.
9. Dann kommt die jeweilige saure Geschmacksrichtung dazu, z. B. Zitronensaft oder Essig, je nach Gericht.
10. Ganz zum Schluss, wenn das Gericht fertig gekocht ist, kommen alle frischen Kräuter wie Petersilie und Basilikum und gegebenenfalls alle Arten von Wild- und Wiesenkräutern hinzu.

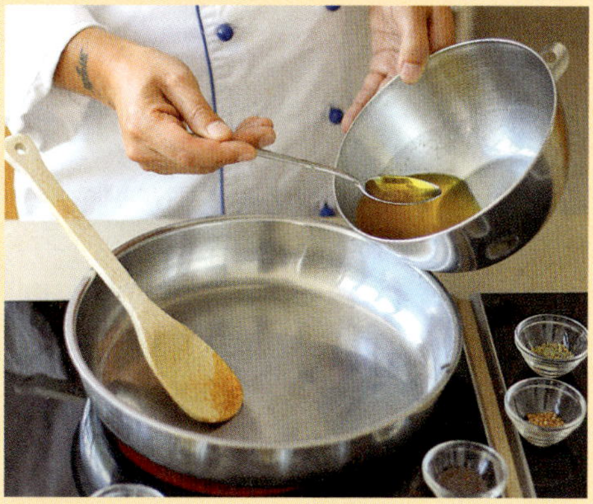

Schritt 1: *Pfanne heiß werden lassen*

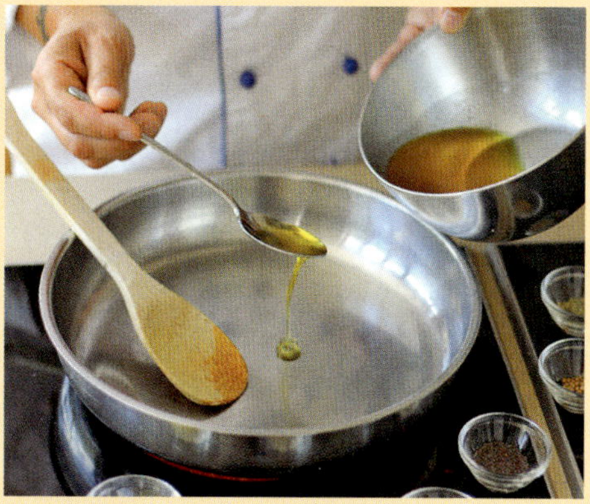

Schritt 2: *Ghee in die Pfanne geben*

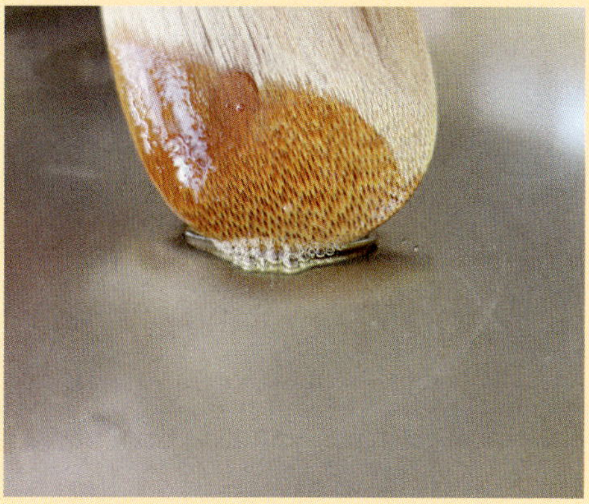

zu Schritt 2: *das Ghee ist heiß, wenn an einem Kochlöffel kleine Bläschen aufsteigen*

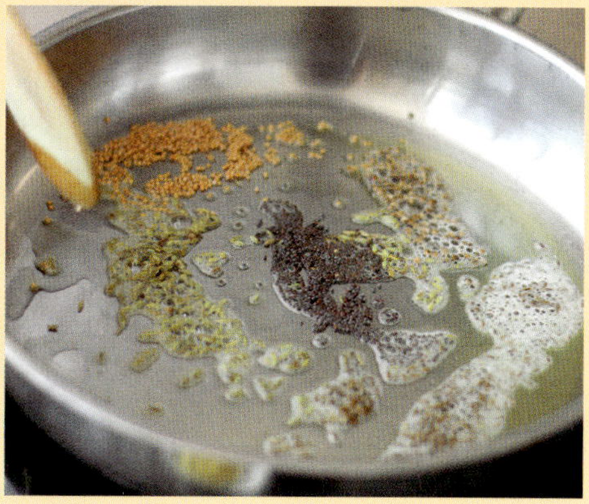

Schritt 3: *ganze Gewürze aufplatzen lassen*

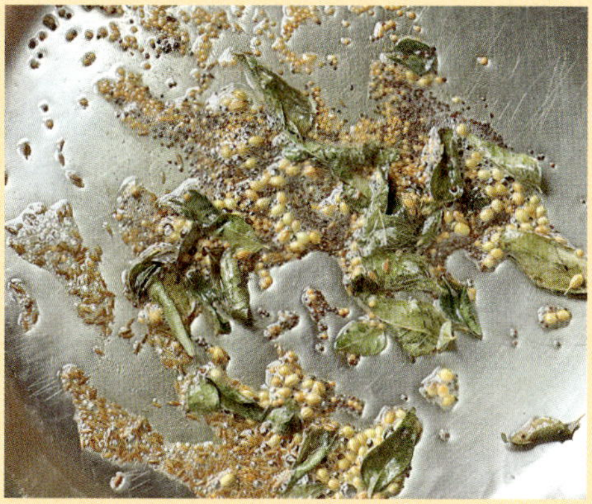

Schritt 4: *getrocknete Blattgewürze zugeben*

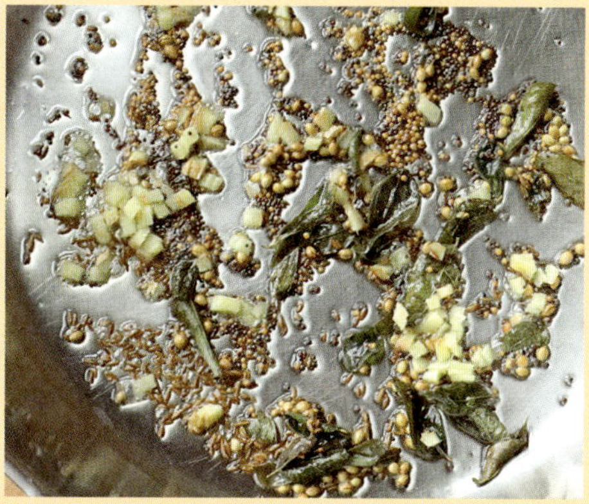

Schritt 5: *alle fein geschnittenen »Gewürze« (z. B. Ingwerwürfel) zugeben*

Warum die Reihenfolge so wichtig ist

Zu 1: Den Topf auf der Herdplatte heiß werden zu lassen, hört sich erst mal nicht so spannend an, ist aber der erste und wichtigste Schritt zum Erfolg. In einem kalten Topf lässt sich nicht gut kochen.

Zu 2: Das Ghee im Topf heiß werden zu lassen hat die Aufgabe, die ganzen Gewürze zum Platzen zu bringen. Geschieht das nicht, kann das Ghee die wichtigen Aroma- und Nährstoffe nicht aus den Samenkörnern lösen.

Zu 3: Bei zu kaltem Ghee wird das Samenkorn nur umhüllt und platzt nicht, sondern verbrennt, schmeckt sehr bitter und schadet mehr, als es nützt. Es entfaltet seine Wirkstoffe nicht und kann damit unsere Gesundheit nicht unterstützen.

Zu 4: Mit den getrockneten Blattgewürzen ist es so wie mit den ganzen Körnern, nur geben wir diese später zu, weil sie sonst leicht verbrennen.

Zu 5: Die frischen Gewürze geben im Topf Wasser ab und würden deshalb, wenn man sie vorher hinzugibt, verhindern, dass die Samenkörner platzen.

Zu 6: Die eigentlichen Hauptzutaten sind größer als die Gewürze und können daher in diesem späteren Stadium gut zugegeben werden, zumal sie auch Wasser abgeben können.

Zu 7: Das Aufgießen ist der Zeitpunkt, zu dem das Anbraten von ganzen und von frischen Gewürzen und dem Gargut zu Ende ist. Es bringt Ruhe in das Kochen, und der Koch oder die Köchin wird vom »rührenden Vata« zum »kochenden Pitta«.

Zu 8: Die feinen pulverisierten Gewürze würden zu schnell verbrennen, gäbe man sie ganz zu Anfang hinzu.

Zu 9: Die Zitrone als elementarer Bestandteil der Geschmacksrichtung sauer leistet ihren Beitrag nicht nur, um das Gericht abzurunden, sondern auch, um die fehlende letzte, sechste Komponente zu einem vollständigen ayurvedischen Gericht zu vollenden.

Zu 10: Die frischen Kräuter haben einen hohen Vitamin-C-Gehalt und viele andere gute Eigenschaften, die unserer Gesundheit dienen. Diese werden dem Kapha-Dosha und somit der Ruhe zugeschrieben, die wir beim Kochen wie im sonstigen Leben benötigen.

Variante: Zubereitung der Gewürze für Rohkost-Gerichte

Für die Gewürze in einem Rohkost-Gericht brauchen wir die Zubereitung von Ziffer 1 bis 4 oder 5 der Kochregeln. Der Zweck dieses Vorgangs ist, dass die ganzen Gewürze geplatzt sind und ihre volle Wirkung in der Verdauung entfalten können. Dies ist eine wunderbare Art, einen Rohkostsalat zu genießen und gleichzeitig das Verdauungsfeuer Agni zu unterstützen. Hier ein Beispiel:

Ayurvedischer Karottensalat

Zutaten für 2 Personen

300 g Karotten, geraspelt
4 EL Ghee
Je ¼ TL ganze Kreuzkümmel-, Fenchel- und Senfsamen
1 Schalotte, fein gewürfelt
5 Curryblätter
Je 1 Prise Salz und frisch gemahlener Pfeffer
1 TL Zitronensaft
Nach Geschmack 1 TL Honig
1 EL Petersilie, fein gehackt

Zubereitung

1. Die geraspelten Karotten in eine Schüssel geben.
2. Das Ghee im Topf erhitzen.
3. Die Gewürzsamen zugeben und aufplatzen lassen.
4. Nun die gewürfelte Schalotte kurz mitbraten, die Curryblätter zugeben, umrühren.
5. Dann den Topf vom Herd nehmen und den ganzen Inhalt heiß über die Karotten geben. Mit einem Löffel vorsichtig unterheben.
6. Mit Salz, Pfeffer, Zitronensaft und eventuell Honig abschmecken.
7. Zum Schluss die Petersilie darüberstreuen.

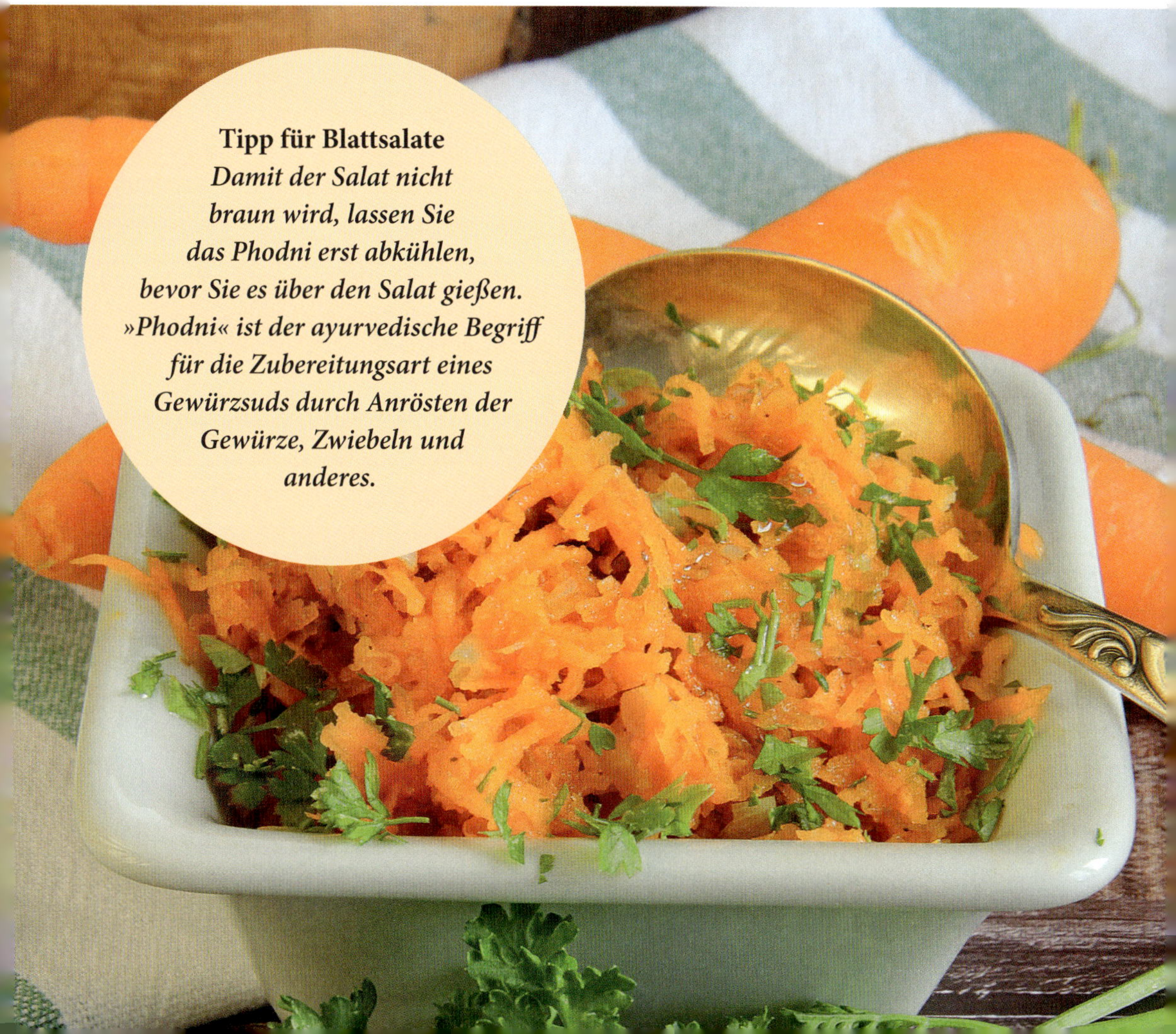

Tipp für Blattsalate
Damit der Salat nicht braun wird, lassen Sie das Phodni erst abkühlen, bevor Sie es über den Salat gießen. »Phodni« ist der ayurvedische Begriff für die Zubereitungsart eines Gewürzsuds durch Anrösten der Gewürze, Zwiebeln und anderes.

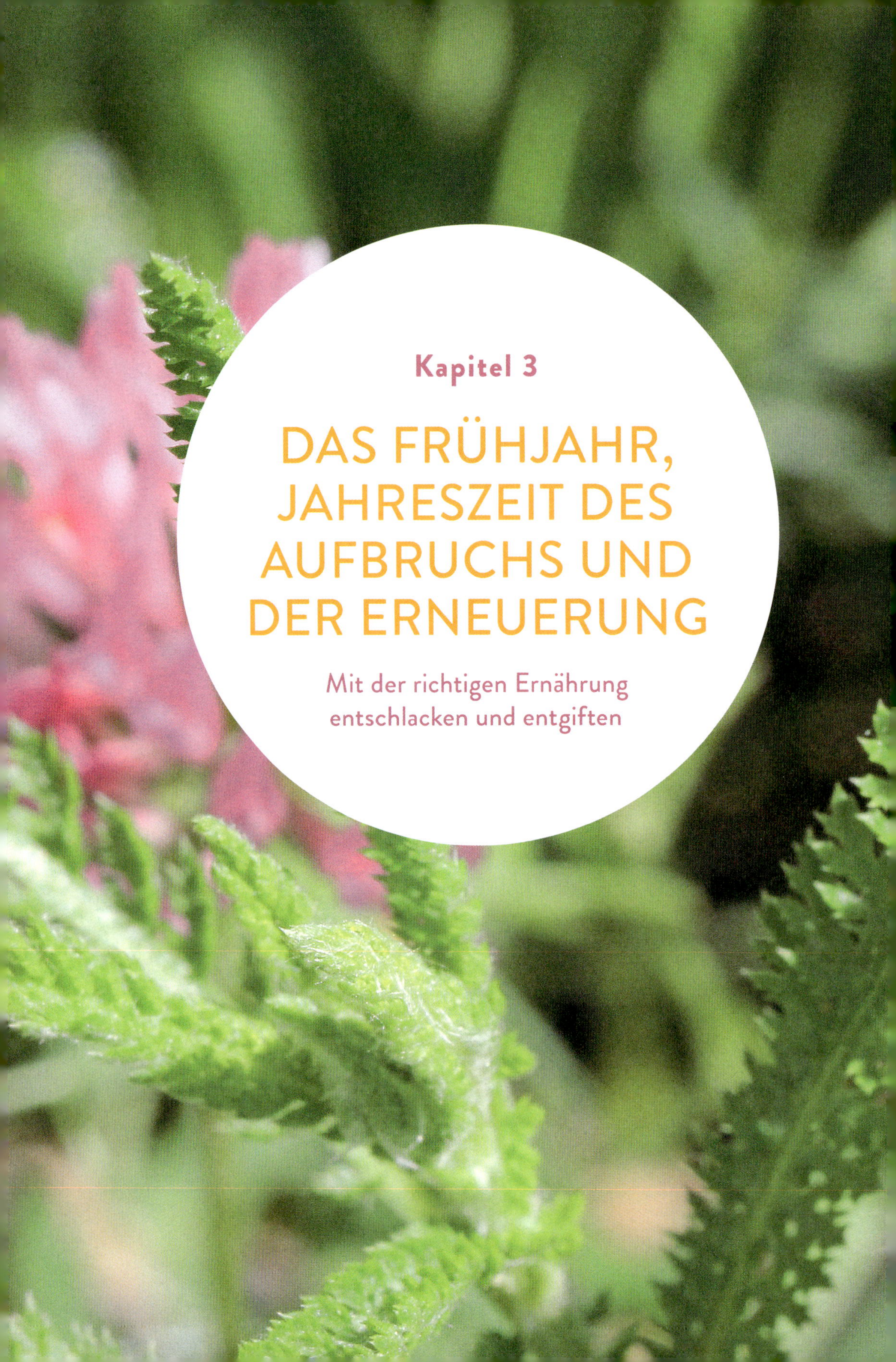

Kapitel 3

DAS FRÜHJAHR, JAHRESZEIT DES AUFBRUCHS UND DER ERNEUERUNG

Mit der richtigen Ernährung entschlacken und entgiften

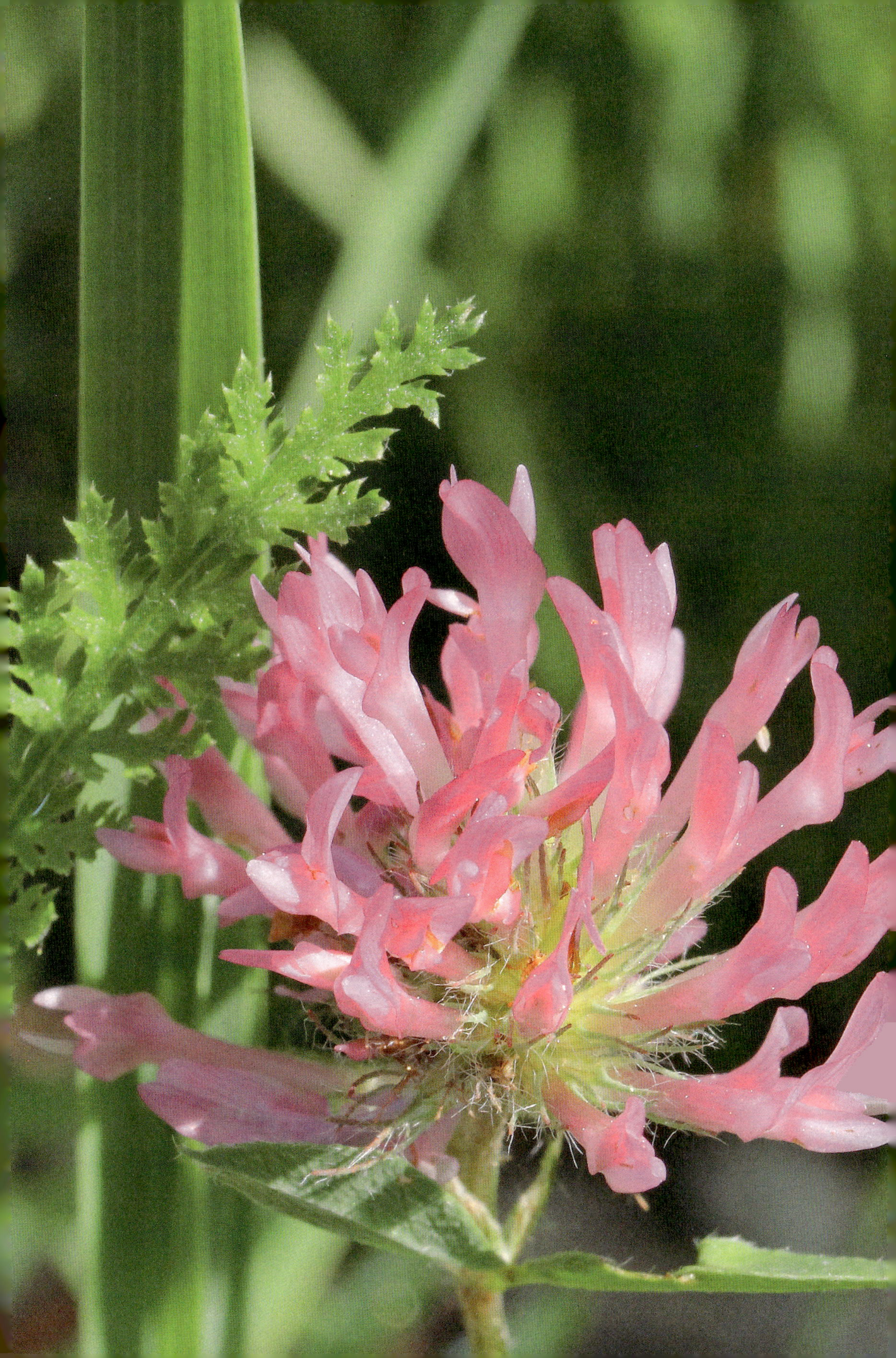

Zeit der Bewegung und des Neubeginns

Der Frühling steht für Erneuerung in der Natur, und auch für uns Menschen bedeutet er Aufbruch und Neubeginn. Ebenso wie die Natur befinden wir uns in einem Wechselmodus vom »Winterschlaf« hin zur Aktivität, auch wenn wir in unserer modernen Welt dazu neigen, diese natürlichen Zyklen zu ignorieren. Heizmöglichkeiten, künstliches Licht sowie ein ganzjährig fast unverändertes Warenangebot an Lebensmitteln lassen uns oft vergessen, dass wir nach wie vor ein Teil dieser Natur sind. Zwar können wir heute dank Treibhaus- und Importware auch im Winter auf eine große Sortenvielfalt an Obst und Gemüse zurückgreifen. Das regionale Angebot an hochwertiger, frischer Ware ist aber naturgemäß gering. Und deshalb fehlt es uns aus ayurvedischer Sicht trotzdem tendenziell an einer ausreichenden Versorgung mit Prana (Lebensenergie) und teilweise auch an Vitaminen und Mineralstoffen.

Durch schweres, fettes Essen und Bewegungsmangel setzen wir leicht ein paar Pfunde »Winterspeck« an – auch ein archaisches Relikt aus Zeiten, in denen wir uns durch Fettpolster vor Kälte und einem immer drohenden Mangel an Nahrung schützen mussten. Überdies können sich über den Winter vermehrt Schlacken- und Giftstoffe (Ama und Mala) in unserem Körper ansammeln.

Deshalb ist der Frühling prädestiniert für Entschlackung und Entgiftung. »Raus aus dem Winterschlaf« lautet jetzt die Devise. Es ist an der Zeit, aktiv zu werden und sich ein Beispiel an der Natur zu nehmen, in der alles anfängt zu wachsen. Die ersten Blumen, die Blüte der Bäume, die steigenden Temperaturen, die sanften Frühjahrswinde, das Zwitschern der Vögel – all das regt uns an, diese Qualitäten auch in uns zu entwickeln: Auch wir sollten uns jetzt bewegen – und zwar auf allen Ebenen: Spaziergänge, Wanderungen oder Sport im Allgemeinen sind ebenso hilfreich wie eine neue geistige Ausrichtung oder doch zumindest die Überprüfung unserer gewohnten Sichtweisen und Haltungen. Auch alten seelischen Schmerz können wir in dieser Zeit versuchen hinter uns zu lassen. Das ist zwar meist weniger einfach, als ein paar Kilos an Körpergewicht zu verlieren. Manchmal können aber auch einfache Rituale hilfreich sein oder doch zumindest einen Schritt in Richtung Befreiung bedeuten. Im Zusammenhang mit dem Detox-Wochenende finden Sie eine Anleitung für solch ein Loslass-Ritual.

Auf der körperlichen Ebene ist es jetzt Zeit, das im Winter angesammelte Kapha (unseren Winterspeck) sowie die Schlacken- und Giftstoffe aus dem Körper auszuleiten. Dabei spielt neben Bewegung für Körper und Geist auch die richtige Ernährung eine wesentliche Rolle. Im Einklang mit der Natur können wir wieder in Balance kommen.

Im Frühjahr gezielt die Vata-Energie stärken

Geistige und körperliche Aktivität stehen mit dem Dosha Vata in Verbindung. Vata ist an allen Abläufen beteiligt, die mit Bewegung im Körper zu tun haben: z. B. mit dem Blutkreislauf, der Atmung, der muskulären Aktivität, aber auch mit dem Denken.

Die wichtigsten Schlagworte für Vata: **beweglich, leicht, veränderlich**

Der Speiseplan im Frühling

Ayurveda empfiehlt im Frühjahr leichte Kost. Jetzt sollten wir Nahrungsmittel zu uns nehmen, mit denen wir die Blut- und Energie-Zirkulation sowie den Stoffwechsel anregen und unseren Körper nicht belasten. Frisches saisonales

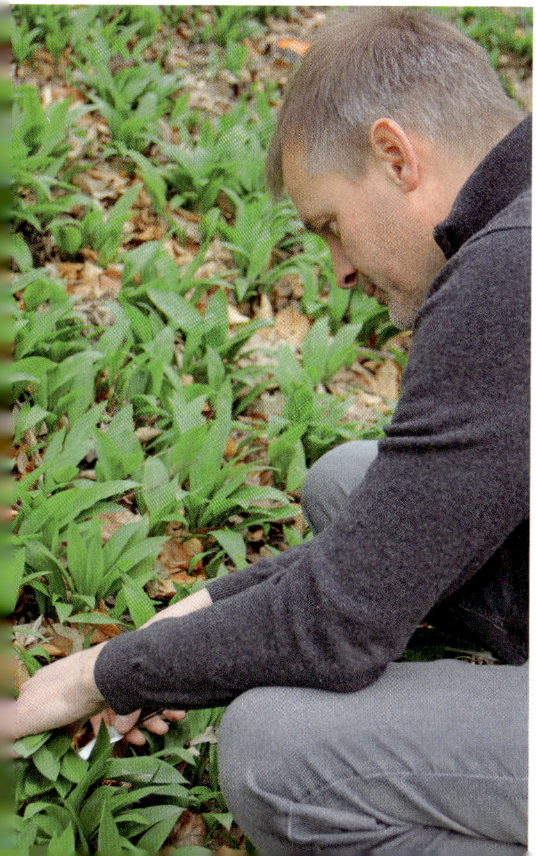

Gemüse gibt es in unseren Breitengraden im Frühjahr leider nur sehr eingeschränkt. Teilweise können wir noch auf Wintergemüse zurückgreifen wie z. B. Mangold, Spinat oder leichte Kohlsorten. Unterstützend wirken Stangensellerie und kleine Mengen bitterer Blattsalate. Teilweise müssen wir auf Lagerware zurückgreifen, z. B. bei den Äpfeln.

Besonders viele Vitamine und Vitalstoffe enthalten jetzt frische, saisonale Wildkräuter (siehe Kräuter-/Gewürz-Tabelle. Ist es nicht schön, dass uns die Erde gerade zu dieser Jahreszeit eine Fülle von wunderbaren Blättern, Blüten und Wurzeln schenkt?

Ideal wäre es, wenn Sie die Kräuter bei einem Spaziergang selbst sammeln könnten. Sie können Sie aber natürlich auch in einer Gärtnerei, auf dem Wochenmarkt oder im Bio- oder Hofladen kaufen. Bärlauch und weitere Kräuter wie Löwenzahn haben eine verdauungsfördernde, harntreibende, schleimlösende, blut- und leberreinigende Wirkung. Weil sie noch stärker wirken, nutzen wir auch die bitteren ayurvedischen Gewürze (vor allem Kurkuma und frischen Ingwer).

Leichte Speisen und anregende Bitterstoffe

Leichte Gemüsegerichte (möglichst nach Saison) tun besonders gut, da sie leicht verdaulich sind und sich dadurch weniger Schlackenstoffe und Säuren im Körper bilden.

Wenig Fleisch, wenn überhaupt, maximal ein- bis zweimal pro Woche und dann möglichst leicht verdauliches Geflügel wie Huhn und Pute.

Statt Fleisch am besten zweimal pro Woche **heimischen Fisch** (z. B. Forelle, Lachsforelle, Saibling) genießen, da dieser leichter verstoffwechselt werden kann.

Eine **basische Suppe** (siehe Grundrezept) mehrmals pro Woche als Vorspeise zum Mittag- oder Abendessen bewahrt den Körper vor Übersäuerung und unterstützt zudem die Verdauung.

Bittere Blattsalate (z. B. Rucola, Radicchio, Endivien) in kleinen Mengen regen durch ihre Bitterstoffe zusätzlich die Darmfunktion an.

Leicht verdauliche Beilagen im Frühling:

- Getreide: Kamut (Nudeln), Hirse
- Reis (am besten Basmati-Reis, da er leichter verdaulich ist als Vollkornreis)
- gedämpfte Frühjahrskartoffeln (neue Kartoffeln; mit Schale in Dämpfeinsatz dämpfen)

Geschmacksrichtungen, die unterstützend wirken

Sauer, da wir die ausleitende und adstringierende (zusammenziehende) Wirkung brauchen (z. B. Zitronensaft).

Bitter oder herb, wie die meisten Frühlingskräuter (z. B. Löwenzahn oder Bärlauch), weil sie eine austrocknende Wirkung haben und helfen, ein Übermaß an Feuchtigkeit im Körper zu reduzieren und uns wieder ins Gleichgewicht zu bringen.

Vata sollte vor allem die Geschmacksrichtungen süß, sauer und salzig zu sich nehmen, zu scharf gewürzte Speisen jedoch vermeiden. Für **Pitta** sind die Geschmacksrichtungen süß, bitter und herb empfehlenswert. Wenig ratsam hingegen sind sehr scharf gewürzte, aber auch sehr saure und sehr salzige Gerichte. **Kapha** sollte vor allem die Geschmacksrichtungen scharf, bitter und herb bevorzugen und zu viele süße, saure und salzige Speisen vermeiden. Bei den meisten Rezepten in diesem Buch finden Sie deshalb Tipps, was Sie für die einzelnen Doshas gegebenenfalls leicht abgewandelt tun sollten.

Bitterstoffe in Form vom **Wild- und Wiesenkräutern** sind in der Frühlingsküche immer ein willkommener Helfer. Bei Vata unterstützen diese die Ur-Konstitution. Pitta profitiert von ihrem bitteren und herben Geschmack. Gleiches gilt für Kapha, dem zudem besonders die entschlackende Wirkung guttut.

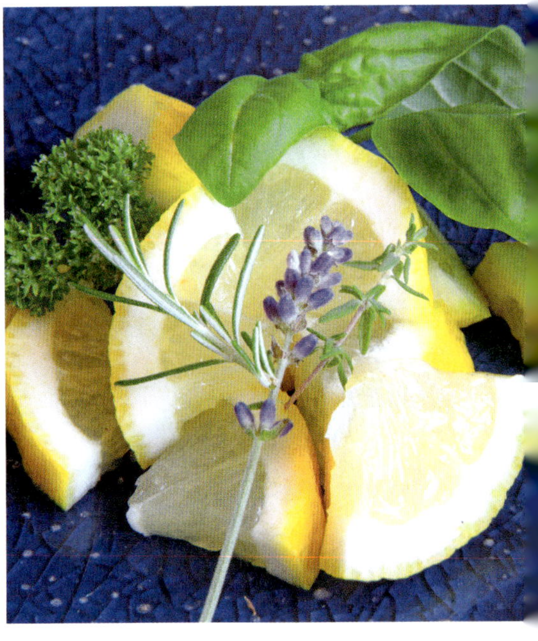

Frühjahrskur zum Entschlacken

Im Ayurveda betrachtet man Heilfasten und radikale Fastenkuren generell als nicht sehr sinnvoll. Stattdessen setzt man auf mildere Formen der Ausleitung. Dafür gibt es gute Gründe: Wenn der Körper entgiftet, werden Schlackenstoffe (Mala) aus dem Gewebe freigesetzt. Diese müssen an gewisse Substanzen gebunden werden, damit sie ausgeschieden werden können und sich nicht an anderen Stellen im Körper festsetzen. Damit aber dieser Abtransport gut funktioniert, sollten wir einerseits Nährstoffe aufnehmen und andererseits Flüssigkeiten und Nahrungsbestandteile zusammen mit den Schlacken ausleiten. Außerdem braucht der Körper auch während des Entschlackens Lebensenergie, und wenn er diese nicht aus der Nahrung beziehen kann, greift er auf die eigenen Reserven zurück. Und das sollte man nach der ayurvedischen Lehre vermeiden.

Aus ayurvedischer Sicht gilt neben dem Frühjahr übrigens der Herbst als Zeit der Wandlung und deshalb als gute Zeit, um sich durch eine angepasste Entlastungskur, die das Immunsystem stärkt, auf die kalte Jahreszeit vorzubereiten.

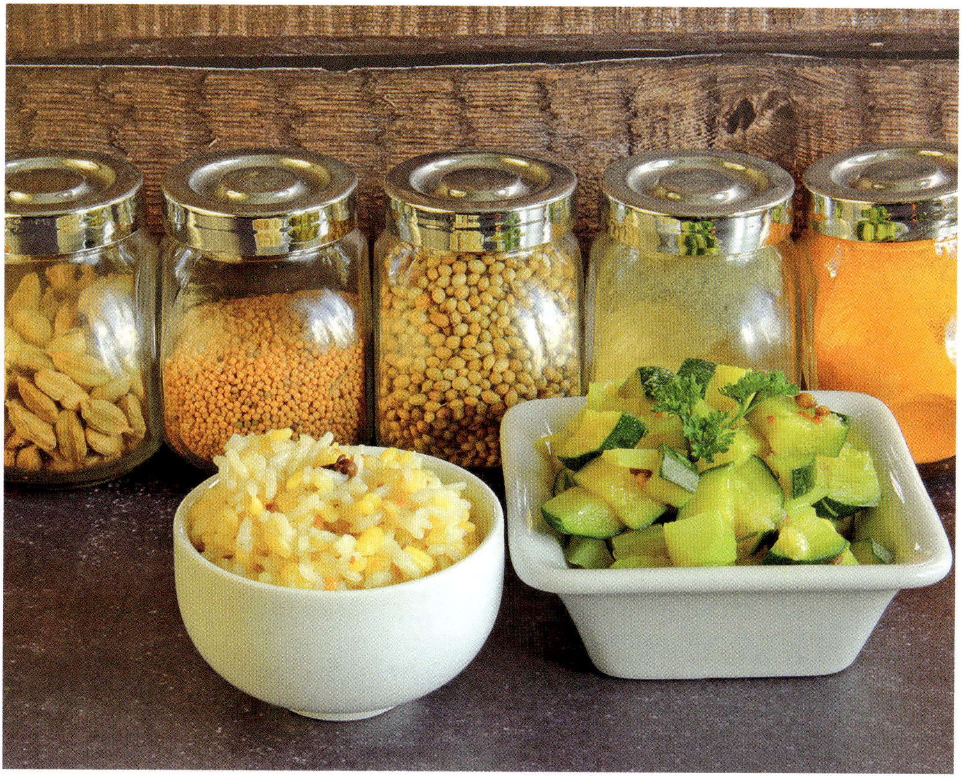

Getränke während der Frühjahrskur

Erster Tag (Vorbereitungstag): Neben Wasser auch Ingwertee oder Zitronenwasser, um die Entgiftung anzuregen.

Zweiter Tag (Reinigungstag): Um 7 Uhr morgens mit Glaubersalz abführen. Danach ausschließlich abgekochtes Wasser trinken! Zusätze wie Ingwer oder Zitrone würden die Magenschleimhaut zu sehr reizen.

Dritter Tag (Regenerationstag): Vorsichtshalber ebenfalls ausschließlich abgekochtes Wasser, da der Körper sich unterschiedlich schnell regeneriert.

Ab dem vierten Tag können Sie im Prinzip wieder alles trinken, was Sie möchten. Um Ihren Stoffwechsel dauerhaft zu unterstützen, sollten Sie aber auf Kaffee, schwarzen Tee, Alkohol und Getränke mit Zucker oder Süßstoffen weitgehend verzichten. Am besten ist es, extra zubereitetes Wasser (siehe unten) zu trinken. Die tägliche Menge unterscheidet sich je nach Dosha. Als Richtwert können Sie sich an den unten genannten Mengenangaben orientieren. Entscheidend ist aber immer Ihr persönliches Wohlbefinden.

- *Kapha: etwa 1,5 Liter*
- *Vata: etwa 2 Liter*
- *Pitta: 2,5–3 Liter*

Ayurvedisches Trinkwasser

Die Ihrem Dosha entsprechende Menge reines Wasser ohne Kohlensäure oder Zusätze (gerne Leitungswasser) in einen großen Topf geben, aufkochen und dann etwa 10 Minuten kochen lassen. 2 Minuten stehen lassen. Dann in ein mit Küchenkrepp ausgelegtes großes Metallsieb (z. B. Nudelsieb) abgießen und anschließend in Thermoskannen warm halten. Damit haben Sie genügend Wasser für den ganzen Tag.

Durch das Kochen und Sieben werden Kalk und eventuelle Verschmutzungen entfernt und setzen sich ab. Zum anderen verändert sich durch das lange Kochen die Molekularstruktur des Wassers, die sogenannten Cluster werden getrennt. Dadurch wird das Wasser im Geschmack süßer, bekömmlicher und kann vom Körper besser aufgenommen werden.

10-Punkte-Fahrplan für die Kur

Diese Punkte gelten für jede Ayurveda-Kur und somit auch für die Entlastungskuren in diesem Buch, die Sie im Frühjahrs- und Herbstkapitel finden. Die allgemeine Devise lautet dabei: **weniger, leichter, einfacher!**

1. Achten Sie darauf, alle intensiven Reize, denen Sie normalerweise ausgesetzt sind, so weit wie möglich zu reduzieren.
2. Es geht darum, Altes loszulassen, sowohl körperlich als auch geistig. Nur so schaffen Sie Raum für Neues.
3. Verwenden Sie keine Tiefkühlkost oder Fertigprodukte und verzichten Sie auf Weizenprodukte und weißen Zucker.
4. Im Vordergrund jeder Kur stehen die Entsäuerung und Entschlackung des Körpers sowie die Klärung des Geistes. Geistiges Detox gelingt z. B. durch Meditation oder durch das Feuerritual am Samstag der Entlastungskur.
5. Mit heimischen und ayurvedischen Gewürzen sowie einer bissfesten Zubereitungsart leichter Speisen oder Suppen regen Sie den Körper zur Ausleitung und Entgiftung an.
6. Auf folgende Lebensmittel sollten Sie ganz verzichten, da sie den gewünschten Ausleitungseffekt beeinträchtigen:
   - sehr scharfe Speisen, da sie stark austrocknend wirken
   - sehr säurehaltige, schwer verdauliche Nahrungsmittel und fette Gerichte
   - Milchprodukte, Käse, Fleisch, Wurst, Vollkornprodukte und Eier
   - Alkohol, Nikotin und andere schädliche Genussmittel
7. Die basische Suppe (siehe Grundrezept) ist an allen Tagen förderlich. Ansonsten werden überwiegend Gemüsegerichte sowie Reis und Kichadi (Mungdal) empfohlen. Wichtig ist dabei, dass die Gerichte mit Ghee zubereitet werden, da Ghee das Verdauungsfeuer Agni stärkt. Ebenso wird frisches Obst empfohlen.
8. Um den Körper aktiv in seinem Ausleitungsprozess zu unterstützen, ist es – je nach Dosha und Speisen – wichtig, diese mit ausreichend Flüssigkeiten zuzubereiten beziehungsweise genug zu trinken.
9. Wichtige Gewürze sind Kreuzkümmel und Kurkuma, Senfsamen sowie die heimischen Kräuter.
10. Alle Gerichte sollten leicht und einfach zu kochen sein.

Wichtiger Hinweis!

Wenn Sie unter gesundheitlichen Problemen leiden oder schwanger sind, stimmen Sie sich bitte vorher mit Ihrem Arzt oder Ayurveda-Therapeuten ab. Entschlacken und Entgiften ist wohltuend, wenn wir eigentlich gesund und stabil sind und unserem Körper und Geist etwas Gutes tun wollen. Alles andere gehört in den Rahmen einer Ayurveda-Kur unter therapeutischer Anleitung.

Das Abführen mit Glaubersalz sollte nur einmal pro Kur erfolgen, maximal viermal im Jahr. Dabei sollten Sie die Höchstmenge von 35 g Glaubersalz nicht überschreiten.

Einfache Detox-Kur im Frühjahr

Auf den folgenden Seiten finden Sie alles, was Sie brauchen, um Körper, Geist und Seele an einem verlängerten Wochenende wirksam zu entlasten und zu entgiften. Damit das stressfrei vor sich gehen kann, bedarf es einer gewissen Vorbereitung. Denn an den drei Tagen selbst sollen Sie nicht mehr zum Einkaufen gehen müssen, sondern sich ganz der Entschlackung und sich selbst widmen können.

Für jeden der drei Tage gibt es neben den Rezepten auch Anregungen, wie Sie die Entgiftung auf der geistigen und seelischen Ebene unterstützen können. Sollten Sie selbst eine regelmäßige Meditationspraxis haben oder andere mentale Übungen bevorzugen, steht Ihnen das selbstverständlich frei. Wichtig im Sinne einer ganzheitlichen Entgiftung ist nur, dass Sie sich nicht ausschließlich auf die körperliche Ebene beschränken.

Vorbereitung

Idealerweise nehmen Sie sich am Freitag schon einen Tag Urlaub und halten sich den Samstag und Sonntag komplett frei, denn Ihr Körper braucht seine Kraft für die Kur. Beziehen Sie möglichst die drei vorhergehenden Tage (also Dienstag, Mittwoch und Donnerstag) in die Vorbereitung mit ein. An diesen Tagen können Sie trotzdem arbeiten. Verzichten Sie aber möglichst auf Alkohol, Tabak, Zucker, Milchprodukte, Fleisch, Fisch sowie Kaffee und ernähren Sie sich vegetarisch.

Bereiten Sie schon am Mittwoch oder Donnerstag die Basensuppe und das Ghee (siehe Grundrezepte) zu, damit Sie diese wichtigen Grundbestandteile am Wochenende gleich zur Verfügung haben.

Einkaufsliste

In der Apotheke: 20–30 g Glaubersalz

Im Bioladen oder Reformhaus:

Gewürze: je 50 g Kreuzkümmel ganz, 50 g Koriandersamen, 50 g Senfsamen, 50 g Ajowan (Königskümmel) ganz, 50 g Fenchelsamen, 20 g Lorbeerblätter, 20 g Stück Wacholderbeeren, 20 g Stück Nelken ganz, 50 g Zimt gemahlen, 20 g Kardamomkapseln, 50 g Kurkuma gemahlen, 5 g Asafoetida (Hing oder Stinkasant), 100 g Rohrohrzucker, 100 g Steinsalz

Kräuter: 1 kleiner Bund Petersilie

Obst: 3 Zitronen, 2 säuerliche Äpfel (z. B. Elstar, Boskop)

Gemüse: 200 g frischer Ingwer, 2 Zucchini, 2 Fenchelknollen, 1 Pastinake, 1 Petersilienwurzel, 1 Sellerieknolle, 1 kg Karotten

Milchprodukte: 500 g Butter (für das Ghee)

Sonstiges: 100 g Rosinen, 1 kg Basmati-Reis, 500 g Mungdal gelb (geschälte Mungbohnen aus Bioladen oder Reformhaus, ersatzweise gelbe Linsen), 50 ml Rosenwasser

Außerdem: Küchenkrepp, 3 leere, saubere Gläser à 500 ml

Für die Selbst-Massagen: 100 ml ayurvedisches Öl (z. B. Sesamöl) oder anderes Massageöl in Bio-Qualität

Sollten Sie das eine oder andere Gewürz nicht in Ihrem Bioladen erhalten, können Sie es mit ausreichendem Zeitvorlauf in verschiedenen Ayurveda-Online-Shops im Internet bestellen. Einige Bezugsquellen finden Sie im Anhang.

1. Tag: Intensive Vorbereitung

Dieser Tag steht ganz unter dem Zeichen der Vorbereitung auf das Loslassen. Alles Belastende darf gehen. Freuen Sie sich darauf und stimmen Sie sich an diesem Tag körperlich und geistig auf das Loslassen ein!

Morgens

Beginnen Sie den Tag mit einem Entschlackungstee. Trinken Sie ihn langsam, ganz bewusst und schluckweise.

Kreuzkümmel-Getränk

Wirkung: ***steigert Pitta, regt die Magensäfte an***

Zutaten

300 ml Wasser
1 TL Kreuzkümmel ganz
¼ TL Ingwer, fein gewürfelt
1/8 TL Salz
1 EL Rohrohrzucker
1 TL Zitronensaft

Zubereitung

1. Das Wasser zum Kochen bringen.
2. Den Kreuzkümmel in einer Pfanne trocken erhitzen und danach grob mörsern.
3. Dann Kreuzkümmel und die restlichen Zutaten in eine große Tasse geben. Mit kochendem Wasser übergießen und fünf Minuten ziehen lassen, danach abseihen.

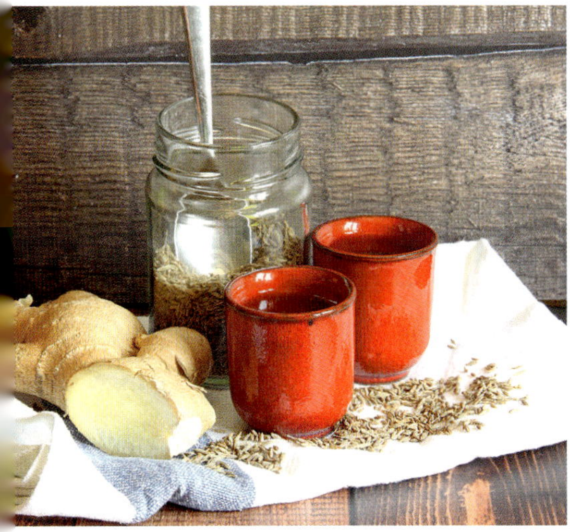

Warten Sie etwa 15 Minuten, bevor Sie zum Frühstück übergehen, damit sich die verdauungsfördernde Wirkung des Kreuzkümmelgetränks voll entfalten kann. Zum Frühstück gibt es gedünstete Apfelringe mit Rosinen und dazu Ingwertee.

Gedünstete Apfelringe

Wirkung: ***energetisierend durch die Süße, mineralstoffreich***

Zutaten

1 Apfel (säuerliche Sorte)
2 TL Ghee
1 TL Rosinen
200 ml Wasser
¼ TL Zimt
1 Msp. Salz
4 Tropfen Rosenwasser

Zubereitung

1. Den Apfel waschen, entkernen und in ca. 1 cm dicke Ringe schneiden.
2. Ghee in einer Pfanne erhitzen, Apfelringe von beiden Seiten darin andünsten, Rosinen zugeben und mit dem Wasser auffüllen.
3. Bei kleiner Hitze etwa 10 Minuten schmoren lassen, Zimt und Salz zugeben.
4. Zum Schluss mit dem Rosenwasser verfeinern.

Ingwertee

Wirkung: ***regt das Verdauungsfeuer (Agni) an; wichtig für Detox-Wirkung***

Zutaten

1 Liter Wasser
5 Scheiben frischer Ingwer, insgesamt etwa 1 cm dick

Zubereitung

1. Das Wasser in einem Topf 20 Minuten kochen und den Ingwer darin 15 Minuten ziehen lassen.
2. Dann ohne die Ingwerscheiben in eine Thermoskanne abfüllen und über den Tag verteilt trinken.

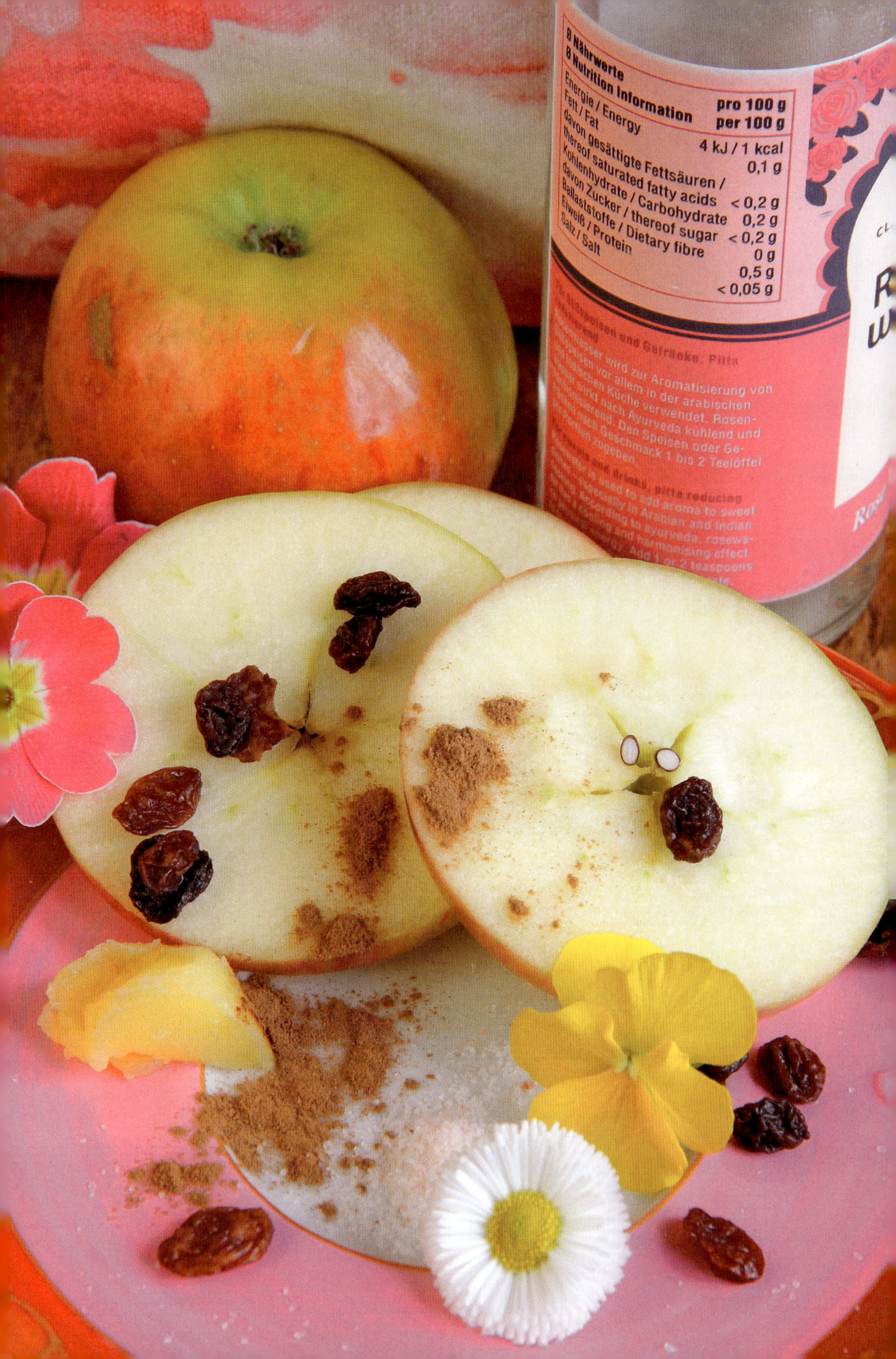
Nährwerte
Nutrition Information
pro 100 g
per 100 g
Energie / Energy 4 kJ / 1 kcal
Fett / Fat 0,1 g
davon gesättigte Fettsäuren / thereof saturated fatty acids < 0,2 g
Kohlenhydrate / Carbohydrate 0,2 g
davon Zucker / thereof sugar < 0,2 g
Ballaststoffe / Dietary fibre 0 g
Eiweiß / Protein 0,5 g
Salz / Salt < 0,05 g

Fußreflexzonenmassage

Unterstützen Sie Ihren Körper bei der Ausleitung durch eine wohltuende Fußreflexzonenmassage am Vormittag. Auf der Abbildung sehen Sie, wo sich die Reflexzonen für die Leber, die beiden Nieren und den Dick- und Dünndarm auf Ihren Fußsohlen befinden.

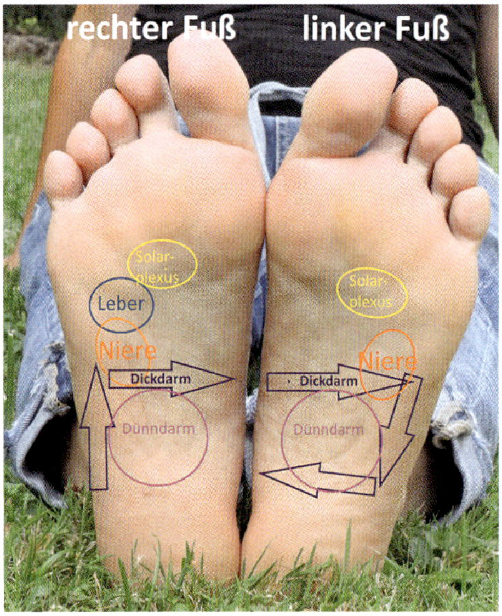

- Legen Sie sich das Massageöl zurecht. Machen Sie es sich im Sitzen bequem, vielleicht auf einer Decke am Boden. Winkeln Sie, so weit wie möglich, die Beine an, gerne unterstützt durch ein Kissen.
- Nehmen Sie nun langsam und freundlich Kontakt zu Ihren beiden Füßen auf, die Sie den ganzen Tag so ausdauernd durch die Welt tragen. Streichen Sie leicht über den rechten, dann den linken Fuß. Wie fühlt sich das an?
- Beginnen Sie nun der Reihe nach mit der Massage der Reflexzonen, erst am rechten, dann am linken Fuß. Geben Sie etwas Öl auf den jeweiligen Fuß. Massieren Sie mit einer Fingerkuppe jeweils etwa 2 Minuten pro Zone mit leichtem Druck und kleinen kreisenden Bewegungen. Wenn eine Zone schmerzhaft sein sollte, legen Sie stattdessen nur mit ganz leichtem Druck den Finger auf die Zone. Stellen Sie sich vor, wie Sie Ihrem Körper mit Ihrer Massage helfen, Schlackenstoffe loszulassen.
- Beginnen Sie mit der Zone der Leber, die sich nur am rechten Fuß befindet, dann die rechte Niere, den Dünndarm und den Dickdarm, Letzteren in Richtung der Pfeile auf der Abbildung.
- Fahren Sie dann am linken Fuß fort mit den Zonen der linken Niere sowie Dünn- und Dickdarm.
- Zum Abschluss können Sie bei beiden Füßen jeweils einen Daumen ganz sanft, ohne Bewegung, auf die Reflexzone des Solarplexus (Sonnengeflechts) legen. Wie fühlen sich Ihre Füße jetzt an nach dieser Massage? Vielleicht wärmer, lebendiger, »präsenter«?

Mittags
Zum Mittagessen gibt es ein leichtes Gemüsegericht mit Reis. Lassen Sie es sich schmecken und nehmen Sie es langsam und achtsam zu sich. Können Sie die verschiedenen Geschmacksrichtungen herausschmecken?

Zucchini–Fenchel-Gemüse

Wirkung: ***Durch die harmonisierende Eigenschaft des Fenchels sowie der leicht verdaulichen, weichen Zucchini ein ideales Gemüsegericht, das die Verdauung nicht belastet.***

Zutaten

1 kleine Zucchini
½ Fenchelknolle
1 TL Ghee
Je ¼ TL Koriandersamen, Senfsamen, Kreuzkümmel, alle ganz
150 ml Wasser oder Basensuppe
1 Msp. Kurkuma, gemahlen
½ TL Petersilie, fein gehackt
½ TL Steinsalz

Zubereitung

1. Die Zucchini vierteln und dann würfeln. Den Strunk des Fenchels entfernen und den Fenchel würfeln.
2. Die Gewürze (Koriander, Senfsamen, Kreuzkümmel) mit Ghee anbraten und aufplatzen lassen.
3. Den Fenchel und die Zucchini zugeben, umrühren und mit Wasser oder Basensuppe ablöschen. Kurkuma zugeben und das Gemüse ca. 5 bis 7 Minuten weich dünsten, dabei immer wieder umrühren.
4. Mit Petersilie und Steinsalz abschmecken.

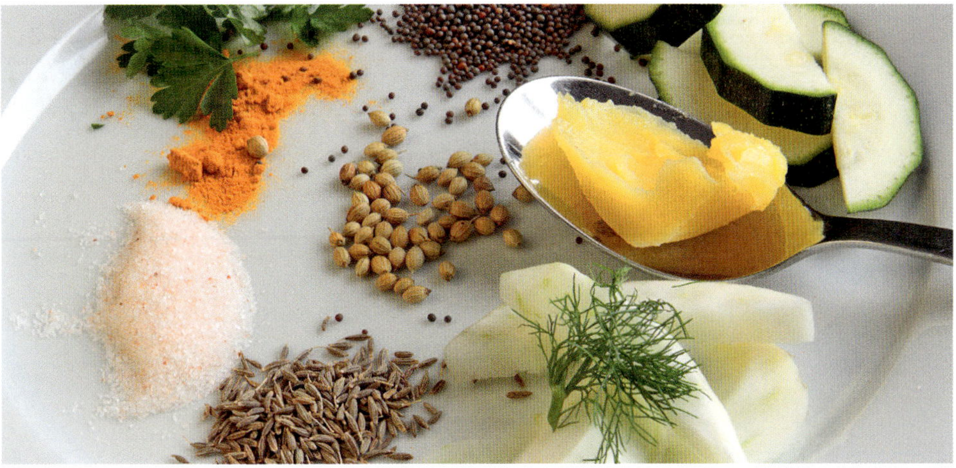

Nachmittags

Gönnen Sie sich nach dem Mittagessen etwas Bewegung an der frischen Luft. Mit einem Spaziergang in der Natur regen Sie Ihren Stoffwechsel weiter an und bringen auch Ihren Geist zur Ruhe.

Nach der körperlichen Betätigung können Sie sich ganz Ihrem seelischen Wohlbefinden widmen. Hierzu möchte ich Ihnen während der Detox-Tage mehrere aufeinander aufbauende Rituale vorschlagen. Verstehen Sie diese als Anregung, um sich selbst (wieder) näherzukommen. Es sind einfache Rituale, die Sie auch ohne Vorkenntnisse durchführen können. Allerdings versteht es sich von selbst, dass diese Anregungen keine psychologische Beratung oder Therapie ersetzen können. Hören Sie ganz auf sich und spüren Sie, inwieweit Ihnen diese Übungen guttun. Wenn Sie noch wenig Erfahrung mit solchen Übungen haben, können sie vielleicht ein erster Impuls sein, sich mehr mit der eigenen Seele zu befassen. Falls Sie schon in Meditation, Ritualen oder der Arbeit mit inneren Bildern geübt sind, können die Übungen Sie dabei unterstützen, eine weitere Schicht an Themen und sogenannten Blockaden loszulassen. In jedem Fall bekommen Sie einen wertvollen Impuls zur Selbstheilung.

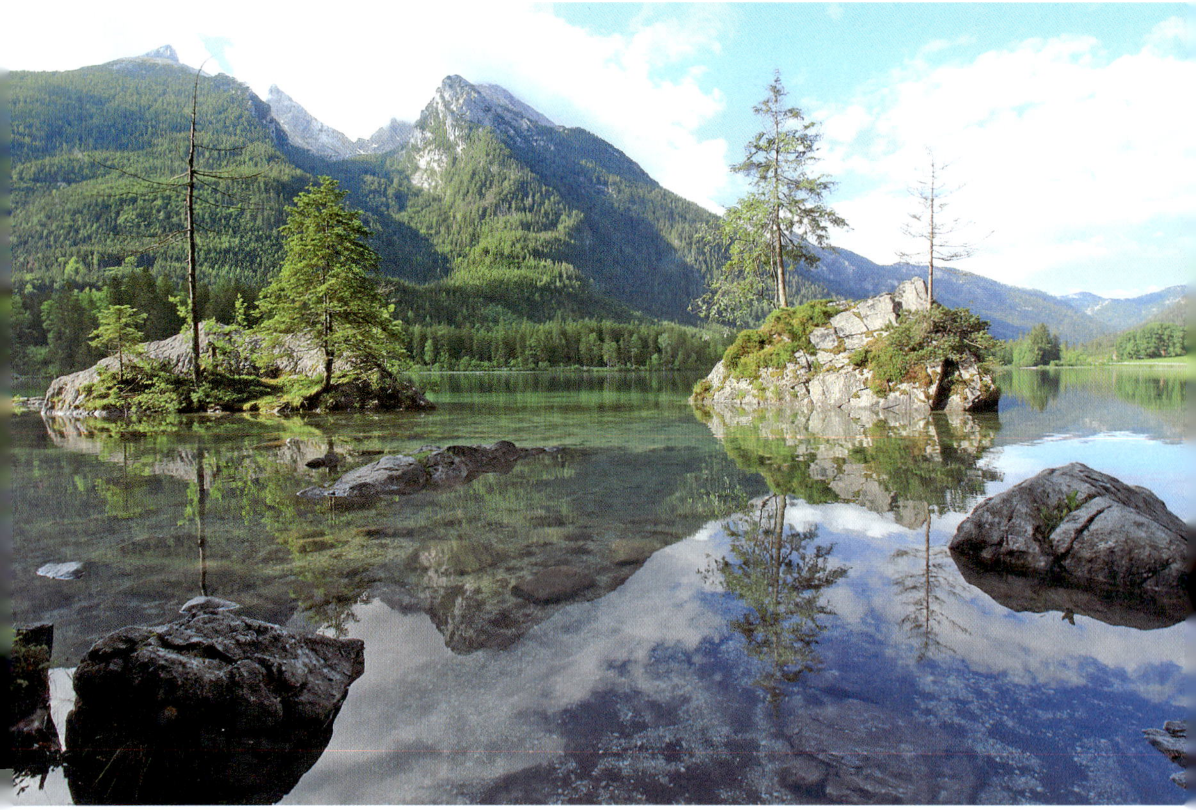

Loslass-Ritual Teil 1

Nach der körperlichen Bewegung können Sie sich dem »Loslassen« auf der seelischen und geistigen Ebene widmen. Suchen Sie sich dafür einen ruhigen, geschützten Platz, an dem Sie ganz für sich sind – in der Natur oder zuhause.

- Nehmen Sie sich einen dicken Stift, einen Kugelschreiber, ein größeres Blatt Papier und einen kleinen Notizblock oder kleine Zettelchen zur Hand. Zünden Sie vielleicht eine Kerze an, wenn Sie mögen auch ein Räucherstäbchen. Machen Sie es sich im Sitzen bequem, schließen Sie die Augen. Nehmen Sie einige tiefe Atemzüge. Spüren Sie tief in Ihren Bauch hinein und folgen Sie mit Ihrer Aufmerksamkeit dem Atem dorthin.
- Während sich langsam die Entspannung in Ihrem Körper ausbreitet, öffnen Sie kurz Ihre Augen und schreiben mit dem dicken Stift in großen Buchstaben auf den größeren Zettel die Frage: »Was möchte ich in meinem Leben loslassen? Was gehört nicht mehr zu mir?« Das können ganz praktische Dinge sein, aber auch Gefühle von alten Verletzungen, die an diesem Wochenende gehen dürfen. Schreiben Sie diese Fragen wirklich groß und am besten farbig auf das Blatt Papier, damit Sie sie deutlich vor sich sehen.
- Schließen Sie Ihre Augen zwischendurch immer wieder und lassen Sie die Antworten ganz entspannt langsam in Ihrem Geist aufsteigen. Schreiben Sie alles auf, was Ihnen einfällt. Schreiben Sie jede Antwort auf einen gesonderten Zettel. Nehmen Sie sich so viel Zeit, bis Sie das Gefühl haben, wirklich alles aufgeschrieben zu haben.
- Legen Sie die Zettelchen dann in eine Schale oder einen Umschlag und bewahren Sie sie auf, denn Sie brauchen sie morgen für den zweiten Teil des Loslass-Rituals. Seien Sie achtsam und liebevoll mit sich, vielleicht kommen auch Tränen. Die körperliche Entlastung unterstützt energetisch auch die geistige Reinigung.

Abends

Abends gibt es eine leichte Karottensuppe. Hierfür verwenden wir die bereits vorbereitete Basensuppe und ergänzen sie um eine Karotten-Einlage.

Zubereitung Einlage

2 geraspelte Karotten (wegen der leichteren Verdaulichkeit) mit einem halben Teelöffel Ghee in einem kleinen Topf kurz andünsten, dann mit der Basensuppe aufgießen und 2 bis 3 Minuten kochen.

2. Tag: Reinigungstag

Dieser Tag bildet das Zentrum Ihres Entlastungswochenendes und stellt durchaus eine Herausforderung für Körper und Geist dar. Gehen Sie liebevoll mit sich um und gönnen Sie sich viele Ruhepausen.

Glaubersalz-Getränk

Stehen Sie nach Möglichkeit gegen 7 Uhr auf und nehmen Sie das Glaubersalz nüchtern ein.

Dosierung: bei 50 kg Körpergewicht etwa 15 g (entspricht 1 Esslöffel); bei 100 kg Körpergewicht etwa 25–30 g (entspricht 2 Esslöffeln)

Das Glaubersalz mit dem Saft von ½ Zitrone (wahlweise Orangensaft frisch gepresst) in 500 ml lauwarmem Wasser gut verrühren.

Trinken Sie das Glas unbedingt in einem Zug aus. Wenn Sie es nur schluckweise zu sich nehmen, kann es passieren, dass die Wirkung gar nicht oder verzögert eintritt. Außerdem ist der Geschmack nicht wirklich angenehm, also runter damit!

Wichtiger Hinweis: Am Reinigungstag dürfen Sie den ganzen Tag über bis zum Abend (bis etwa 17 Uhr) und zur vollständigen Entleerung nichts essen, sondern nur Wasser trinken.

Vorsicht: Trinken Sie bitte an diesem und am folgenden Tag kein Ingwerwasser, sondern nur abgekochtes Wasser, da der Ingwer den Darm zu sehr reizen würde.

Vormittags

Die ausleitende Wirkung des Glaubersalzes setzt nach ein bis drei Stunden ein. Das bedeutet, dass Sie wahrscheinlich mehrmals dringend zur Toilette gehen müssen und Stuhlgang haben werden. Daher sollten Sie sich in dieser Zeit nicht viel vornehmen und auf jeden Fall zuhause bleiben. Der Entgiftungsprozess kann weitere drei bis sechs Stunden von Durchfall geprägt sein.

Trinken Sie über den Tag verteilt viel warmes abgekochtes Wasser (2 bis 3 Liter), da Ihr Körper durch die Entleerung viel Wasser und Mineralstoffe (Elektrolyte) verliert.

Zur weiteren Unterstützung Ihres Körpers können Sie gerne die Reflexzonenmassage von gestern wiederholen. Ihre Füße sind Ihnen sicher dankbar für die Zuwendung.

Loslass-Ritual Teil 2

Sie benötigen Ihre Zettelchen von gestern, auf denen Sie notiert hatten, was Sie loslassen möchten, sowie eine feuerfeste Schale und Streichhölzer oder ein Feuerzeug. Suchen Sie sich einen geschützten Platz im Freien zum Sitzen.

- Nehmen Sie wie gestern über die Atmung Kontakt zu Ihrem Bauchraum auf.
- Lesen Sie sich noch einmal der Reihe nach alle Zettelchen durch. Gerne auch laut.
- Schließen Sie dann die Augen und stellen Sie sich die Frage, ob es noch Weiteres gibt, was Sie loslassen möchten. Notieren Sie gegebenenfalls auch diese weiteren Punkte auf Zettelchen.
- Wenn Sie zu einem Abschluss gekommen sind, beginnen Sie, in der Schale der Reihe nach jedes Zettelchen zu verbrennen, verbunden mit dem Wunsch an die geistige Welt, dass all dies zu Asche verbrennen und in geheilte Energien transformiert werden möge. Genießen Sie die Erleichterung, wenn nun eins nach dem anderen sich im Feuer auflösen darf.
- Spüren Sie zum Schluss noch einmal nach: Wie fühlt sich nun Ihr Bauchraum, Ihr ganzer Körper an? Leichter? Vielleicht auch müde und ein bisschen erschöpft, aber zufrieden?

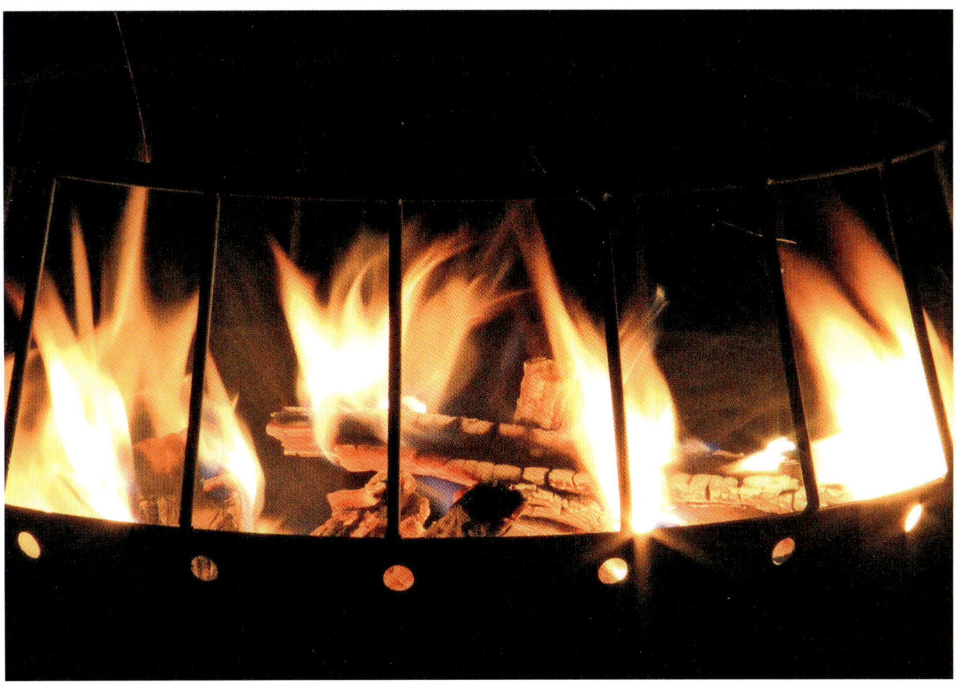

Sanfte Bauchmassage

Unterstützen Sie Ihren Körper mit einer sanften Selbst-Massage mit ayurvedischen Ölen (z. B. Sesamöl). Legen Sie sich ein Handtuch bereit, auf das Sie sich legen können, und suchen Sie sich einen bequemen Platz, sei es Ihr Bett, ein Sofa oder Ihre Yogamatte. Am angenehmsten ist die Massage, wenn Sie das Öl vorher etwas anwärmen.

- Legen Sie sich bequem auf den Rücken, unterstützen Sie Ihren Kopf mit einem Kissen; wenn Sie mögen, können Sie sich auch eine zusammengerollte Decke unter die Knie legen. Das entspannt den unteren Rücken.
- Legen Sie beide Hände auf Ihren Bauch und nehmen Sie Kontakt mit Ihrer Körpermitte auf, in der auch Agni, unser Verdauungsfeuer, beheimatet ist. Atmen Sie tief, aber ohne Anstrengung ein und aus und spüren Sie, wie sich Ihre Bauchdecke hebt und senkt.
- Verteilen Sie ausreichend angewärmtes Öl auf Ihrem Bauch und massieren Sie das Öl langsam mit Zeige- und Mittelfingern im Uhrzeigersinn in größer und kleiner werdenden Kreisen um Ihren Bauchnabel herum auf der gesamten Bauchdecke ein.
- Lassen Sie sich dabei 10 bis 15 Minuten Zeit und genießen Sie die sanfte liebevolle Zuwendung, die Sie sich selbst geben.
- Wickeln Sie das Handtuch zum Abschluss um Ihren Bauch und spüren Sie noch eine Weile nach, bevor Sie wieder aufstehen.

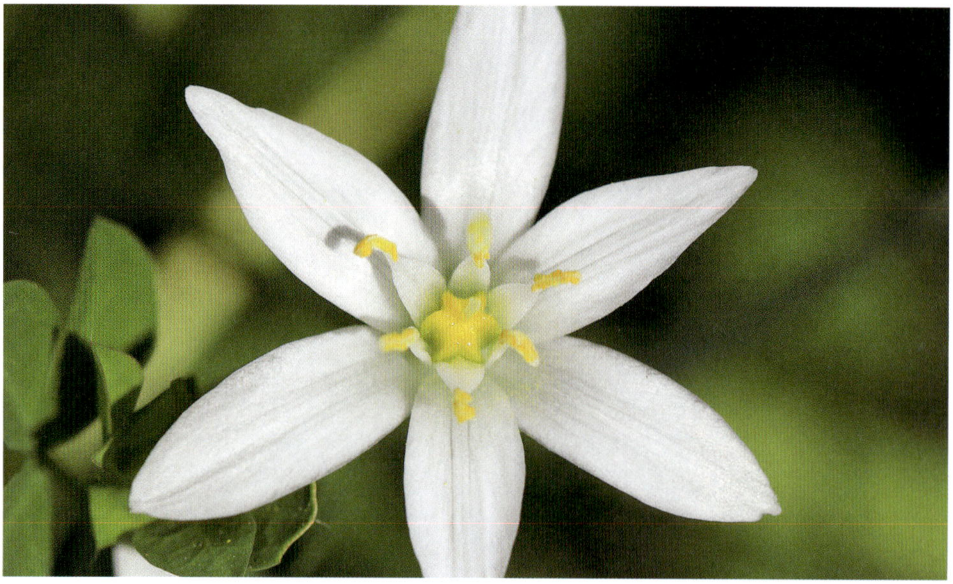

Abends (etwa 17 Uhr)
Nachdem Sie Ihren Darm vollständig entleert haben, können Sie damit beginnen, den Darm und die Magenwände wieder auszukleiden. Am besten gelingt dies mit einer Reisschleim-Suppe.

Reisschleim-Suppe

Wirkung: ***Diese Suppe gibt Kraft und füllt die Kohlenhydrat- und Elektrolytspeicher sowie das Wasser für den Körperhaushalt wieder auf. Sie wird Ihnen wie ein Festmahl vorkommen!***

Zutaten

500 ml Wasser
4 EL Basmati-Reis
1 Prise Salz

Zubereitung

1. Den Basmati-Reis waschen und mit 500 ml Wasser und einer Prise Salz etwa 30 Minuten sehr gut weich kochen lassen.
2. Danach mit einem Pürierstab eine Minute lang gut pürieren.

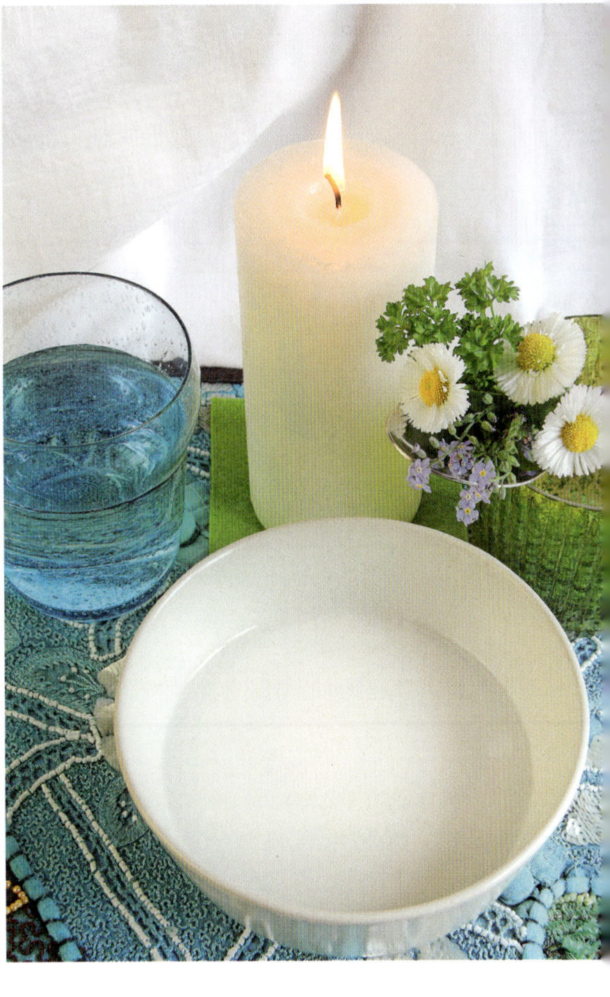

3. Tag: Aufbautag

Dieser Tag ist der Regeneration und einem langsamen, bewussten Neuanfang nach der Entschlackung gewidmet. Wahrscheinlich fühlen Sie sich zugleich erleichtert und ein wenig müde, denn was Sie am Reinigungstag geleistet haben, kostete Körper und Geist eine Menge Energie. Gönnen Sie sich also Ruhe und nehmen Sie sich nichts Anstrengendes vor.

Zum Frühstück empfehle ich Ihnen noch einmal die gedünsteten Apfelringe, da diese Energie, Süße, Säure und Mineralien bringen. Statt des Ingwertees sollten Sie sich auf abgekochtes Wasser beschränken, um Ihren Magen-Darm-Trakt noch zu schonen.

Vielleicht haben Sie nach dem Frühstück Lust zu meditieren oder ruhige Musik zu hören. Vielleicht möchten Sie sich aber auch einfach nur auf einen Liegestuhl auf den Balkon oder in den Garten legen. Sie müssen jetzt nichts leisten.

Morgens

Neues ins Leben einladen

Wenn Sie möchten, können Sie sich nach einer Erholungspause der Erneuerung auf der seelischen und geistigen Ebene widmen. Dazu benötigen Sie wieder ein größeres Blatt, einen Stift und kleine Zettelchen.

- Suchen Sie sich einen ruhigen Platz zum Sitzen. Nehmen Sie mit geschlossenen Augen über die Atmung Kontakt zu Ihrem Bauchraum auf – so, wie Sie es bereits einige Male geübt haben.
- Schreiben Sie dann auf den größeren Zettel die Frage: »Was möchte ich an Neuem, Schönem und Gutem in mein Leben einladen? Was darf den Platz ausfüllen, der durch das Loslassen und die Reinigung entstanden ist?«
- Lassen Sie dann mit geschlossenen Augen die Antworten in Ihrem Geist aufsteigen. Schreiben Sie die Antworten wieder einzeln auf die Zettelchen. Erlauben Sie sich alle Antworten, die sich stimmig für Sie anfühlen, auch wenn sie Ihnen (im Moment) vielleicht noch gar nicht realisierbar erscheinen.
- Wenn Sie fertig sind, nehmen Sie alle Zettelchen in Ihre Hände und legen diese auf Ihr Herz-Chakra, das Energiezentrum in der Mitte des Brustkorbs. Schließen Sie Ihre Augen, schenken Sie sich selbst ein inneres Lächeln und stellen Sie sich vor, wie Sie alle Ihre Wünsche in Ihr Herz fließen lassen.
- Legen Sie Ihre Zettelchen zum Abschluss in eine Schatulle oder eine schöne Box, in der sie gut aufbewahrt sind, sodass Sie sie in den kommenden Tagen und Wochen immer mal wieder anschauen und sich von ihnen inspirieren lassen können.

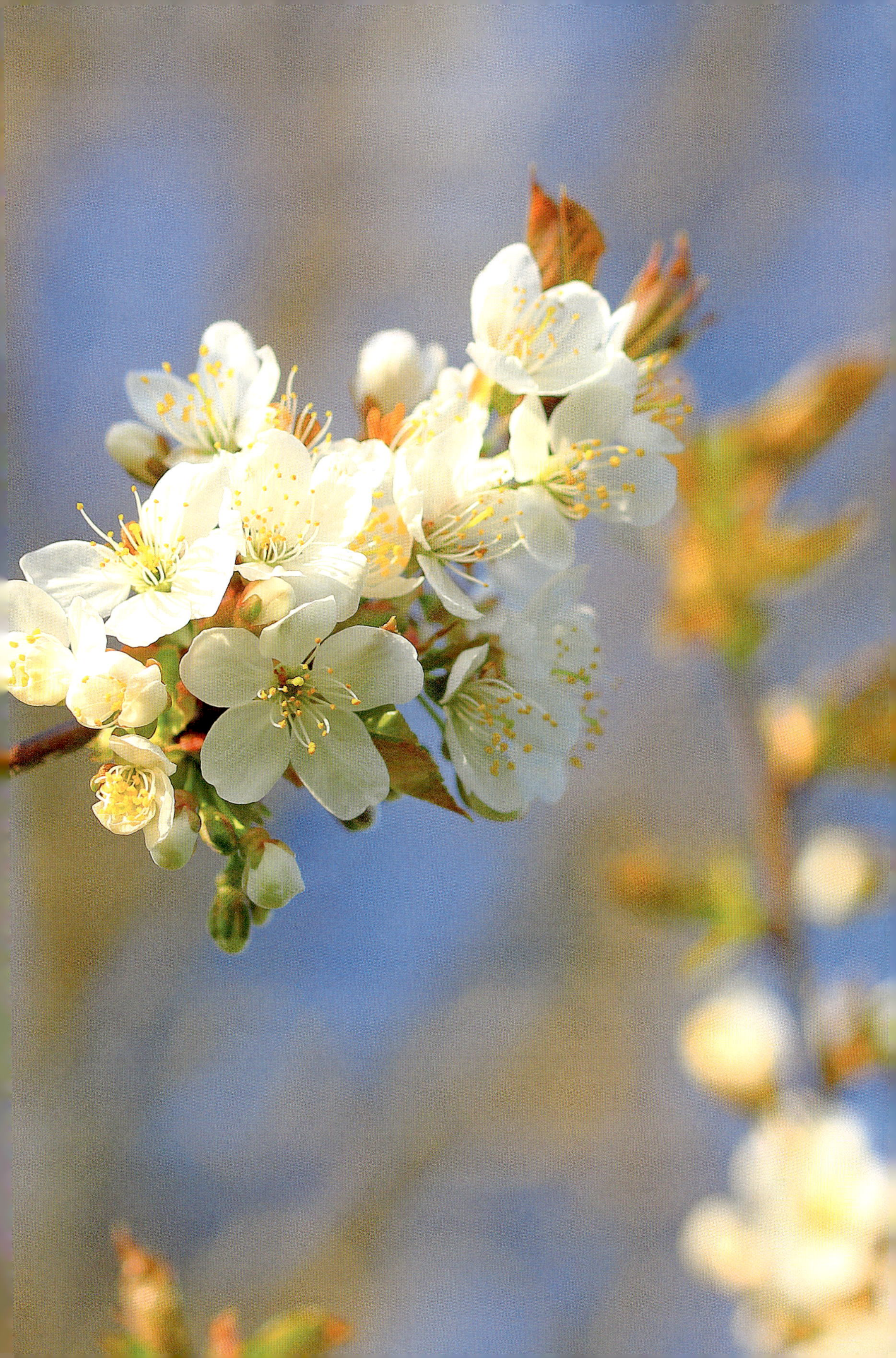

Mittags

Freuen Sie sich auf das heutige Mittagessen, das Ihnen wieder Kraft und Energie schenken wird. Essen Sie langsam, kauen Sie jeden Bissen gut und nehmen Sie die verschiedenen Geschmacksrichtungen, die dieses Gericht enthält, bewusst wahr.

Kichadi (Reis-Mungdal-Gericht)

Wirkung: ***Reis bindet Giftstoffe im Körper und ist ein guter Kohlenhydrat-Lieferant. Das Mungdal regt durch seine bittere Geschmacksrichtung die Verdauung an, ohne blähend zu wirken, und ist ein guter Eiweißlieferant.***

Zutaten

2 EL Basmati-Reis
2 EL Mungdal
1 EL Ghee
2 Nelken
1 Kardamomkapsel
Je ¼ TL Kreuzkümmel, Senfsamen und Ajowan, alle ganz
200 ml Wasser
1 Msp. Asafoetida
2 Msp. Kurkuma, gemahlen
½ TL Steinsalz
Einige Spritzer Zitronensaft

Zubereitung

1. Mungdal und Reis in einem Sieb waschen.
2. Ghee erhitzen und ganze Gewürze (Nelken, Kardamom, Kreuzkümmel, Senfsamen, Ajowan) darin anbraten, bis sie platzen.
3. Dann das Mungdal und den Reis zugeben und mit Wasser auffüllen.
4. Asafoetida, Kurkuma und Salz zugeben.
5. Etwa 10 Minuten leicht kochen lassen, dabei immer wieder umrühren, eventuell etwas Wasser nachgießen, damit das Gericht nicht anbrennt.
6. Mit Zitronensaft abschmecken.
7. Vom Herd nehmen und noch 8 bis 10 Minuten ziehen lassen.

Baum-Ritual zum Krafttanken

Machen Sie dieses kleine Ritual möglichst in der Natur. Suchen Sie sich dazu einen schönen, kraftvollen Baum, der Sie spontan anspricht. Wenn Sie das Ritual in der Wohnung durchführen, können Sie als Anregung auch gerne die Fotografie des Baums auf dieser Seite verwenden. Betrachten Sie das Foto für einige Minuten und visualisieren Sie den Baum dann mit geschlossenen Augen.

- Egal, ob in Ihrer Vorstellung oder in der Natur: Lehnen Sie sich mit geschlossenen Augen an den Baum, sodass Sie bequem und sicher stehen können. Spüren Sie die raue Rinde unter Ihren Fingern, die Wärme des Baums, seinen holzigen Geruch. Fühlen Sie, wie Sie bereits durch diese Berührung ruhiger und ruhiger werden.
- Stellen Sie sich vor, dass aus Ihren Fußsohlen Wurzeln nach unten in die Erde wachsen, die sich ganz harmonisch mit den Wurzeln des Baums verbinden.
- Bitten Sie den Baum innerlich, Ihnen ein wenig von seiner Kraft zu schenken. Nehmen Sie diese Kraft in Ihren Körper auf, indem Sie sich vorstellen, dass mit jedem Einatmen diese kraftvolle Energie über Ihre Fußsohlen in Ihren Körper fließt, über den Bauch- und Brustraum hinauf bis in Schultern und Kopf.
- Bedanken Sie sich anschließend bei dem Baum und spüren Sie nach: Wie fühlt sich Ihr Körper jetzt an – nach zwei Tagen der Reinigung und nun beim Aufbau des Neuen? Vielleicht spüren Sie eine leichte Vibration von Energie in Ihrem Körper, der Lebensenergie Prana?

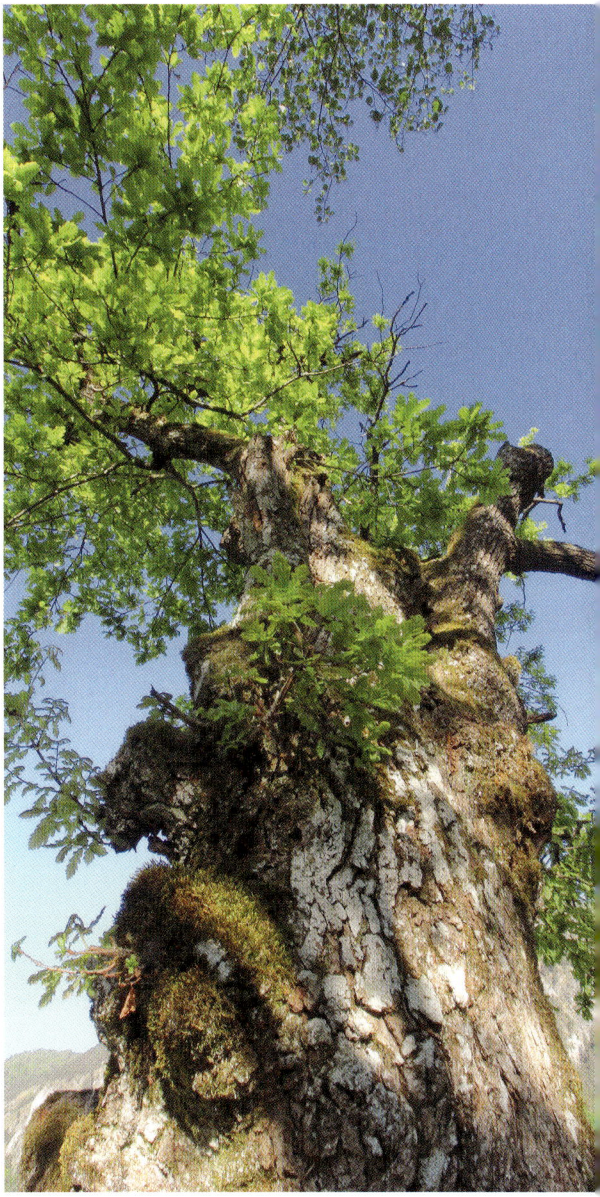

Abends

Zum Abendessen gibt es eine leichte, mild gewürzte Karottensuppe, die Ihnen bestimmt gut bekommen wird. Genießen Sie diese abschließende Mahlzeit Ihres Detox-Wochenendes. Vielleicht haben Sie ja Lust, sich heute Abend den Tisch besonders schön zu decken, eine Kerze aufzustellen oder was auch immer Ihnen gefällt. Bedanken Sie sich bei sich selbst, dass Sie sich die Zeit für dieses Detox-Wochenende genommen haben, und genießen Sie das Gefühl der Leichtigkeit, das sich jetzt sicher bei Ihnen eingestellt hat.

Karottensuppe

Wirkung: ***Die vitaminreichen Karotten nähren und erden, ohne die Verdauung zu sehr zu belasten. So können Sie gut gesättigt in den Schlaf sinken.***

Zutaten

250 g Karotten
2 TL Ghee
500 ml Wasser
Je ¼ TL Fenchelsamen, Senfsamen, Kreuzkümmel, alle ganz
1 TL Ingwer, in Streifen geschnitten
1 Prise Steinsalz
1 Msp. Kurkuma
½ TL Zitronensaft

Zubereitung

1. Karotten in kleine Würfel schneiden.
2. In einen heißen Topf das Ghee geben und die Gewürzsamen darin platzen lassen. Nun den Ingwer zugeben.
3. Die Karotten hineingeben, umrühren, mit Wasser aufgießen und etwa 15 Minuten köcheln lassen.
4. Mit Salz und Kurkuma würzen und mit Zitronensaft abschmecken. Suppe je nach Geschmack so belassen oder pürieren.

Nach den Entlastungstagen

In den nachfolgenden Tagen sollten Sie Ihren Körper langsam wieder aufbauen und an eine leichte Ernährung mit milden Gewürzen (Gemüse- und Reisgerichte, wie Sie sie auf den nächsten Seiten finden werden) herangeführt werden. Ich wünsche Ihnen viel Erfolg und Kraft!

Frühlingsrezepte

Auf den folgenden Seiten finden Sie Rezepte, die speziell für den Frühling geeignet sind, weil sie leicht und entschlackend wirken. Sie sind geordnet nach Vorspeisen und Salaten, Chutneys, Suppen, Hauptmahlzeiten, Desserts und Getränken.

Bei allen Rezepten steht, welche allgemeine Wirkung sie haben und wie die verschiedenen Dosha-Typen sie gegebenenfalls abwandeln können, damit sie optimal auf sie abgestimmt sind. Alle Rezepte sind für zwei Personen berechnet.

Um Ihnen die Entscheidung zu erleichtern, welches Rezept Sie wann ausprobieren möchten, habe ich eine Einteilung nach Schwierigkeitsgrad beziehungsweise Zeitdauer vorgenommen:

1 Löwenzahnblatt mit Blüte = einfach und schnell
2 Löwenzahnblätter mit Blüte = braucht etwas Zeit
3 Löwenzahnblätter mit Blüte = etwas anspruchsvoller

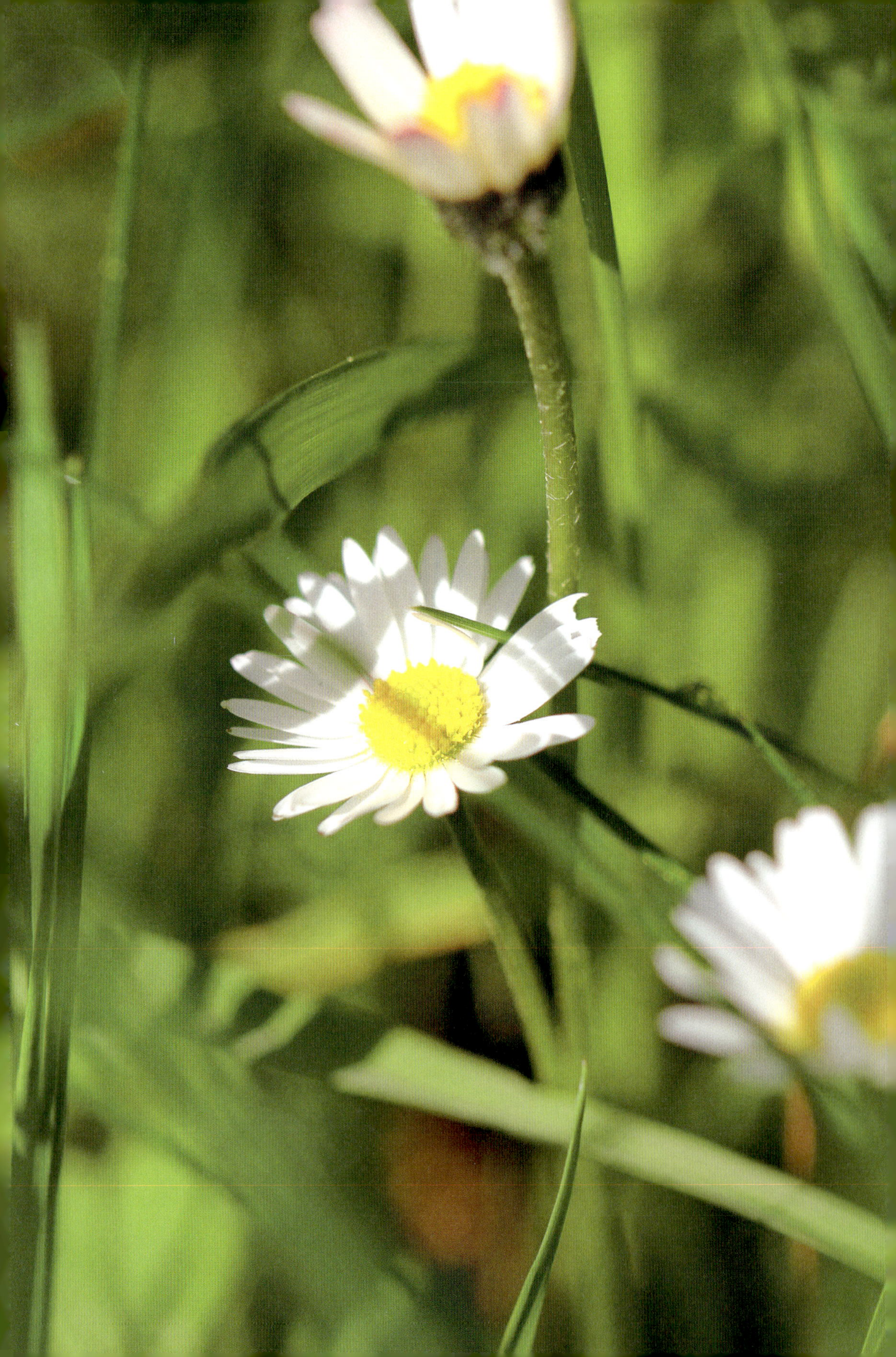

Frischkäse-Wiesenkräuter-Aufstrich

Wirkung: ***Die Wiesenkräuter wirken stark blutreinigend, entgiftend und harntreibend.***

Zutaten

100 g körniger Frischkäse
20 g Quark
10 g Wiesenkräuter (z. B. Schafgabe, Löwenzahn, Gänseblümchen, Spitzwegerich)
1 TL Bärlauchpesto oder 2 frische Bärlauchblätter
Salz, Pfeffer, schwarz, Zitronensaft

Zubereitung

1. Den Quark mit einem Schneebesen glatt rühren und den Frischkäse unterheben.
2. Die Kräuter gut waschen, trocknen und fein schneiden.
3. Zu der Masse die Gewürze hinzugeben, je nach eigenem Geschmack. Anschließend das Bärlauchpesto und die fein geschnittenen Kräuter zugeben und abschmecken.

Vata: Gut geeignet, da der beigefügte Frischkäse ein guter Energielieferant ist.

Pitta: Ebenfalls gut geeignet, weil das Gericht die Geschmacksrichtung bitter-herb in großem Maß enthält und die Hitze von Pitta kühlt.

Kapha: Statt Quark Magerquark verwenden, außerdem mit mehr Pfeffer und zusätzlich mit Chilipulver würzen. Nach Möglichkeit auf getoastetem warmem Brot mit einer Scheibe Ingwer genießen.

Apfelchutney

Wirkung: *Chutneys sind scharf und süß, kurbeln die Verdauung an und geben der Mahlzeit eine spezielle süß-saure Komponente, die typisch für ayurvedisches Essen ist.*

Zutaten

1 Apfel
1 EL Ghee
1 TL Senfkörner
1 Nelke
1 kleine Schalotte, fein gewürfelt
1 TL Ingwer, fein gewürfelt
100 ml Wasser
2 EL Rohrohrzucker
Saft von ½ Zitrone
2 Msp. Kurkuma, gemahlen
1 Prise Salz
½ frische Chilischote, rot, etwa ½ cm je nach Schärfe und Geschmack, fein geschnitten
½ TL Speisestärke
Eventuell ½ Tomate, gewürfelt

Zubereitung

1. Den Apfel schälen, vierteln, entkernen und in Streifen schneiden.
2. In einem heißen Topf mit Ghee die Senfkörner aufplatzen lassen, die Nelke zugeben.
3. Danach sogleich die Schalotte und den Ingwer zugeben und glasig dünsten.
4. Die Apfelstreifen zugeben, mit dem Wasser aufgießen, Rohrzucker, Zitronensaft, Kurkuma, Salz und Chili zugeben.
5. Die Apfelstreifen mit den Gewürzen dünsten, bis sie weich sind und eine schön sämige Konsistenz haben.
6. Ggf. die Tomatenwürfel zugeben und für 1 Min. mitdünsten.
7. Die Speisestärke mit etwas kaltem Wasser glatt rühren, zum Chutney geben und nochmals kurz aufkochen. Umrühren, dann vom Herd nehmen.

Wichtig:
Den frischen Chili erst nach dem Aufgießen zugeben, da sonst durch das Anbraten von Chili (egal ob frisch oder gemahlen) Atemnot entstehen kann.

Tipp:
Chutneys sind in einem sauberen, trockenen Glas im Kühlschrank etwa 3 Tage haltbar.

Vata: Um den Säuregrad zu verstärken, gern die Tomate hinzufügen.
Pitta: Die Schärfe reduzieren (ohne Chili).
Kapha: Weniger Zucker und Zitronensaft verwenden.

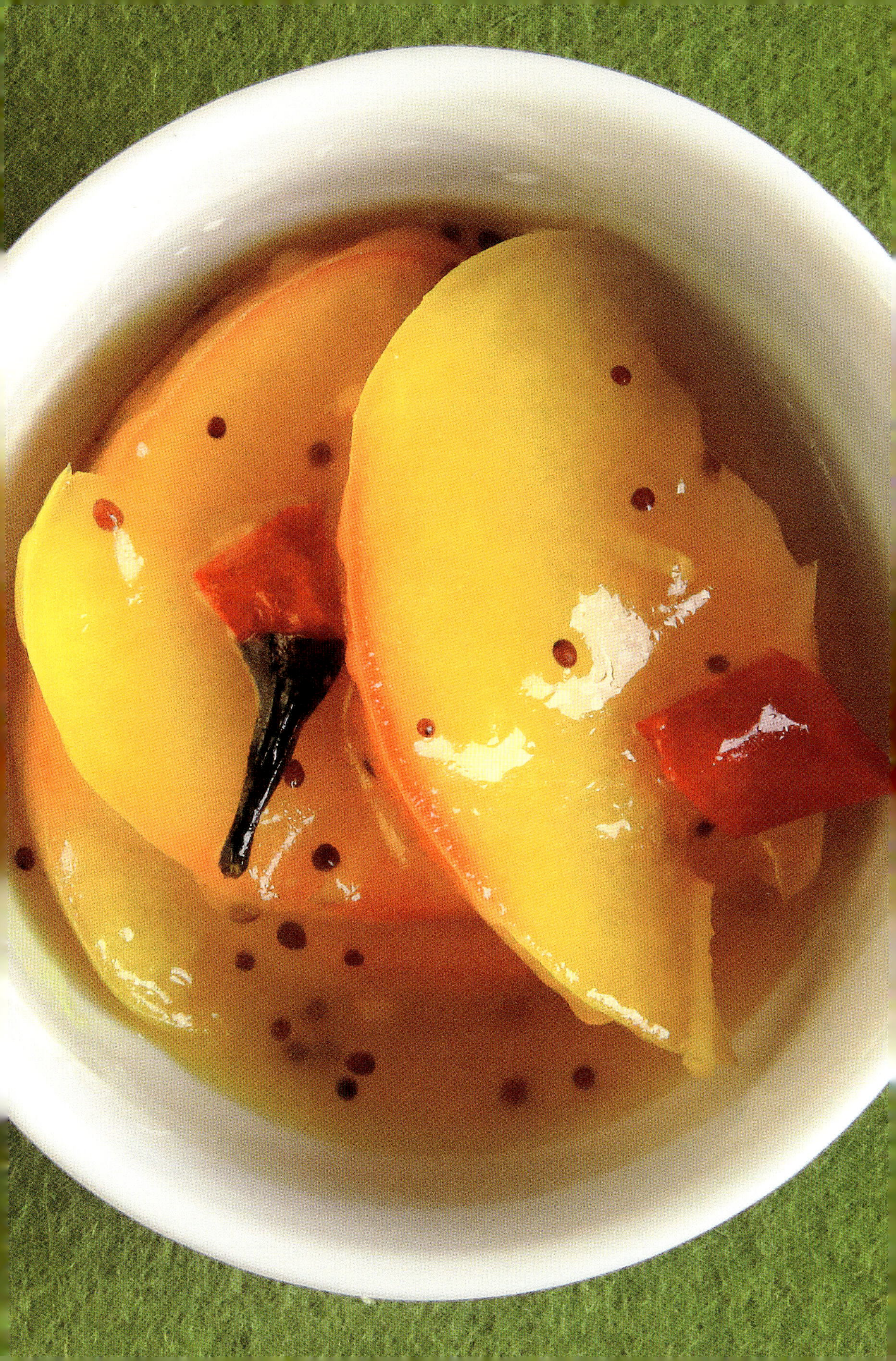

Lachsforellenfilet in Bärlauch-Kurkuma-Sauce

Wirkung: *Sowohl die Bärlauch-Sauce als auch die Deko-Kräuter (bitte mitessen!) haben viele verdauungsfördernde, leberreinigende und schleimösende Eigenschaften. In Kombination mit dem Fisch ergibt sich ein leicht verdauliches, eiweißreiches Gericht mit anregender Wirkung.*

Zutaten

Für den Reis

100 g Basmati-Reis
400 ml Wasser
1 Kardamomkapsel
3 Nelken
1 Prise Salz

Für den Fisch

1–2 Lachsforellenfilets je nach Größe (oder ersatzweise 2 Forellen- oder Saiblingsfilets)
1 Prise Salz
Saft von 1 Zitrone
3 EL Ghee

Für die Sauce

3 EL Ghee
Je ½ TL Senfsamen und Fenchelsamen, ganz
Etwa 10 Bärlauchblätter, gewaschen und in Streifen geschnitten (oder ½ TL Bärlauchpesto)
1 Msp. Kurkuma, gemahlen
Je 1 Prise Salz und frisch gemahlener Pfeffer
Saft von ¼ Zitrone

Weitere Zutaten zum Dekorieren

Schafgarbe, Gänseblümchen, Veilchen, Schlüsselblume
(Verwendung und Wirkungsweise siehe Kräuterliste)

Vata: Das Gericht genauso genießen, wie es beschrieben ist.
Pitta: Den Fisch dünsten, Senfsamen weglassen und wenig Ghee verwenden.
Kapha: Den Fisch dünsten und etwas schärfer mit Pfeffer würzen.

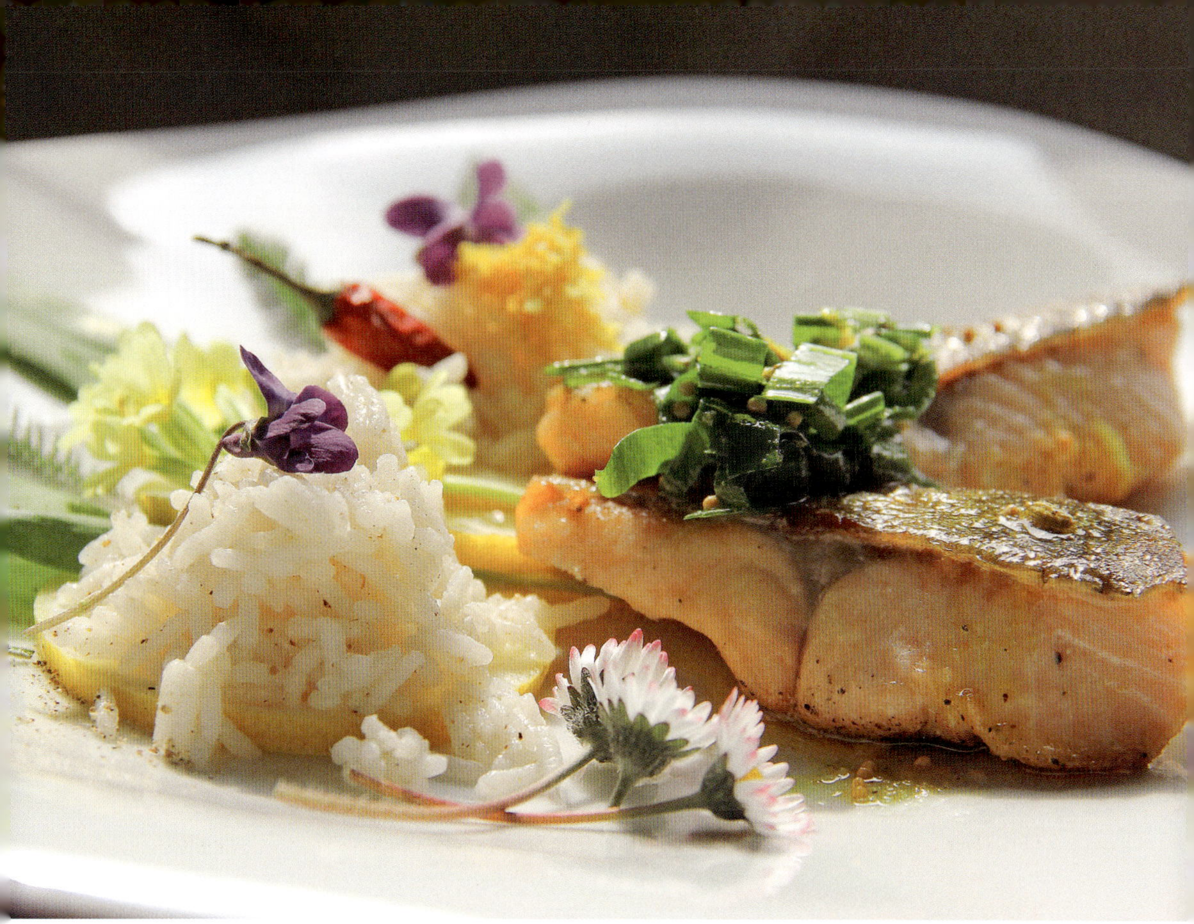

Zubereitung Reis

1. Den Reis waschen und etwa 15 bis 20 Minuten in Salzwasser mit den weiteren Gewürzen kochen.
2. Dann durch ein Sieb abgießen.

Zubereitung Fisch

1. Das Fischfilet entgräten und ggf. Schuppen entfernen. Mit etwas Salz, Pfeffer und Zitronensaft würzen.
2. Den Fisch auf der Hautseite etwa 2 Minuten in einer Pfanne in Ghee anbraten.
3. Danach etwa 3 Minuten in den vorgeheizten Backofen bei Umluft 220 °C fertig garen lassen.

Zubereitung Sauce

1. 2 EL Ghee in einem Topf erhitzen, die Senfsamen und Fenchelsamen darin kurz erhitzen und aufplatzen lassen. Von der Herdplatte nehmen und einen weiteren EL Ghee zugeben.
2. Bärlauch und Kurkuma zugeben.
3. Mit Salz und Pfeffer sowie Zitronensaft abschmecken.

Alles auf zwei Tellern anrichten und mit den genannten essbaren Kräutern dekorieren.

Geschmorter Mangold mit Apfelchutney

Wirkung: ***Mangold wirkt leicht blutreinigend; verstärkt wird dieser Effekt durch die Zugabe von Ingwer, Kurkuma und Zitronensaft.***

Zutaten

500 g Mangold (alternativ: frischer Blattspinat)
2 TL Ghee
1 TL frischer Ingwer, fein gewürfelt
½ Zwiebel, fein gewürfelt
300 ml Kokosmilch
2 TL Currymischung
½ TL Kurkuma
½ TL Steinsalz
1 TL Zitronensaft

Zubereitung

1. Den Mangold waschen und in Streifen schneiden.
2. Das Ghee in einer Pfanne erhitzen und dann die Ingwerwürfel und die Zwiebelwürfel zugeben und andünsten.
3. Danach den Mangold untermengen.
4. Das Ganze mit der Kokosmilch ablöschen und aufgießen.
5. Die Currymischung und Kurkuma zugeben und kurz mitkochen lassen.
6. Mit Salz und Zitrone abschmecken.

Dazu das Apfelchutney reichen.

Tipp:
Gerne können Sie frischen Ingwer auch aus heimischem Anbau verwenden, der mittlerweile auf vielen Wochenmärkten angeboten wird.

Vata: Statt der Kokosmilch gerne eine 50:50 Wasser-Sahne-Mischung verwenden.

Pitta: Gut geeignet, da Mangold durch seine leicht bitter-herbe Geschmacksrichtung und kühlende Wirkung ausgleichend auf Pitta wirkt.

Kapha: Den Mangold mit Basensuppe statt Kokosmilch aufgießen.

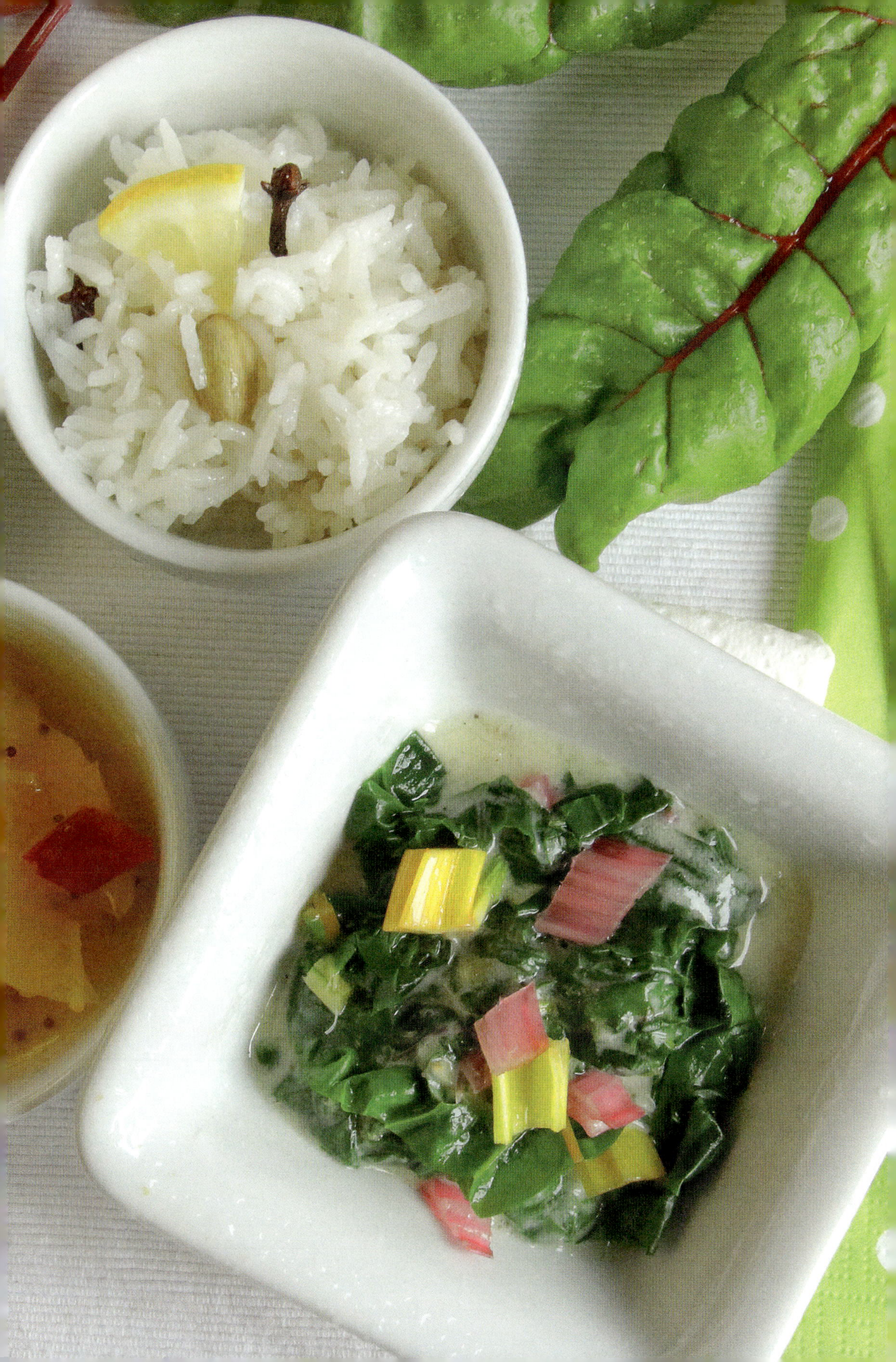

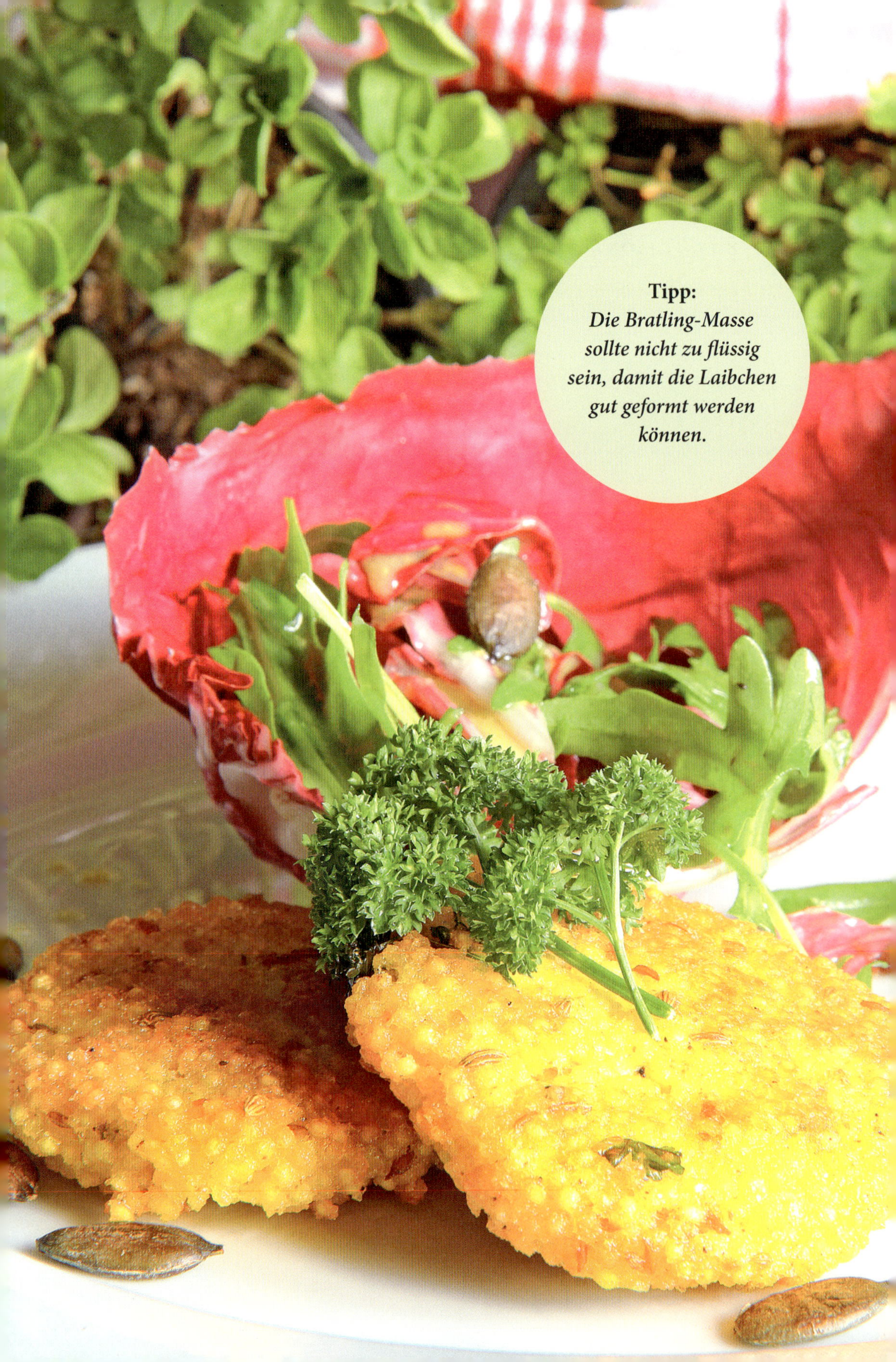

Tipp:
Die Bratling-Masse sollte nicht zu flüssig sein, damit die Laibchen gut geformt werden können.

Hirsebratlinge mit bitteren Blattsalaten

Wirkung: ***Hirse stärkt das Immunsystem.***
Petersilie wirkt blutreinigend. Kresse unterstützt die Ausleitung.

Zutaten

Für die Hirsebratlinge

100 g Hirse
1 EL hoch erhitzbares Sonnenblumenöl
Je 1 TL Kreuzkümmel und Fenchelsamen, ganz
½ cm Ingwer, fein gewürfelt
400 ml Basensuppe
Je 1 Prise Salz, Pfeffer und Kurkuma, gemahlen
1 TL Petersilie, fein gehackt
1 TL Kresse frisch, fein geschnitten
4 TL Kokosöl

Für den Salat

50 g Rucola
50 g Radicchio
2 EL Walnuss- oder Kürbiskerne

Für die Vinaigrette

1 EL Zitronensaft
5 EL Wasser
½ TL mittelscharfer Senf
2 EL Sonnenblumenöl
Salz, Pfeffer, 1 Prise Zucker
Alle Zutaten gut verrühren.

Zubereitung Hirsebratlinge und Salat

1. Die Hirse gut abspülen und in einem Sieb abtropfen lassen.
2. In 1 EL heißem Sonnenblumenöl in einem Topf Kreuzkümmel und Fenchelsamen aufplatzen lassen.
3. Den Ingwer zugeben, mit der Brühe ablöschen, aufkochen.
4. Salz, Pfeffer und Kurkuma zugeben.
5. Die Hirse einrühren und 15 Minuten kochen lassen.
6. Bei ausgeschalteter Herdplatte noch etwa 5 Minuten quellen lassen.
7. Währenddessen für den Salat den Rucola und Radicchio gut waschen, in Streifen schneiden und mit der Vinaigrette etwa 10 Minuten lang marinieren.
8. Die Walnuss- oder Kürbiskerne grob hacken, in einer großen beschichteten Pfanne ohne Fett kurz anrösten, ohne sie zu verbrennen, herausnehmen, etwas abkühlen lassen.
9. In die abgekühlte Bratling-Masse Petersilie und Kresse einarbeiten.
10. Bratlinge formen und etwa 2 Minuten in Kokosöl auf beiden Seiten braten, bis sie eine goldbraune Farbe bekommen.
11. Den marinierten Salat auf einem Teller anrichten und die Hirsebratlinge daraufsetzen. Mit den angerösteten Kernen garnieren.

Vata: Ein ideales und sehr wohlschmeckendes Gericht.
Pitta: Nur 1 bis 2 Bratlinge und dafür mehr Blattsalat.
Kapha: Die geformten Bratlinge statt in der Pfanne ohne Fett im Ofen auf einem Backpapier etwa 5 Minuten bei 180 °C Umluft backen.

Heimische Brennnesselknödel

Wirkung: ***Die Brennnessel unterstützt den Körper tatkräftig bei der Entgiftung über die Nieren.***

Zutaten

30 g frische Brennnesseln oder 15 g getrocknete Brennnesseln (aus Apotheke oder Reformhaus)
1 TL Ghee
1 TL frischer Ingwer, fein gewürfelt
½ rote Zwiebel, fein gewürfelt
⅛ Liter Milch
1½ TL Salz
1 Msp. Chili
1 Msp. Kreuzkümmel, gemahlen
3 Msp. Kurkuma, gemahlen
1 Msp. Muskatnuss, frisch gerieben
125 g Knödelbrot (oder 2 Semmeln gewürfelt)
2 Eier
10 g Butter

Zubereitung

1. Die frischen Brennnesseln waschen. Die dicken, harten Stiele wegschneiden, nur die feinen Stiele und die Blätter verwenden.
2. In einem Topf das Ghee erhitzen, den Ingwer und die Zwiebelwürfel für eine Minute darin glasig dünsten. Dann die Brennnesseln zugeben.
3. Mit der Milch aufgießen, Salz, Chili, Kreuzkümmel und Kurkuma zugeben und kurz aufkochen lassen.
4. Knödelbrot in eine Schüssel geben. Die Gewürzmilch über das Knödelbrot geben und gut durchmengen.
5. Nach dem Auskühlen Eier und Butter zugeben und die Masse zu ca. 6 Knödeln formen.
6. Die Knödel in sprudelnd kochendes Wasser geben und 1 Minute kochen lassen, dann auf kleiner Hitze weitere 10 bis 15 Minuten fertig köcheln.

Tipp:
Die Knödel schmecken besonders gut in Kombination mit dem Apfelchutney.

Vata: Über dieses schmackhafte Gericht gerne noch etwas warmes Ghee geben.

Pitta: Darf dieses Gericht ohne Einschränkung genießen, da die Brennnessel kühlend und entzündungshemmend wirkt und einen bitter-herben Geschmack hat.

Kapha: Knödel sind normalerweise nicht geeignet für Kapha; durch die entschlackende, wassertreibende Wirkung der Brennnessel ist dieses Rezept jedoch ausgleichend.

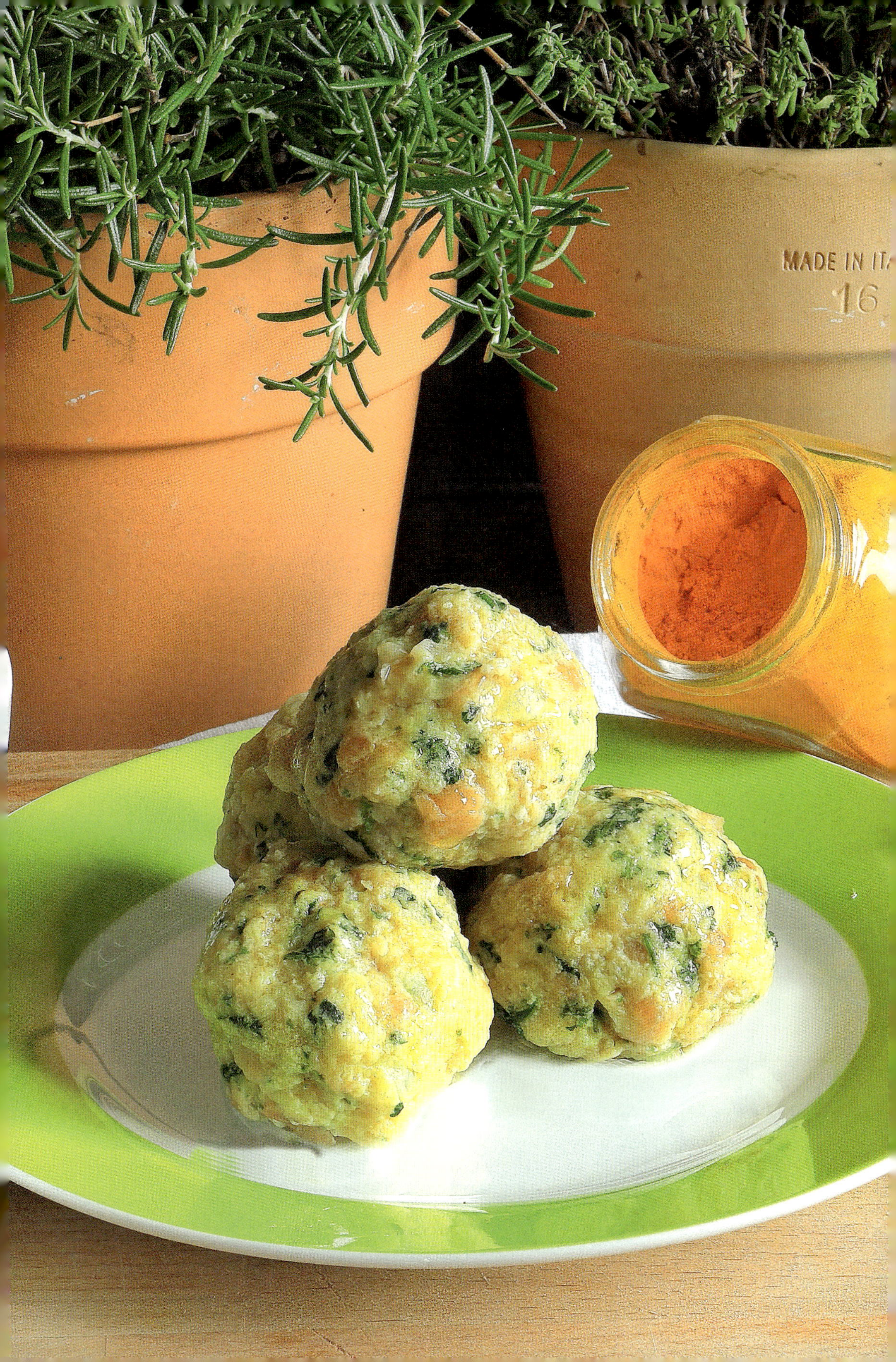
MADE IN ITA
16

Für Vata: Leuchtendes Gold

Wirkung: ***Wirkt übermäßigem Vata entgegen, da die Verdauung durch die Schafgarbe nachhaltig angeregt wird und gleichzeitig durch die Kombination mit Zimt und Ahornsirup (süß) sowie der Limette (sauer) das Vata besänftigt wird.***

Zutaten

2 Nelken
0,5 cm Zimtstange (oder 1 Msp. Zimt gem.)
500 ml Wasser
2 Zweige Schafgarbe (frisch gepflückt), ersatzweise 1 TL getrocknete Schafgarbe (aus der Apotheke)
2 EL frisch gepresster Limettensaft
1 EL Ahornsirup
1 Msp. Kurkuma, gemahlen
je 1 Msp. Salz + Chilipulver

Zubereitung

1. Die Gewürze Zimt und Nelke kurz trocken in einem Topf heiß werden lassen (Vorsicht: nicht verbrennen lassen!).
2. Mit dem Wasser aufgießen und etwa 2 Minuten leicht köcheln (wallen) lassen.
3. Vom Herd ziehen und auf etwa 60 °C abkühlen lassen.
4. Dann die Schafgarbe im Ganzen zugeben und 2 Minuten ziehen lassen (bei getrockneter Schafgarbe 3 Minuten).
5. Im Anschluss den Limettensaft, Ahornsirup, Kurkuma, Chilipulver und das Salz zugeben.
6. Kurz umrühren, 2 Minuten ziehen lassen und durch ein Sieb abgießen.

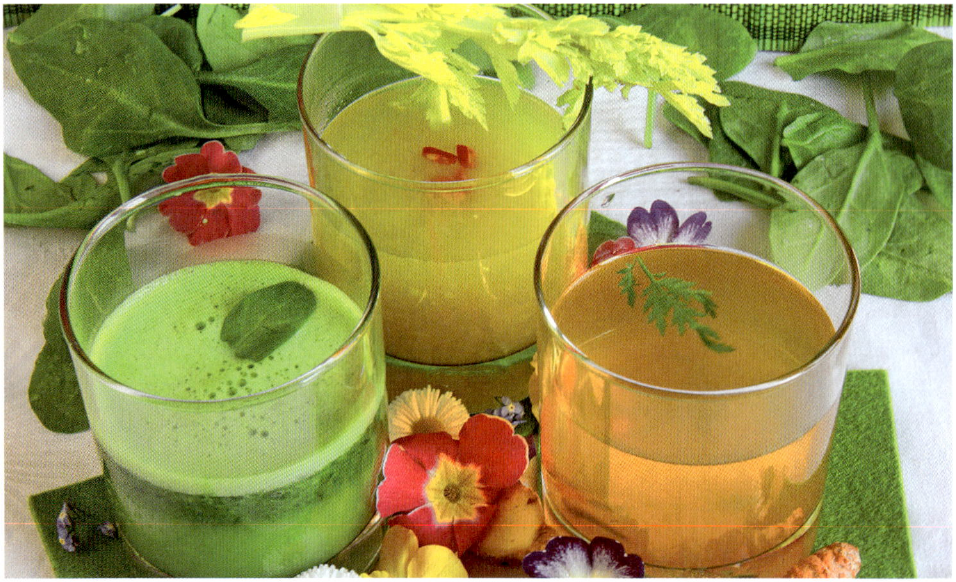

Für Pitta: Grüner Hans

Wirkung: ***Dieses Getränk ist für Pitta besonders geeignet, da die Farbe Grün sowie die bitter-herben Geschmacksrichtungen und die Reis-Kokos-Milch das überschießende Pitta kühlen.***

Zutaten

250 ml Wasser
250 ml Reis-Kokos-Milch
2 Hände voll frischer Blattspinat, gewaschen
2–5 Nadeln frischer Rosmarin
2 dünne Scheiben frischer Ingwer
2 TL Agavendicksaft
½ TL Zitronensaft
1 Msp. Salz

Zubereitung

Alle Zutaten in einen Mixer geben und etwa 40 Sekunden lang gut pürieren.
Fertig!

Für Kapha: Staudi-Drink

Wirkung: ***Kapha braucht etwas Rohkost, damit es in Bewegung kommt. Süßer Agavendicksaft und säuerliche Zitrone schaden nicht und entsprechen ganz seinem Geschmack.***

Zutaten

500 ml heißes Wasser
200 g Staudensellerie
1 cm Ingwer, grob geschnitten
Je 1 Msp. Kurkuma und Chili, gemahlen
½ TL Agavendicksaft
½ TL Zitronensaft

Zubereitung

Alle Zutaten in einen Mixer geben (mit hoher Drehzahl) und gut pürieren. Nicht abseihen, sondern im Ganzen trinken.

Kapitel 4

DER SOMMER, JAHRESZEIT DER WÄRME UND AKTIVITÄT

Mit der richtigen Ernährung kühlen und das Verdauungsfeuer stärken

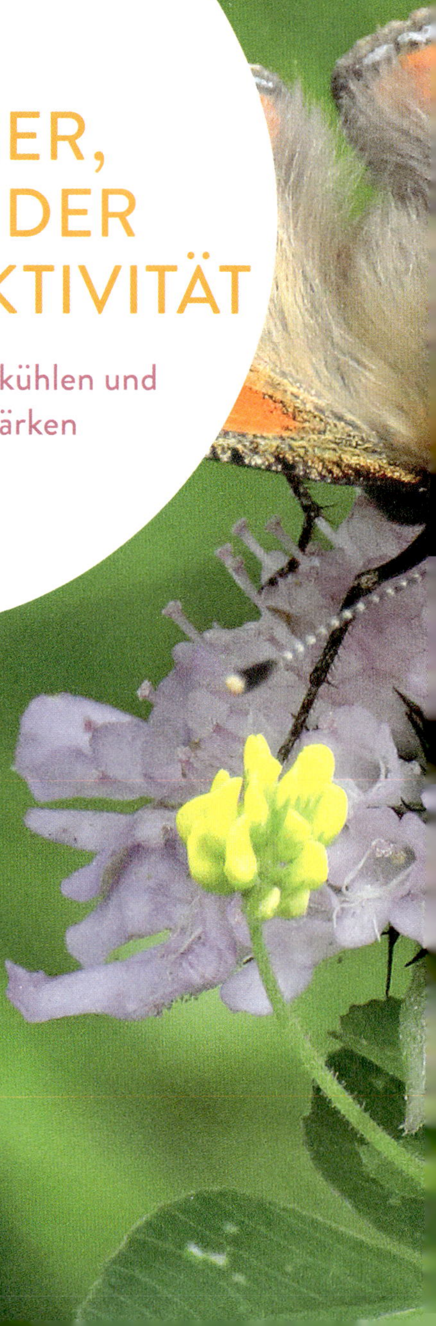

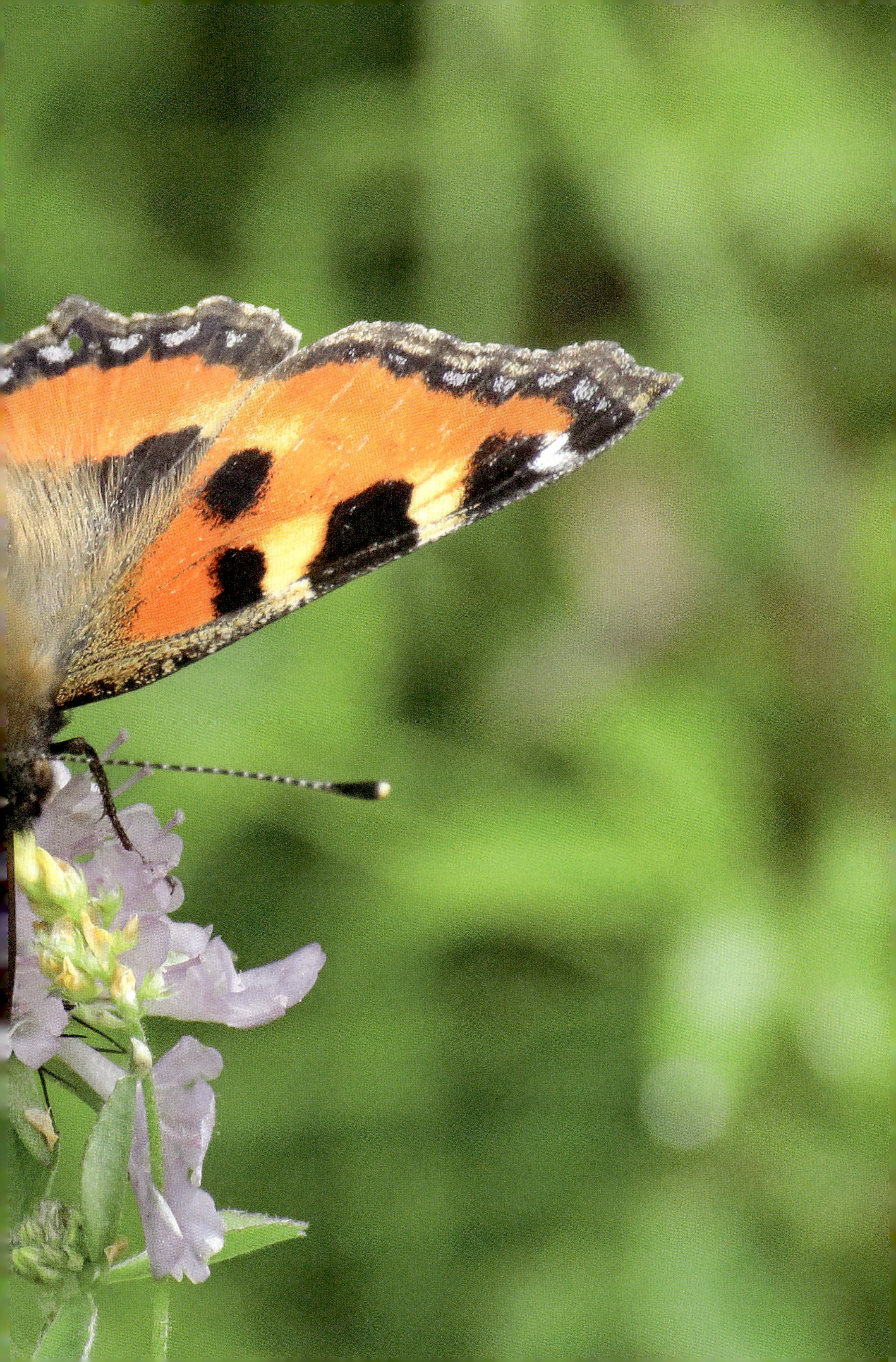

Zeit des Tatendrangs

Der Sommer steht im Ayurveda für Wärme und Aktivität, aber auch Trockenheit in der Natur – typische Feuerqualitäten also. Die Tage sind länger, und die Natur präsentiert sich in ihren schönsten Farben. Im Frühsommer erleben wir die üppigste Blütenpracht; das saftige Grün der Wiesen und das kräftige Blau der Bäche und Seen spiegeln die Fülle dieser Jahreszeit wider. Viele heimische Obst- und Gemüsesorten stehen uns jetzt erntefrisch zur Verfügung, sodass wir aus dem Vollen schöpfen können. War unsere Ernährung im Frühling davon geprägt, zur Entschlackung und Entgiftung beizutragen, so dürfen wir nun all die frischen, gesunden Lebensmittel genießen, die der Sommer uns schenkt.

Die sommerliche Wärme steigert Aktivität und Produktivität auf allen Ebenen und in allen Lebewesen – ob Pflanze, Tier oder Mensch. Stellen Sie sich z. B. einen Schmetterling vor, der im Frühsommer aus seinem Kokon geschlüpft ist. Am Morgen, wenn es noch kühl ist, ruht er meistens und bewegt sich wenig. Mit zunehmender Wärme wird er aktiver und flattert schließlich fast pausenlos von Blüte zu Blüte, um sich am frischen Nektar zu laben. Dabei hilft er gleichzeitig bei der Bestäubung und sichert damit den Fortbestand der Pflanzen.

Auch für uns ist der Sommer die Zeit des Tatendrangs, ob wir nun Reparaturen an Haus und Garten erledigen, das Fahrrad wieder in Schwung bringen oder die Wände in der Wohnung neu streichen. Auf geistiger Ebene können wir diesen Tatendrang z. B. nutzen, um eine neue Fremdsprache zu erlernen oder uns im Schatten der Bäume mit philosophischen Themen zu beschäftigen. Manches hatten wir uns vielleicht im Winter schon vorgenommen, ohne uns aufraffen zu können. Jetzt finden wir die Kraft, es umzusetzen.

Die Energie des Sommers nutzen und aktiv werden

Umsetzung und Umwandlung werden dem Pitta-Dosha sowie der Jahreszeit Sommer als Qualitäten zugeschrieben. Für alle Umwandlungs- und Stoffwechselprozesse in unserem Körper ist Pitta-Energie notwendig, aber auch für unsere Zielstrebigkeit.
Die wichtigsten Schlagworte für Pitta: **heiß, scharf, aktiv**

Während die frühsommerliche Wärme die allgemeine Aktivität fördert, kann es allerdings im Hoch- oder Spätsommer, der oft von sehr trockener Hitze geprägt ist, zu einer zu starken Vermehrung von Pitta kommen, die dann ins Gegenteil umschlägt. Dann droht jegliche Aktivität förmlich zu ersticken und wir fühlen uns wie gelähmt. Am liebsten würden wir uns nur noch in den Schatten legen und ausruhen, was eine durchaus gesunde Reaktion unseres Körpers ist, der auf diese Art versucht, das erhöhte Pitta auszugleichen. Auch unser Stoffwechsel fährt dann sozusagen herunter und läuft auf »Sparflamme«; das Agni, unser Verdauungsfeuer, wird also schwach. Wie wir damit umgehen beziehungsweise dem mit der richtigen Ernährung und Lebensführung entgegenwirken können, werde ich in den nächsten Abschnitten erklären.

Der Speiseplan im Sommer

Was bedeutet es für uns, wenn sich im Sommer das Pitta-Dosha vermehrt? Pitta steht in Verbindung mit allen Umwandlungs- und Stoffwechselprozessen im Körper, also auch mit der Verstoffwechslung von Nahrung.

Das Thema Ernährung im Sommer ist tatsächlich sehr komplex: Einerseits dürfen wir unserem Körper nicht zu viel Hitze und Trockenheit, also zu viel Pitta, zumuten – es sei denn, wir haben eine Kapha-Konstitution. Ein Übermaß an Pitta könnte nämlich bei Pitta- oder Vata-Konstitutionen zu Verdauungsproblemen wie z. B. Durchfall führen, aber auch zu Entzündungen im Körper. Andererseits müssen wir insbesondere im Hoch- oder Spätsommer unser geschwächtes Agni unterstützen.

Die ayurvedische Küche hält eine Vielzahl an Ratschlägen bereit, um gut durch den heißen Sommer zu kommen, ausgewogen zu essen, zu viel Pitta zu vermeiden und das Agni zu stärken.

Energiereiche und befeuchtende Speisen

Nährende und energiereiche Gemüse- und Obstgerichte (möglichst nach Saison), die leicht verdaulich sind, entlasten das Agni, wodurch sich weniger

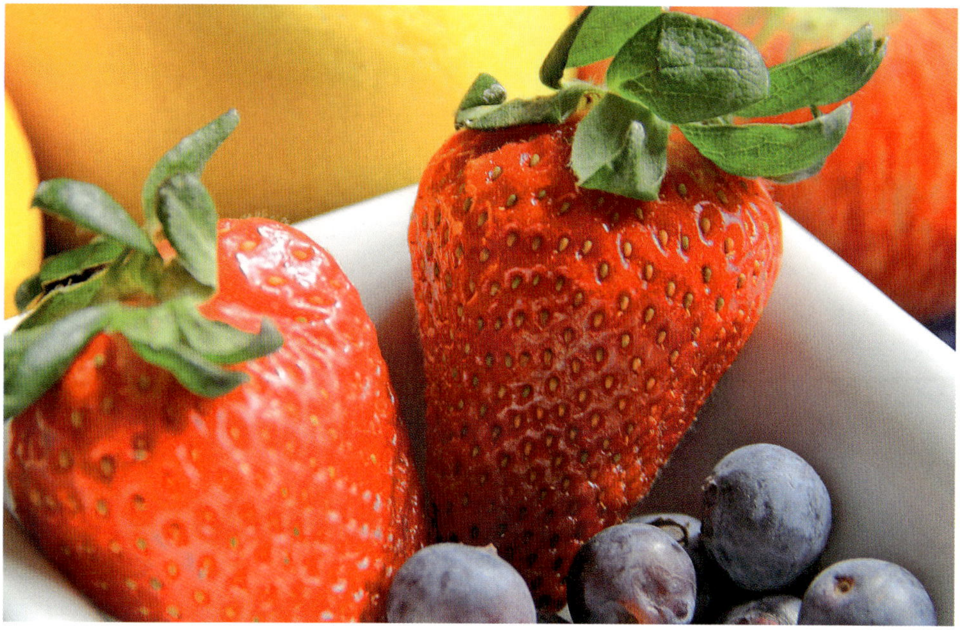

Schlackenstoffe im Körper anreichern. Im Rezeptteil finden Sie eine Vielzahl an Gerichten, die befeuchtend und nährend wirken. Dies erreichen wir zum einen durch die saisonalen Obst- und Gemüsesorten. Zum anderen – und das macht die ayurvedische Ernährung ja so besonders – durch die Art der Zubereitung und vor allem durch die vielen Gewürze, die unser Agni unterstützen.

Wasserhaltige Speisen (wie z. B. Gurke, Melone) helfen dabei, den Wasserhaushalt im Körper aufrechtzuerhalten.

Im Sommer ist es besonders wichtig, auf einen ausgeglichenen **Säure-Basen-Haushalt** zu achten. Denn so lecker viele »typische Sommergerichte« auch schmecken mögen (sei es Speiseeis oder gegrilltes Fleisch mit Rotwein und scharfen Dips), sie fördern die Anreicherung von Säuren im Körper. Durch das geschwächte Agni und die Hitze des Sommers wird das noch verstärkt. Aus diesem Grund sollten wir im Sommer möglichst **wenig säuernde und scharfe Nahrungsmittel** zu uns nehmen. Eine gewisse Schärfe brauchen wir aber immer, um das Agni in Bewegung zu halten. Diesen scheinbaren Widerspruch werden Sie verstehen, wenn Sie einige der Sommer-Rezepte ausprobiert haben. Gegen den einen oder anderen gemütlichen Grillabend ist aber überhaupt nichts einzuwenden, sofern der Schwerpunkt Ihrer täglichen Ernährung ein anderer ist. Die **Basensuppe,** die Sie sowohl bei den Grundrezepten als auch bei der Frühjahrskur finden, eignet sich auch im Sommer wunderbar als Ausgleich.

Wenn Sie Fleisch essen wollen, empfehle ich im Sommer eher **Geflügel** wie Huhn oder Pute, da es leichter verdaulich ist als rotes Fleisch. Generell ist Geflügel leichter verdaulich und auch weniger erhitzend als z. B. Lamm- oder Wildfleisch. Letztere Fleischsorten sind daher eher für die kälteren Monate geeignet, in denen wir – wenn wir es denn mögen – insgesamt mehr Fleisch essen können als in der warmen Jahreszeit.

Bei Fischen sollten Sie sich möglichst an die **heimischen Süßwasserfische** halten, die einen hohen Eiweißgehalt haben und uns dadurch Kraft geben.

Was das Thema Rohkost betrifft, so kommt es sehr auf die Zutaten und die Art der Zubereitung an. Aus ayurvedischer Sicht sind z. B. **bitter-herbe Blattsalate (u. a. Radicchio, Endivien)** empfehlenswert, die durch ihre Bitterstoffe die Darmfunktion anregen, sofern man nicht zu viel davon zu sich nimmt. Ist unser Agni durch große Hitze aber ohnehin geschwächt, sind generell **warme, gekochte und damit leichter verdauliche Speisen** empfehlenswert. Rohkost im Allgemeinen (z. B. größere Mengen an Kopfsalat, aber auch rohe Karotten) beanspruchen das Verdauungsfeuer zu sehr, da sie schwerer zu verstoffwechseln sind.

Vermeiden Sie deshalb auch **eiskalte Speisen und Getränke.** Diese Speisen müssen vom Körper erst unter Energieverbrauch erhitzt werden, damit die Vitamine, Mineralstoffe etc. aufgenommen werden können.

Heimische Wildkräuter und -Blumen, die kühlend wirken und daher im

Sommer gerne in der Küche verwendet werden dürfen: Hopfen (als bitterer Tee oder als Bier, auch alkoholfrei), Lavendel (z.B. in Desserts), Gänseblümchen und Löwenzahnblätter.

Als leicht verdauliche **Beilagen und zur Zubereitung** bieten sich im Sommer an:

- **Getreide:** Gerste, Hafer, Dinkel, Weizen
- **Reis** (am besten Basmati-Reis oder auch weißer Reis)
- **Fettarmes** Garen, Dünsten oder Kochen und gelegentlich Gebackenes

Geschmacksrichtungen, die unterstützend wirken

Pitta- und Vata-Typen sollten zu **scharfe Gewürze und Speisen** (z.B. Chili) im Sommer meiden, da sie die Hitze im Körper verstärken.

Das gilt auch für thermisch zu **stark erhitzende Gewürze** wie z.B. Zimt und Nelken, die man gerne für Süßspeisen, aber auch für Gewürztees verwendet.

Für Pitta und Vata sind alle **mild gewürzten Speisen** geeignet, die das Agni leicht anregen, ohne das Feuer im Körper zu sehr anzufachen, z.B. Ingwer. Verglichen mit Pfeffer und Chili hat Ing-

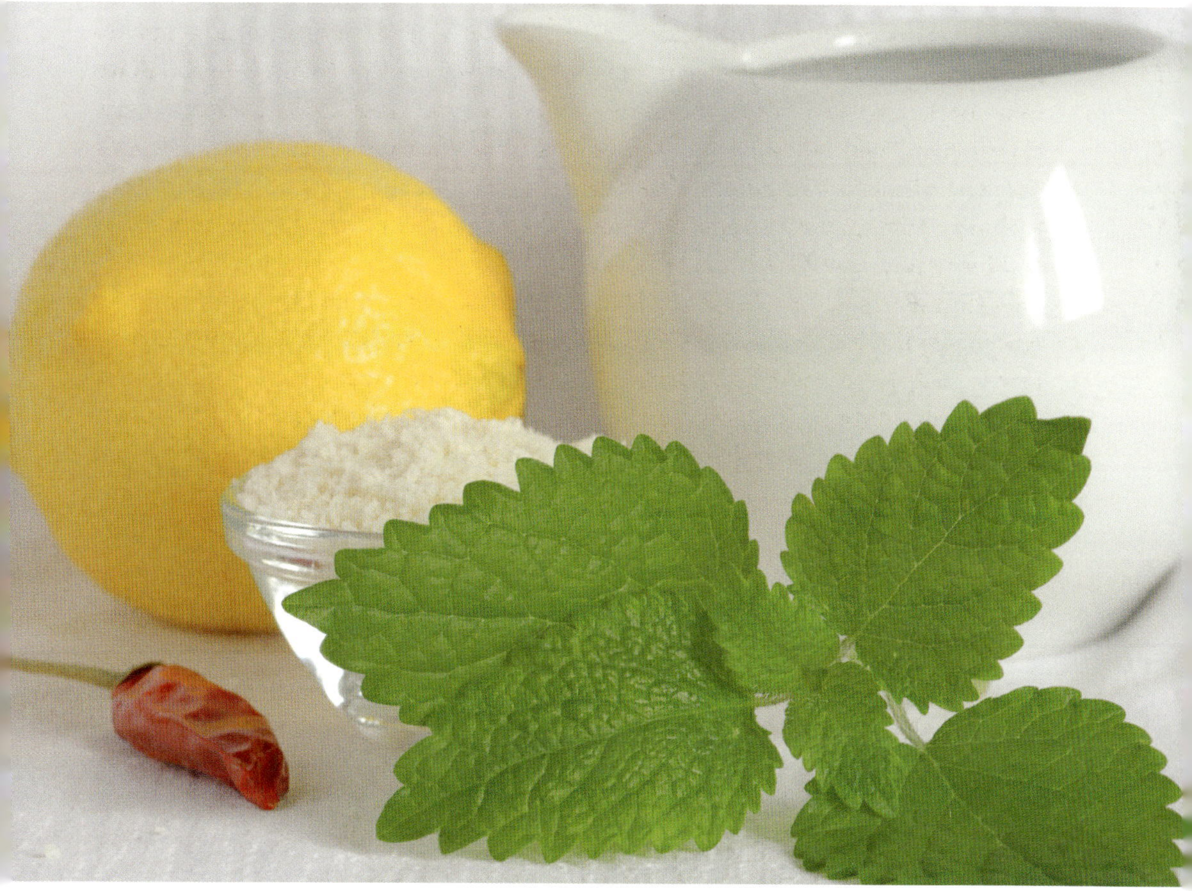

wer einen relativ milden Schärfegrad, der unser Agni anregt, uns aber nicht zu stark erhitzt.

Bei **Pitta-Typen** können die Mahlzeiten gerne den süßen, bitteren und herben Geschmack deutlich hervorheben.

Vata-Typen neigen prinzipiell und natürlich besonders im Sommer zur Trockenheit. Deshalb ist es für sie jetzt besonders wichtig, genügend befeuchtende, wasserhaltige, ölige und erdende Speisen zu sich zu nehmen. Sie sollten z. B. viel klares Wasser oder auch Aloevera-Saft trinken. An heißen Sommertagen ist es ausreichend, wenn das Getränk Zimmertemperatur hat. An sehr kühlen Sommertagen empfiehlt es sich jedoch, auf warmes oder abgekochtes Wasser zurückzugreifen. Gut für Vata sind süße, reife, wasserhaltige Früchte und Gemüse wie z. B. Aprikosen, rote Trauben, Kirschen, Zucchini.

Kapha-Typen profitieren dagegen von mehr Hitze und sollten daher auch im Sommer ihre Speisen mit thermisch heißen und scharfen Gewürzen abschmecken. Um ihr Agni zu stärken, sollten sie außerdem auf bittere und herbe Gewürze und Nahrungsmittel (bittere Blattsalate, Kurkuma) zurückgreifen.

Ausgleichende und harmonisierende Gewürze wirken bei einer Überreizung des Magens beruhigend. Eine solche Überreizung kann durch Stress oder falsche Ernährung bei allen Doshas vorkommen und zeigt sich in Völlegefühl, Magenschmerzen und Sodbrennen. Gemahlenes Kardamom kann z. B. sowohl in Süßspeisen und als Kaffeegewürz als auch in herzhaften Speisen verwendet werden.

Mein Tipp: Egal, zu welchem Dosha-Typ Sie gehören – falls Sie schon jetzt Lust auf ein einfaches, kühlendes und harmonisierendes Sommergetränk haben, empfehle ich Ihnen das Erfrischungsgetränk »Frischer Sommerwind« (siehe Rezeptteil).

Sommerrezepte

Auf den folgenden Seiten finden Sie Rezepte, die speziell für den Sommer geeignet sind, weil sie das Verdauungsfeuer Agni stärken und gleichzeitig zu viel Pitta verhindern. Sie sind geordnet nach Vorspeisen und Salaten, Chutneys, Suppen, Hauptmahlzeiten, Desserts und Getränken.

Bei allen Rezepten steht, welche allgemeine Wirkung sie haben und wie die verschiedenen Dosha-Typen sie gegebenenfalls abwandeln können, damit sie optimal auf sie abgestimmt sind. Alle Rezepte sind für zwei Personen berechnet.

Um Ihnen die Entscheidung zu erleichtern, welches Rezept Sie wann ausprobieren möchten, habe ich eine Einteilung nach Schwierigkeitsgrad beziehungsweise Zeitdauer vorgenommen:

1 Lavendelblüte = einfach und schnell

2 Lavendelblüten = braucht etwas Zeit

3 Lavendelblüten = etwas anspruchsvoller

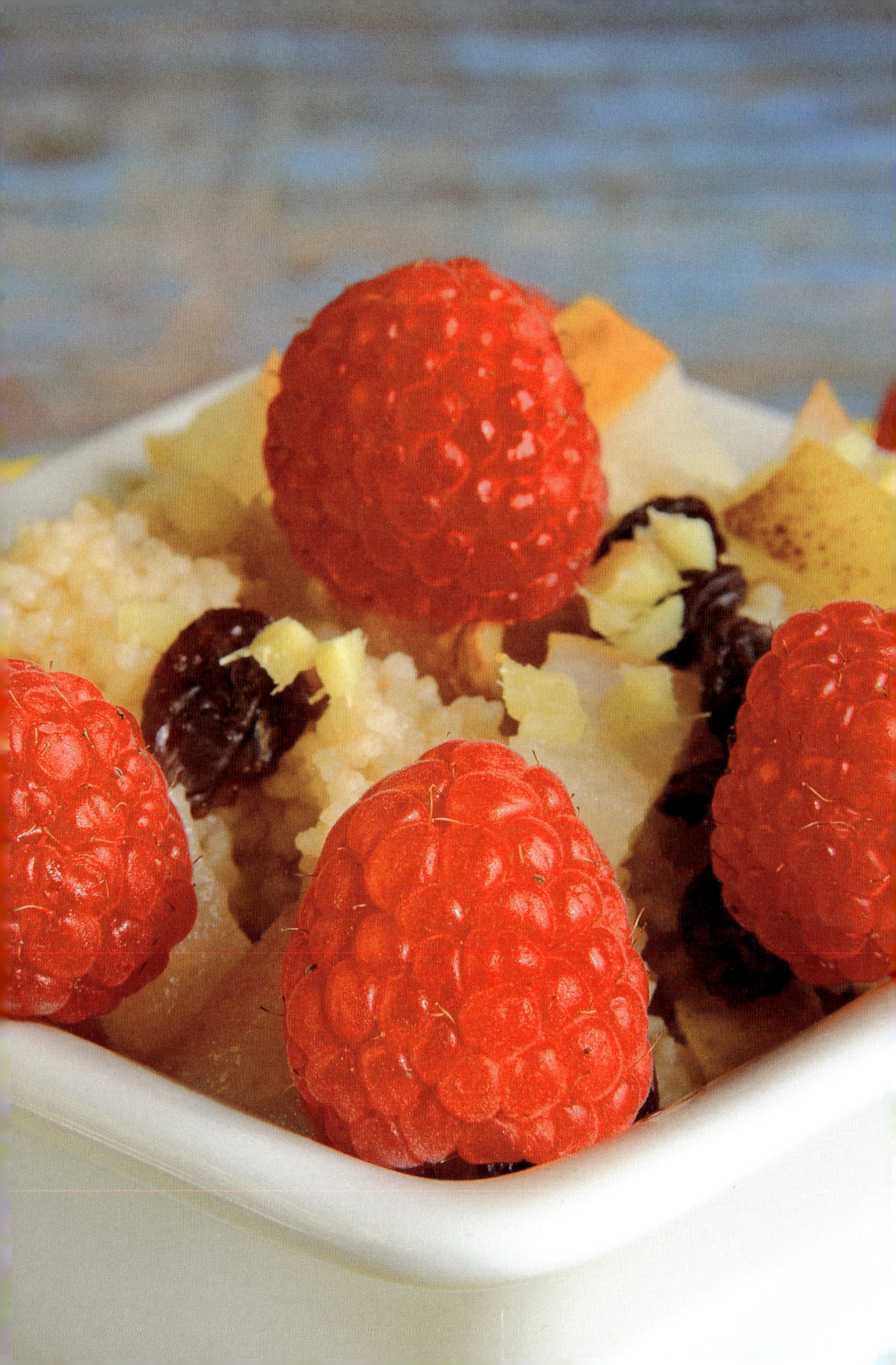

Couscous-Traum mit Birnen

Wirkung: *sehr nährend und gehaltvoll und gibt durch den leichten Couscous ausreichend Kraft und Energie bis zum Mittagessen.*

Zutaten

75 g Couscous (Weizen- oder gerne auch Dinkel-Couscous)
Etwa 150 ml Wasser
1 TL Ghee
1 TL Ingwer frisch, fein gewürfelt
30 g Rosinen
1 Birne, klein geschnitten
1 EL Rohrohrzucker
1 Msp. Kurkuma, gemahlen
Je ¼ TL Kardamom und Zimt, gemahlen
1 Prise Salz
100 ml Kokosmilch
½ TL Rosenwasser
Schale von ½ Zitrone, gerieben
Saft von ½ Zitrone
Als essbare Deko: 10 Himbeeren

Zubereitung

1. Zunächst den Couscous in einen Topf mit Wasser und etwas Salz geben und einmal aufkochen lassen. Dann zur Seite stellen und quellen lassen. Der Couscous sollte das Wasser ganz aufsaugen. Dabei öfter mit einer Gabel auflockern und bei Bedarf etwas Wasser nachgießen.
2. Ghee in eine Pfanne geben und erhitzen.
3. Die Ingwerwürfel kurz darin anschwitzen, die Rosinen zugeben, dann die Birne.
4. Den Zucker sowie Kurkuma, Kardamom und Zimt zugeben, leicht salzen.
5. Mit der Kokosmilch aufgießen und leicht kochen lassen, bis die Birne weich ist.
6. Rosenwasser, Zitronenschale und Zitronensaft zugeben.
7. Den gekochten Couscous zugeben und alles etwa 2 Minuten leicht weiterköcheln lassen.

Tipp:
Frische Himbeeren sehen sehr schön aus und passen geschmacklich gut zu Birnen. Gerne dürfen Sie auch mit frischen Kräutern wie Zitronenmelisse, Zitronenverbene oder Lavendel dekorieren.

Vata: Kokosmilch durch eine Mischung aus 50 ml Wasser und 50 ml Sahne ersetzen.
Pitta: Kokosmilch wie im Rezept verwenden.
Kapha: Kokosmilch durch Wasser ersetzen und nur 15 g Rosinen verwenden.

Wildkräutersuppe

Wirkung: *Je nach Art der verwendeten Kräuter variiert die Wirkung (siehe Kräuter-Liste); generell stärken diese Kräuter unsere Lebensenergie und wirken reinigend auf den Körper.*

Zutaten

2 TL Ghee
1 Zwiebel, fein gewürfelt
1 Kartoffel, fein gewürfelt
400 ml Basensuppe (siehe Grundrezept, ersatzweise Gemüsebrühe)
Etwa 30 g gemischte Kräuter nach Saison und Geschmack: Brennnessel, Löwenzahn, Giersch, Gänseblümchen, Schafgarbe oder auch aus Garten oder Geschäft: Thymian und Rosmarin (beide sparsam verwenden), Petersilie, Basilikum, Dill, Zitronenmelisse
50 g Sauerrahm
Etwas Zitronensaft, Salz und Pfeffer

Zubereitung

1. Zwiebelwürfel in Ghee glasig dünsten, dann die Kartoffelwürfel zugeben und mit Basensuppe aufgießen.
2. So lange kochen lassen, bis die Kartoffeln weich sind.
3. Währenddessen die Kräuter waschen, klein schneiden und in die Suppe geben. Sauerrahm zugeben.
4. Dann die Suppe mit dem Pürierstab mixen. So lange pürieren, bis eine feine, cremige Konsistenz entsteht. Eventuell Basensuppe nachgießen.
5. Mit Zitronensaft, Salz und Pfeffer abschmecken.

Tipp:
Als Beilage schmeckt sehr gut das Dinkel-Chapati in Baguette-Form.

Deko-Tipp:
Einige essbare Blüten oder Kräuter-Blätter hierfür beiseitelegen.

Vata, Pitta, Kapha: Dieses Gericht ist durch die Vielseitigkeit der Kräuter und Zutaten ohne Änderungen **für alle drei Doshas geeignet.**

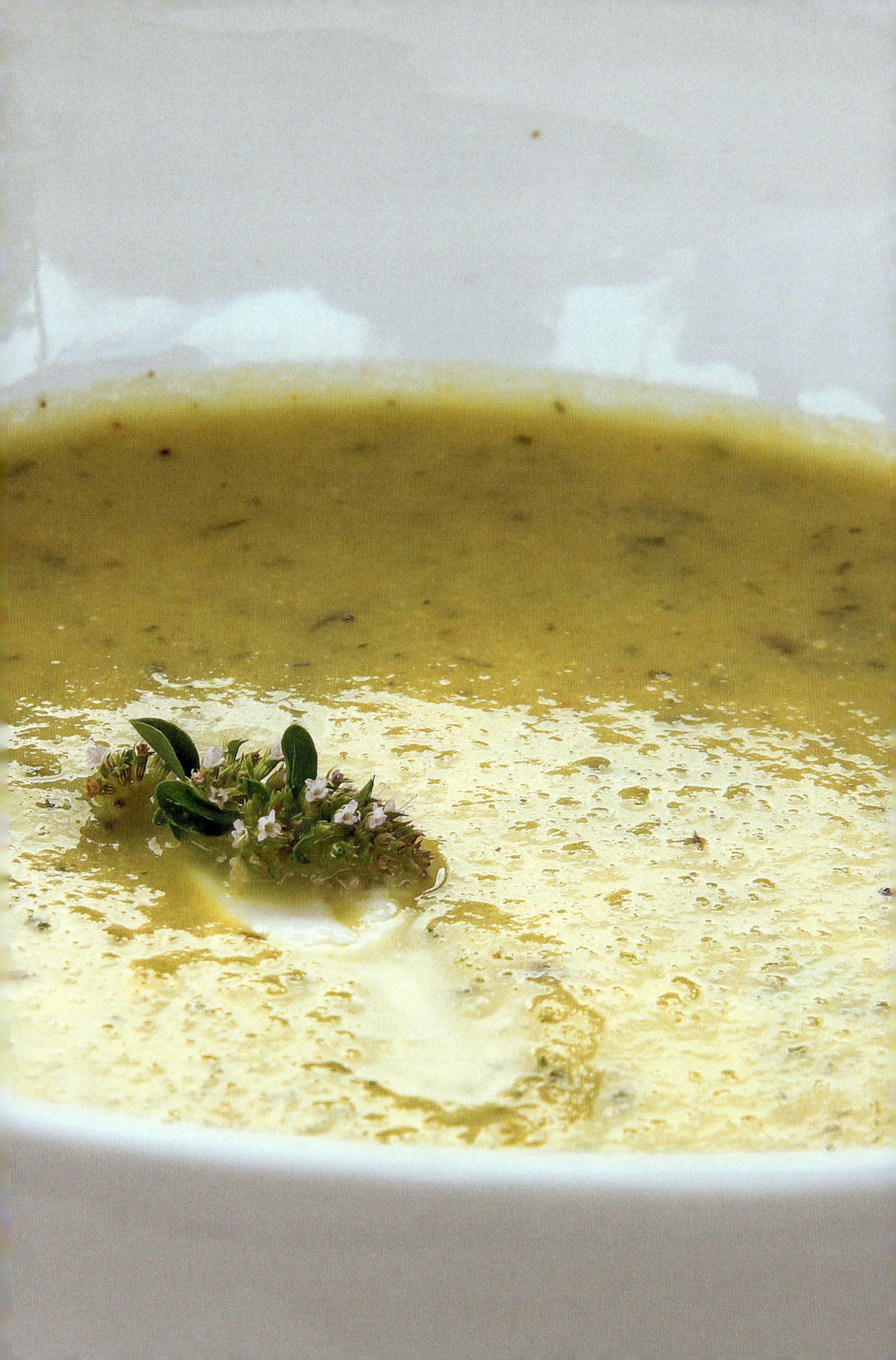

Bunter sommerlicher Blattsalat

Wirkung: *Durch die Kombination aus gedünstetem Gemüse und Rohkost (Blattsalat) wird das Verdauungsfeuer Agni besser unterstützt als bei einem reinen Rohkostsalat.*

Zutaten

Je 1 gelbe und 1 rote/orange Karotte
1 TL Ghee
¼ TL Senfsamen
½ TL Bockshornkleeblätter
1 TL Ingwer, fein gewürfelt
½ TL Kurkuma frisch, fein gewürfelt (ersatzweise 1 Msp. Kurkumapulver)
200 ml Wasser (oder Basensuppe)
Etwa ½ TL Salz
150 g Blattsalate nach Wahl (z. B. Radicchio, Eisbergsalat, Römersalat)
2 getrocknete Aprikosen oder Feigen
Etwa 10 Basilikumblätter

Für das Dressing

2 EL Olivenöl
1 EL Balsam-Essig
5 EL Wasser
Salz, Pfeffer
1 TL Agavensirup

Zubereitung

1. Die Karotten schälen und in etwa 0,5 cm dicke Scheiben schneiden.
2. Das Ghee in einen heißen Topf geben und darin zuerst die Senfsamen aufplatzen lassen.
3. Geben Sie anschließend die Bockshornkleeblätter dazu, dann Ingwer, Kurkuma und anschließend die Karotten. Alles umrühren.
4. Dann mit etwas Wasser oder Basensuppe ablöschen, Salz nach Geschmack zugeben und die Karotten mit Deckel etwa 8 Minuten weich dünsten. Dann den Topf vom Herd nehmen.
5. Während die Karotten dünsten, die Blattsalate waschen und in Streifen schneiden.
6. Das Dressing zubereiten, indem Sie alle Zutaten in einen Mixer geben und fein mixen.
7. Die Blattsalat-Streifen in eine Schüssel geben und das gemixte Dressing darübergießen. Das Dressing dann vorsichtig unterheben und etwa 2 Minuten lang marinieren lassen.
8. Die Aprikosen oder Feigen in kleine Würfel schneiden und unter den Salat mischen.
9. Salat auf einem Teller anrichten und die gedünsteten Karotten dazugeben.
10. Mit reichlich Basilikum garnieren.

Vata: Keine zu bitteren Salatsorten verwenden.
Pitta: Statt Balsam-Essig Zitronensaft verwenden, da dieser basisch verstoffwechselt wird.
Kapha: Die Karotten nur kurz andünsten und bissfest lassen. Mit Pfeffermühle servieren.

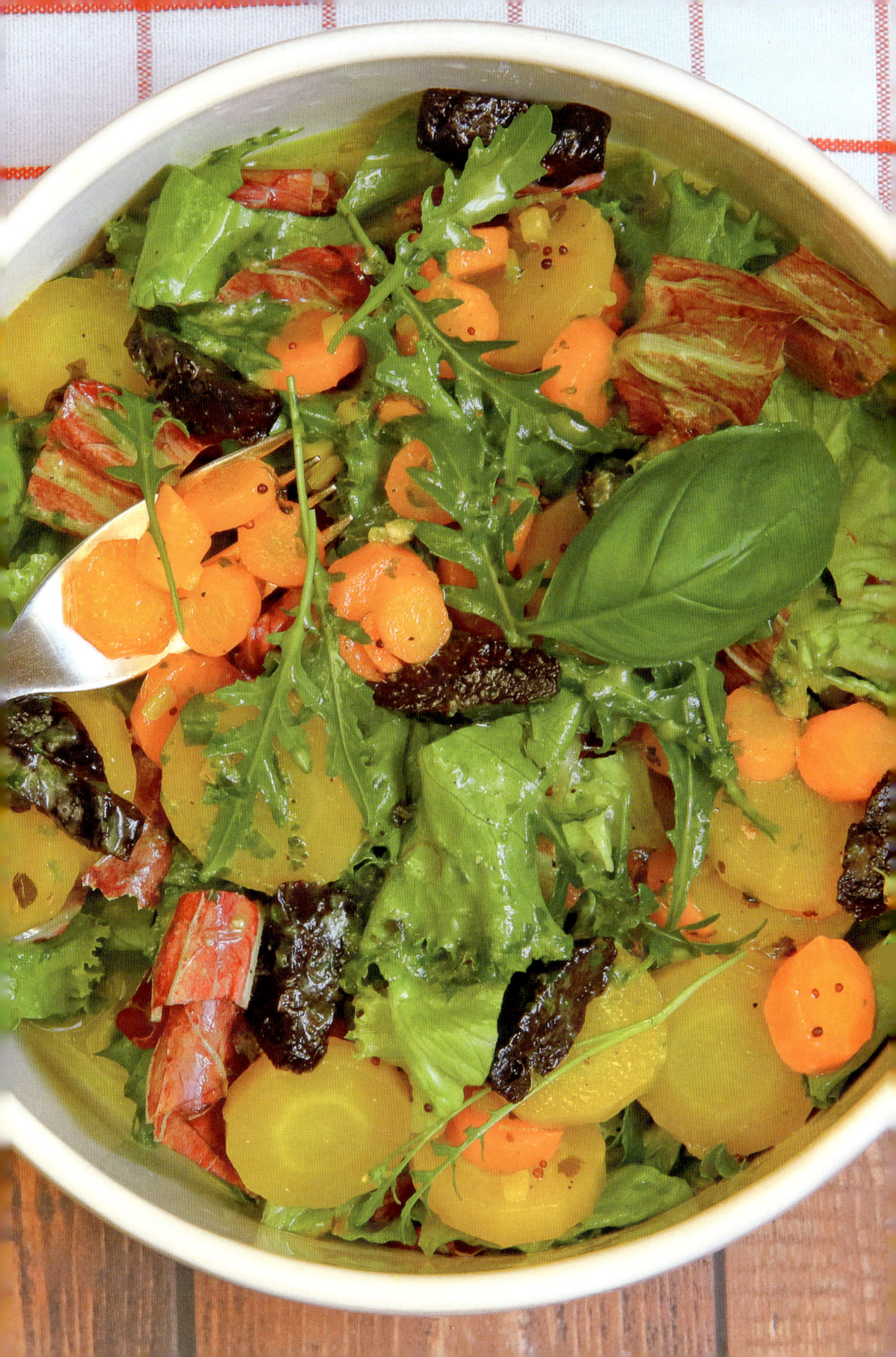

Ayurvedisch-bayerischer Pfannkuchen

Wirkung: *Der pikante Pfannkuchen wirkt durch die Kräuter reinigend und aufbauend, der süße wirkt kühlend und stärkt durch die verwendeten Gewürze das Agni.*

Zutaten für 2 süße und 2 pikante Pfannkuchen

Pfannkuchenteig

150 g Mehl
Etwa 250 ml Mandelmilch
1 Prise Salz
1 Msp. Kurkuma, gemahlen
2 Eier
1–2 EL Ghee

Füllung süße Variante

1 TL Ghee
1 Scheibe frischer Ingwer, fein gewürfelt
1 Pfirsich (oder 2 reife Aprikosen), gewürfelt
1 TL Vollrohrzucker
3 EL Kokosmilch
3 EL Wasser
Je 1 Msp. Kardamom, Zimt, Kurkuma, alles gemahlen
Etwas Zitronensaft
2–3 Tropfen Rosenwasser
Als Deko: Minz- oder Basilikum-Blätter

Füllung pikant

¼ Salatgurke
1 TL Pesto (selbst gemacht oder gekauft)
¼–½ Bund frischer Koriander oder Petersilie

Für Vata: Besser die süße Variante, dabei die Kokosmilch durch 2 EL Sahne und weitere 1–2 EL Wasser ersetzen.

Für Pitta: Besser die pikante Variante, da die Gurke und der Koriander sowie das Pesto kühlend wirken.

Für Kapha: Besser die pikante Variante; dabei die Gurke durch einen kleinen Bund Rucola ersetzen und mit Pfeffer würzen.

Zubereitung Pfannkuchen

1. Das Mehl mit der Milch und dem Salz und Kurkuma mit einem Schneebesen glatt rühren.
2. Die Eier zugeben und verquirlen.
3. Aus dem Pfannkuchenteig in einer heißen Pfanne mit etwas Ghee insgesamt 4 Pfannkuchen backen.

Tipp:
Eingerollt schmecken die Pfannkuchen besonders lecker.

Mit süßer Füllung

1. In einem Topf Ghee erhitzen, die Ingwerwürfel darin andünsten
2. Pfirsich/Aprikosen hinzufügen.
3. Zucker zugeben und mit Kokosmilch und Wasser ablöschen.
4. Die restlichen Gewürze (Kardamom, Zimt, Kurkuma) zugeben und alles ca. 2 Minuten zu einer cremigen Masse einkochen lassen.
5. Mit Zitronensaft und Rosenwasser abschmecken.
6. Die zwei Pfannkuchen jeweils mit der Hälfte der Pfirsich- oder Aprikosencreme füllen, einrollen und nach Herzenslust mit frischen Kräutern wie Minze oder Basilikum garnieren.

Mit pikanter Füllung

1. Die Gurke vierteln und in kleine Stücke schneiden.
2. Die zwei Pfannkuchen mit Pesto bestreichen, die Gurkenstückchen zugeben, einrollen und mit frischem, klein geschnittenem Koriander oder Petersilie bestreuen.

▸ *Rezeptbild auf der folgenden Doppelseite*

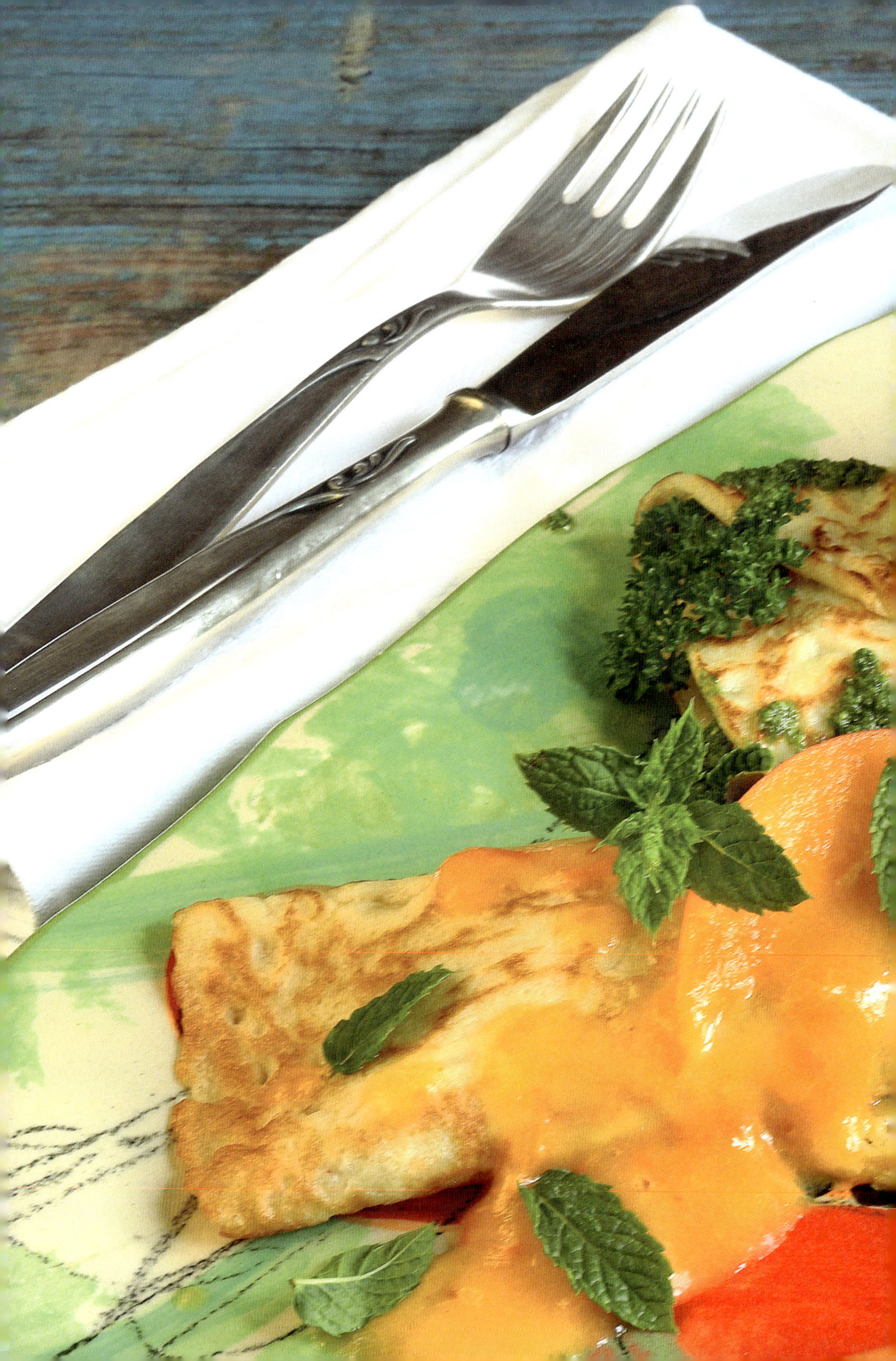

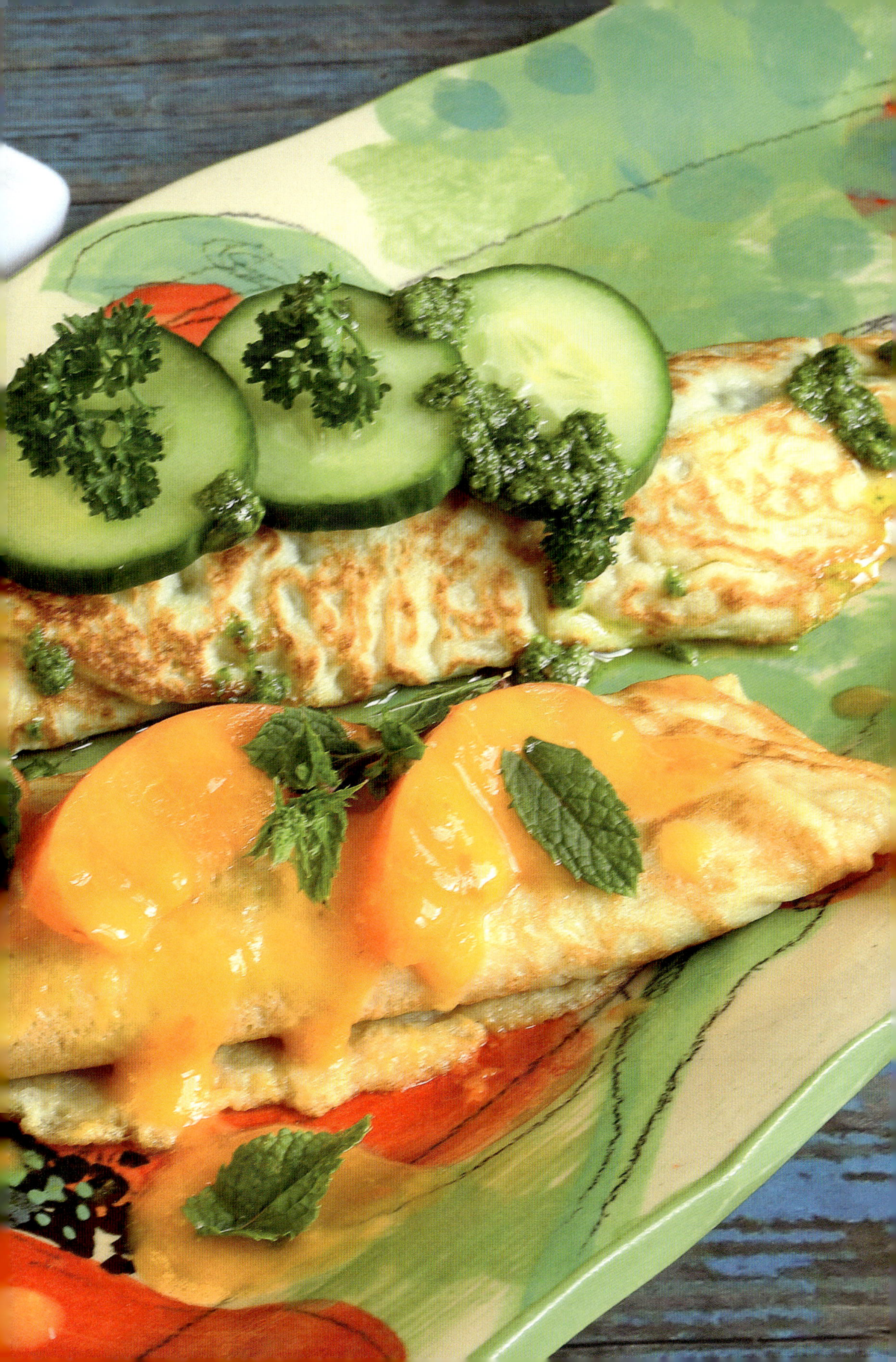

Gefüllte Zucchini mit Tomatensauce

Wirkung: ***Durch die Zucchini ein sattvisches Gericht mit heimischen Kräutern. Die Säure der Tomaten und der Zitrone wirken zusammenziehend und damit verdauungsfördernd.***

Zutaten

Für den Zitronenreis

100 g Basmati-Reis (oder anderer Reis)
1 TL Ghee (zum Anbraten der Gewürze)
4 Nelken
3 Kardamomkapseln
500 ml Wasser
½ TL Steinsalz
Schale von ½ Biozitrone, abgerieben
1 EL Ghee (für den Reis zum Erwärmen)
Saft von ½ Biozitrone

Für die Tomatensauce

2 TL Ghee
½ TL Ajowan (Königskümmel)
½ Zwiebel, fein gewürfelt
1 TL Ingwer, fein gewürfelt
3–4 frische Tomaten (je nach Größe), gewürfelt
50 ml Wasser
50 ml Kokosmilch
20 g Rohrohrzucker
1 Prise Salz
½ Chilischote frisch, in feine Streifen geschnitten (ersatzweise 1 Msp. Chilipulver)
¼ TL Kurkuma, gemahlen
1 TL Currypulver
1 TL Zitronensaft
Je ⅛ TL frischer Rosmarin, Thymian und Oregano, fein geschnitten
Evtl. 1 TL Speisestärke zum Abbinden

Für die Zucchini

2 Zucchini
2 mittelgroße Karotten
2 TL Ghee
½ TL Kreuzkümmel, ganz
½ Zwiebel, fein gewürfelt
½ TL Ingwer, fein gewürfelt
1 Knoblauchzehe, fein gewürfelt
1 Ei
2 Scheiben Knäckebrot, klein gebrochen
½ TL Salz
¼ TL frisch gemahlener Pfeffer
1 TL Zitronensaft
Je 1 TL frische Kräuter (Basilikum, Rosmarin, Petersilie, Schnittlauch), fein geschnitten
50 g geriebener Käse (Gouda)

Vata: Das Gericht so genießen wie im Rezept vorgestellt.
Pitta: Etwas weniger Tomatensauce zugeben wegen des hohen Säuregehalts.
Kapha: Einen kleinen bitteren Blattsalat als Beilage servieren.

Zubereitung Zitronenreis

1. Den Reis gründlich waschen.
2. Den Topf heiß werden lassen.
3. 1 TL Ghee zugeben, Nelken und Kardamom darin andünsten.
4. Dann den Reis kurz mitdünsten, etwa 1 Minute, danach mit Wasser aufgießen und das Salz zugeben.
5. 10–12 Minuten kochen lassen, dann beiseitestellen.
6. Die abgeriebene Zitronenschale untermengen und den Reis mit Deckel für weitere 5 Minuten ziehen lassen. Beiseitestellen.
7. Kurz vor dem Anrichten den Reis in einer Pfanne mit 1 EL Ghee kurz anbraten, den Zitronensaft zugeben und gut durchmengen.

Zubereitung Tomatensauce

1. In einem Topf das Ghee erhitzen und den Ajowan anbraten, bis die Körner aufplatzen.
2. Dann Zwiebel und Ingwer zugeben, kurz anschwitzen.
3. Die Tomatenwürfel kurz mit andünsten und mit dem Wasser ablöschen.
4. Mit der Kokosmilch aufgießen.
5. Zucker, Salz, Chili, Kurkuma und Currypulver sowie den Zitronensaft zugeben und alles 5 bis 7 Minuten zu einer cremigen Masse einkochen lassen.
6. Dann die frischen Kräuter zugeben.
7. Sollte die Sauce nach dem Einreduzieren noch zu flüssig sein, zum Abbinden die Stärke mit kaltem Wasser anrühren, unterrühren und nochmals kurz aufkochen.

Zubereitung Zucchini

1. Die beiden Zucchini halbieren. Das Fruchtfleisch mit einem Teelöffel herausnehmen und fein schneiden.
2. Die Karotten schälen und fein raspeln.

Zubereitung

1. Den Backofen auf 150 °C Umluft vorheizen.
2. In einem Topf Ghee erhitzen und den Kreuzkümmel andünsten, bis er platzt.
3. Zwiebel, Ingwer und Knoblauch zugeben und mitdünsten.
4. Das Fruchtfleisch der Zucchini und dann die Karottenraspel zugeben. Kurz andünsten.
5. Den Topf vom Herd nehmen und die Masse etwas erkalten lassen.
6. Ei, Knäckebrot (für die Bindung) sowie Salz, Pfeffer, Zitronensaft und die frischen Kräuter zugeben und zu einer cremigen, eher etwas festeren Masse verrühren.
7. Die rohen, ausgehöhlten Zucchini in eine feuerfeste Form geben.
8. Dann die Masse mit einem Löffel vorsichtig in die Zucchini füllen und den Käse darüberstreuen.
9. Das Ganze etwa 25 Minuten auf mittlerer Schiene bei 150 °C Umluft fertig backen.

Das Gericht auf einem Teller mit dem Zitronenreis und der Tomatensauce anrichten.

▸ *Rezeptbild auf der folgenden Doppelseite*

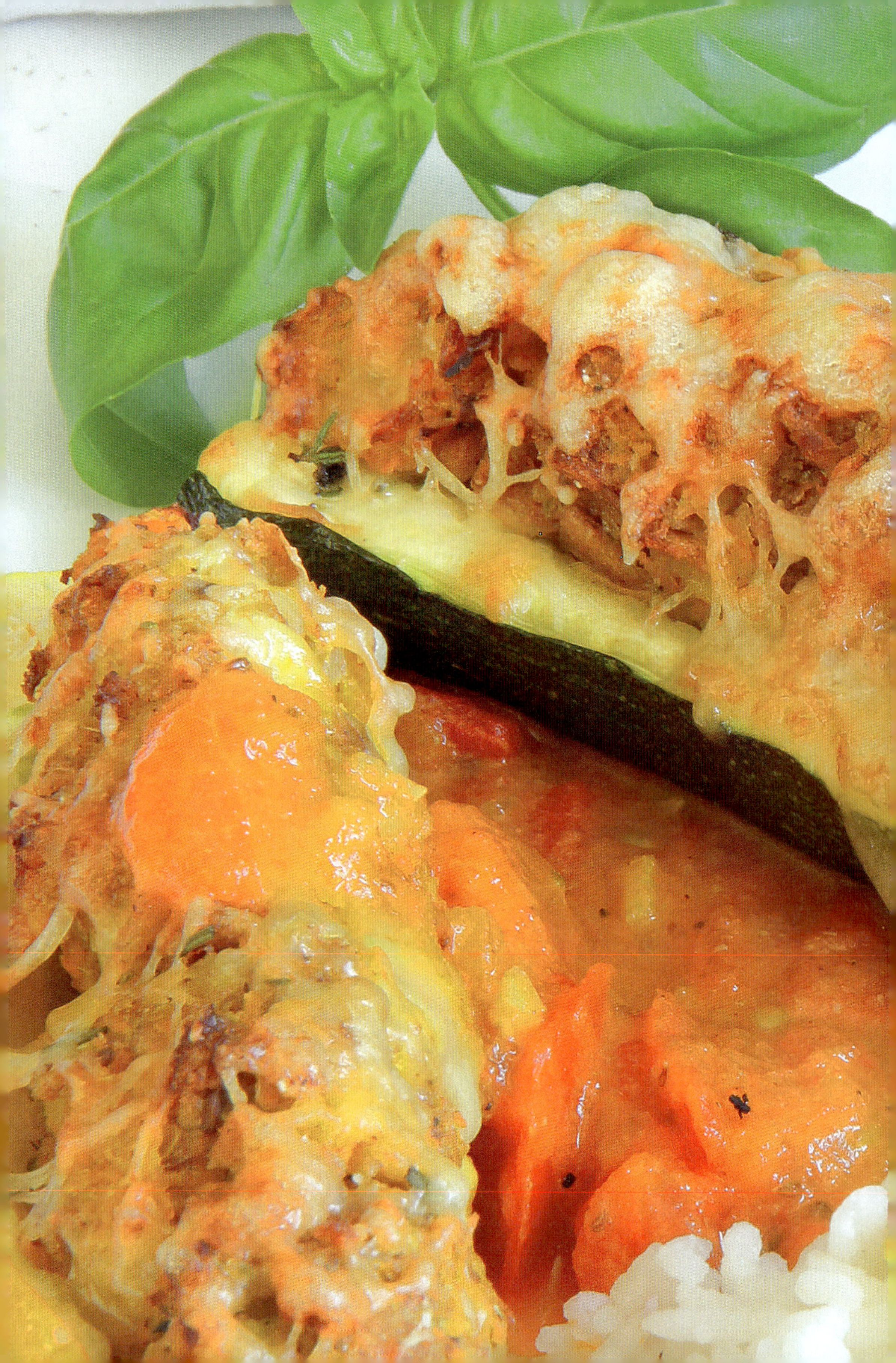

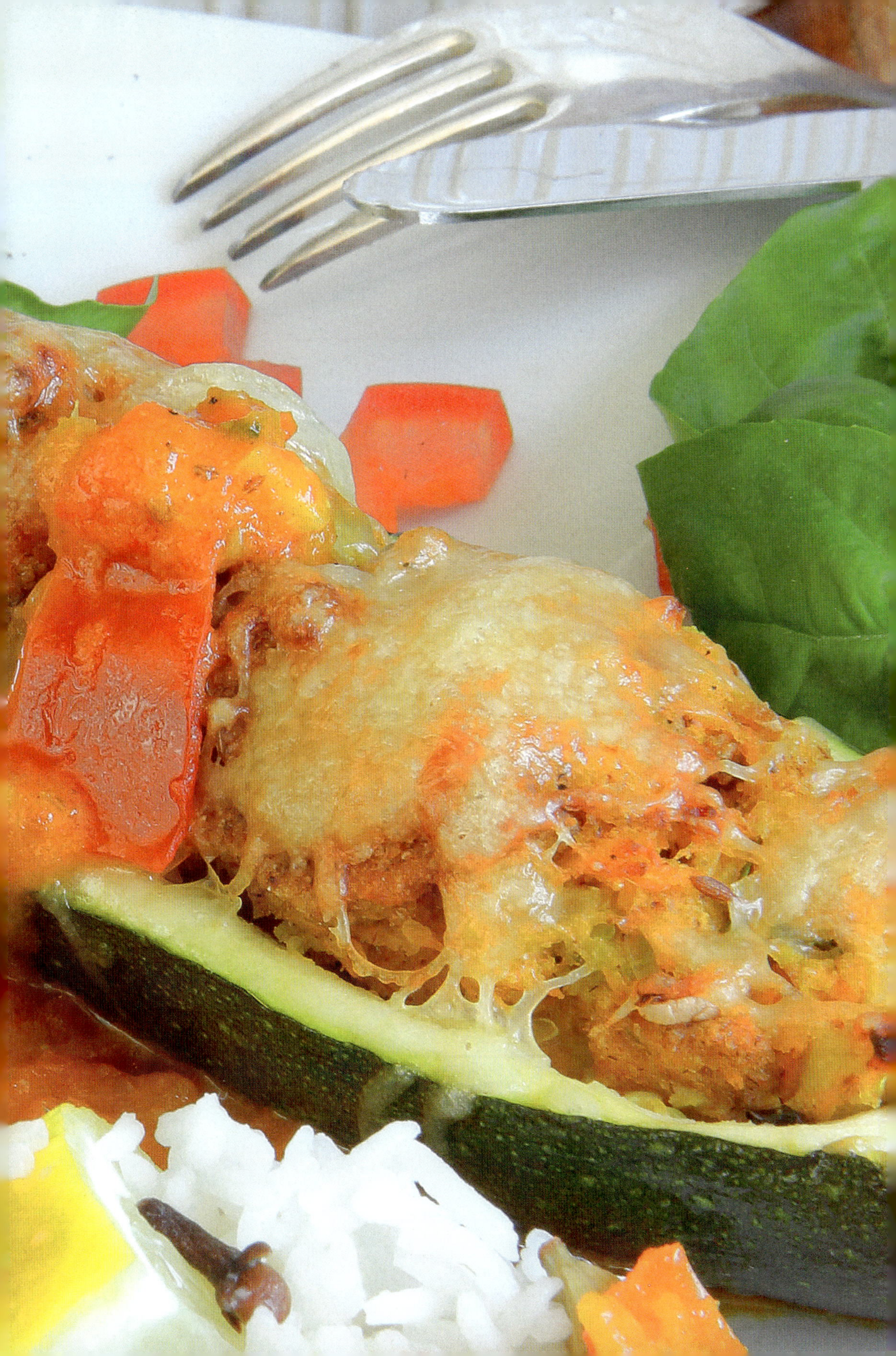

Saiblingsfilet mit Kartoffelpüree

Wirkung: ***Ein leichtes Fischgericht, das durch die Kartoffeln trotzdem auch erdend wirkt.***

Zutaten

Für das Püree

500 g mehlige Kartoffeln, geschält
1 Liter Wasser
4 Msp. Kurkuma, gemahlen
Je 1 Prise Salz, weißer Pfeffer
1 Prise Muskatnuss, frisch gerieben
2 EL Ghee
Etwas Zitronensaft

Für den Saibling

2 Saiblingsfilets (oder 1 ganzer Saibling, den Sie aber vorher schuppen und filetieren müssen); wahlweise 2 Forellenfilets
1 Prise Salz
Etwas Zitronensaft
2 EL Ghee

Zusätzlich

½ Bund Rucola, gewaschen und in ca. 5 cm lange Stücke geschnitten
2 TL Ghee

Zubereitung Püree

1. Die Kartoffeln mit allen Gewürzen in Wasser für ca. 25 Minuten weich kochen. Dann abgießen, dabei das Kochwasser aufbewahren.
2. Die Kartoffeln zu einem feinen Püree stampfen.
3. Die Kartoffelmasse durch Zugabe von Kartoffelwasser und 1–2 EL Ghee mit einem Schneebesen zu einem Püree glatt rühren.
4. Mit Muskatnuss, Pfeffer, Salz und Zitrone abschmecken.

Zubereitung Saiblingsfilets

1. Backofen auf 200 °C Umluft vorheizen.
2. Die Saiblingsfilets in je 3 gleich große Stücke schneiden und mit Salz und Zitrone würzen.
3. 2 EL Ghee in eine heiße ofenfeste Pfanne geben.
4. Die Filetstücke nur auf der Hautseite 1 Minute anbraten, dann die Püree-Masse gleichmäßig darauf verteilen.
5. Die Pfanne für 3–4 Minuten in den Ofen geben und den Fisch mit dem Püree gar ziehen lassen.

Zubereitung Rucola

1. In einer heißen Pfanne 2 TL Ghee erhitzen.
2. Den vorbereiteten Rucola etwa 10 Sekunden lang darin schwenken.

Den Rucola auf dem Fisch verteilen, den Fisch auf 2 vorgewärmten Tellern anrichten und sofort servieren.

Vata: Das Gericht so genießen wie im Rezept vorgestellt.
Pitta: Nicht zu viel mit Salz und Pfeffer würzen.
Kapha: Den Saibling dünsten, anstatt ihn zu braten; anstelle des Pürees ein sommerlicher Blattsalat.

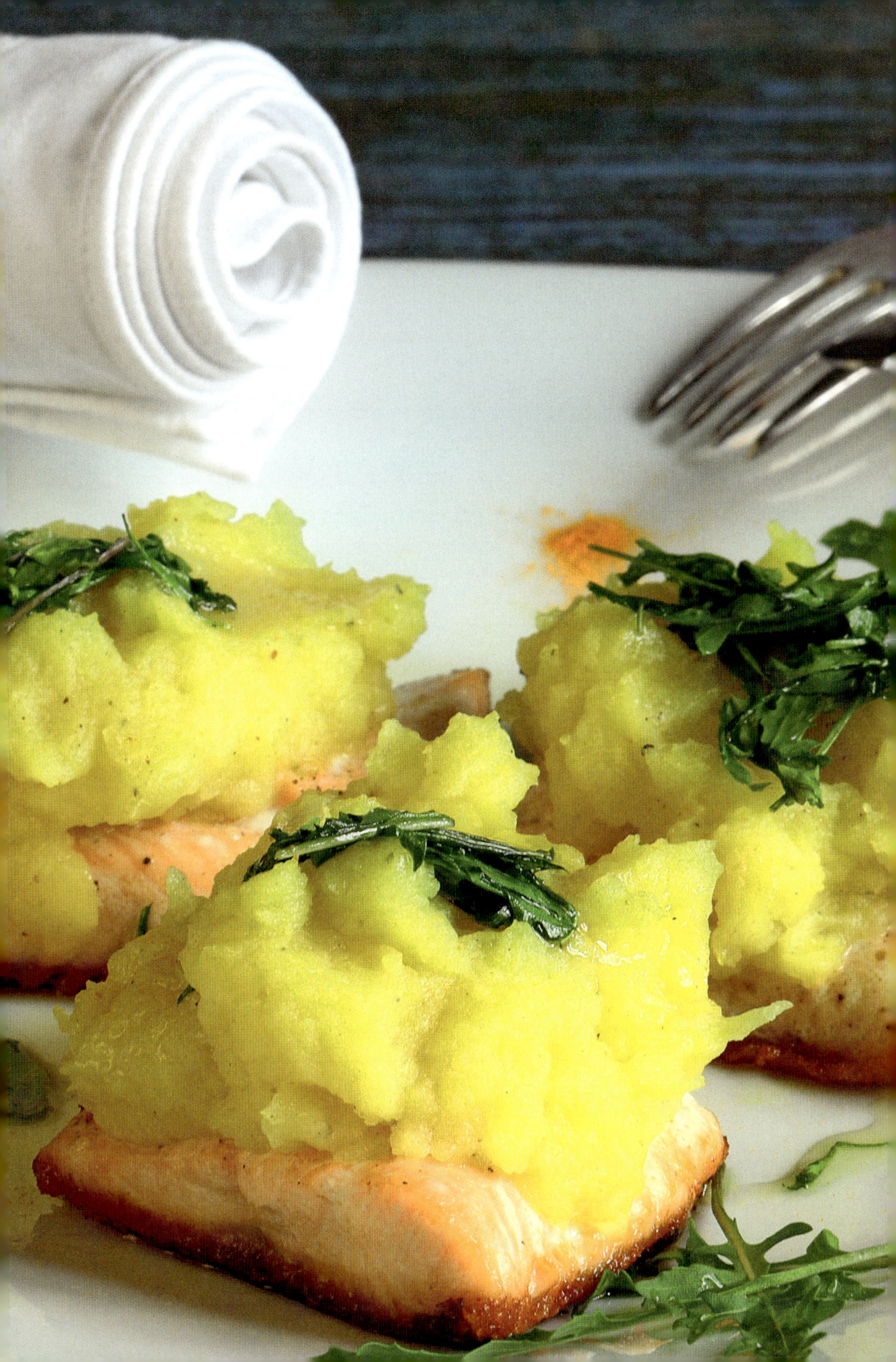

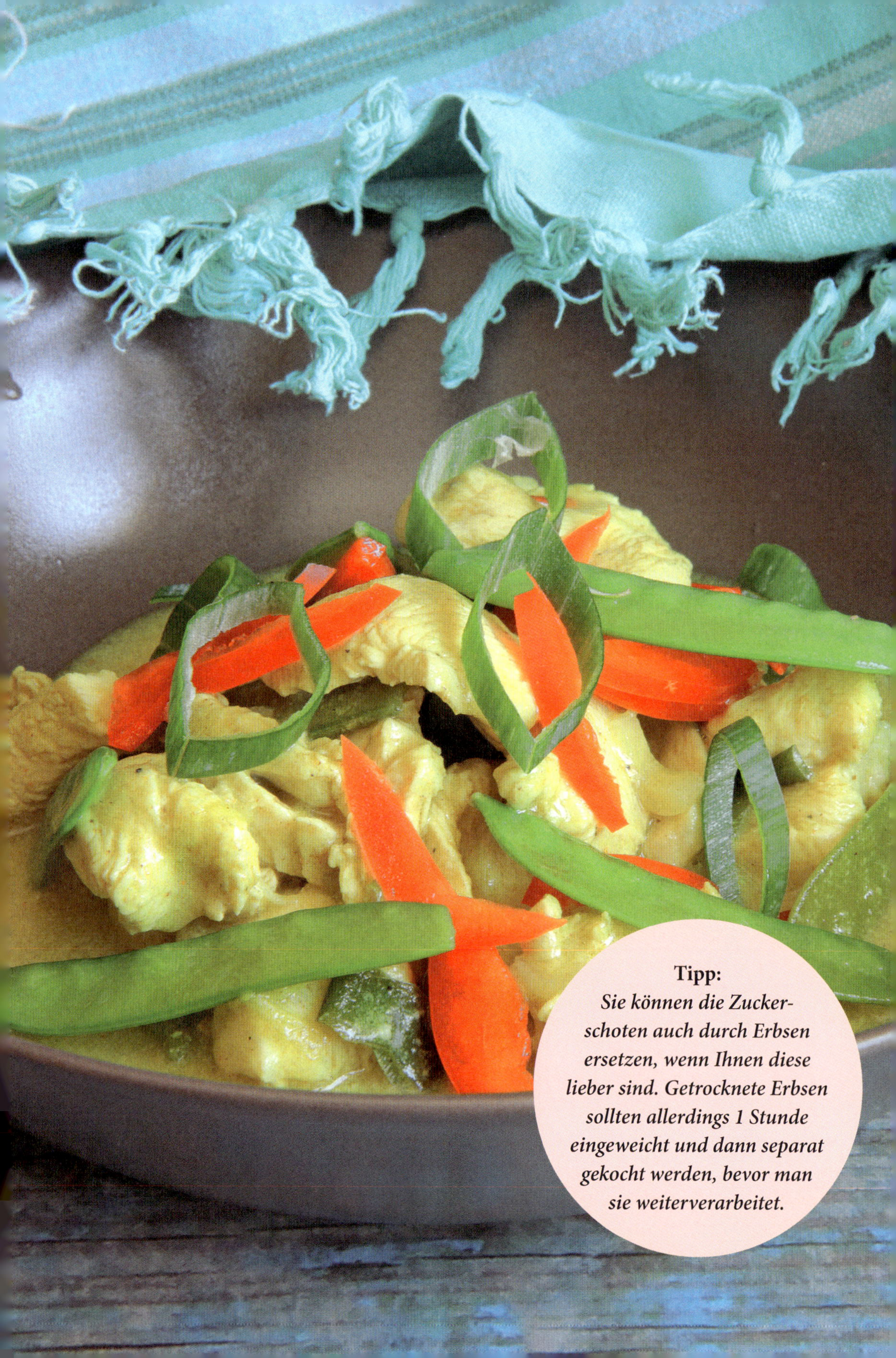

Tipp:
Sie können die Zuckerschoten auch durch Erbsen ersetzen, wenn Ihnen diese lieber sind. Getrocknete Erbsen sollten allerdings 1 Stunde eingeweicht und dann separat gekocht werden, bevor man sie weiterverarbeitet.

Hähnchen-Curry mit Zuckerschoten

Wirkung: ***Hühnerfleisch ist leicht wärmend, gut verdaulich und belastet das Agni (Verdauungsfeuer) nur gering. Zudem unterstützen die Gewürze das Agni. Einen Ausgleich zu den erwärmenden Qualitäten des Fleisches und der Gewürze bietet die kühlende Kokosmilch.***

Zutaten

400 g Hähnchenbrustfilet
3 EL Ghee (oder Kokosöl) (2 EL für die Marinade, 1 EL für das Anbraten der Lauchzwiebeln)
1 TL Currypulver
Je 1 Prise Salz und Pfeffer gemahlen
Saft von 1 Zitrone
½ Knoblauchzehe, fein gewürfelt
¼ TL Kurkuma, gemahlen
½ Chilischote, fein geschnitten (ersatzweise 1 Msp. Chilipulver)
2 Lauchzwiebeln
100 g Zuckerschoten (oder Erbsen)
Etwa 400 ml Kokosmilch
1 TL Stärke
Zur Deko: ¼ rote Paprika, in feine Streifen geschnitten

Vorbereitung

1. Die Hähnchenbrustfilets waschen, trocken tupfen und in Streifen schneiden.
2. Mit etwas Ghee (oder Kokosöl), Curry, Salz, Pfeffer, Zitronensaft, Knoblauch, Kurkuma und Chili marinieren.
3. Etwa 2 Stunden im Kühlschrank ziehen lassen.

Zubereitung

1. Die Lauchzwiebeln in feine Ringe schneiden und in 1 EL Ghee kurz anbraten.
2. Mit Kokosmilch ablöschen und gleich im Anschluss die marinierten Hühnerbruststreifen zugeben.
3. Das Curry 5–6 Minuten auf kleiner Flamme köcheln lassen, bis das Fleisch gar ist.
4. Die Zuckerschoten zugeben und 1–2 Minuten mitschmoren lassen, bis sie zwar weich, aber noch bissfest sind.
5. Zum Abbinden 1 TL Stärke mit etwas kaltem Wasser glatt rühren, vorsichtig untermengen und nochmals kurz aufkochen.

Das Curry mit den frischen Paprikastreifen garnieren.

Vata: Reis als Beilage.
Pitta: Geröstetes Baguette als Beilage.
Kapha: Etwas schärfer würzen und ohne stärkehaltige Beilage servieren, stattdessen gerne einen Blattsalat.

Marinierter Hühnerspieß mit Bohnengemüse Veggie-Variante: Halloumi-Spieß

Wirkung: ***Bohnen tragen zur Senkung des Cholesterinspiegels bei, regulieren den Flüssigkeitshaushalt und sind ein guter Baustein für Knochen, Zähne und Muskeln/Nerven. Hühnerfleisch ist ein wichtiger Eiweißlieferant und deckt unseren Bedarf an süßem Geschmack. Halloumi-Käse enthält besonders viel Vitamin D, das ebenfalls für den Aufbau der Knochensubstanz und für unser Immunsystem wichtig ist.***

Zutaten
Hühnerspieße

2 Hühnerbrüste
5 EL Ghee
Je ½ TL Salz, Pfeffer, Koriander, grob gemahlen
½ TL frischer Thymian, fein geschnitten
1 cm frischer Ingwer, fein gewürfelt
3–4 Holzspieße

Veggie-Variante Halloumi-Spieße

½ Paprika
⅓ Zucchini
1 rote Zwiebel
200 g Halloumi-Käse
6 Cocktailtomaten
5 EL Ghee
Je ½ TL Salz, Pfeffer, Koriander, grob gemahlen
½ TL Thymian frisch, fein geschnitten
1 cm frischer Ingwer, fein gewürfelt
3–4 Holzspieße

Bohnengemüse (Beilage für beide Varianten)

300 g frische Bohnen
500 ml Wasser
1 TL Steinsalz
1 TL Ingwer, fein gewürfelt
½ Knoblauchzehe, fein gewürfelt
Je ⅛ TL frischer Rosmarin und Thymian, fein geschnitten
Je 1 Prise Salz und Pfeffer
2 EL Ghee

Currysauce (für beide Varianten)

2 Lauchzwiebeln, in feine Streifen geschnitten
1 TL Ghee
150 ml Sahne
1 TL Currymischung
Je 1 Prise Salz und Pfeffer

Zubereitung

Hühnerspieße

1. Hühnerfleisch in Scheiben schneiden, damit es sich gut auf den Spießen falten lässt.
2. Alle Gewürze mit Ghee vermengen und das Fleisch etwa 30 Minuten darin marinieren.
3. Dann das Fleisch gefaltet (wellenförmig) auf die Spieße stecken.
4. Für etwa 3 Minuten von jeder Seite goldbraun anbraten und dann etwa 10 Minuten im Ofen bei Umluft 165 °C gar werden lassen.

Halloumi-Spieße

1. Die Paprika waschen, entkernen und in große Würfel schneiden. Auch die Zucchini und die Zwiebel würfeln.
2. Den Halloumi würfeln.
3. Eine Marinade aus dem Ghee und den Gewürzen herstellen.
4. Die Spieße jeweils abwechselnd mit Halloumi, Cocktailtomaten, Zwiebel, Zucchini und Paprika bestücken.
5. Die fertigen Spieße etwa 30 Minuten in die Marinade legen und ab und zu wenden, damit diese sich gleichmäßig verteilen kann.
6. In einer Pfanne braten, bis die Spieße schön durchgebraten sind.

Bohnengemüse

1. Die Bohnen 10 Minuten in Salzwasser kochen und danach sogleich in kaltem Wasser abschrecken.
2. Die Bohnen mit einem Küchenkrepp trocken tupfen und in eine Schüssel geben.
3. Ingwer, Knoblauch sowie den Rosmarin und Thymian, Salz und Pfeffer darübergeben.
4. Das Ghee zugeben und die Bohnen mit den Gewürzen vermengen.
5. Die marinierten Bohnen in eine heiße Pfanne geben und kurz schwenken.

Currysauce

1. Die Lauchzwiebeln in Ghee anbraten und mit der Sahne aufgießen.
2. Currymischung, Salz und Pfeffer zugeben und abschmecken.
3. Kurz einreduzieren lassen, bis eine sämige Sauce entsteht.

▸ *Rezeptbild auf der folgenden Doppelseite*

Vata: Das Gericht statt mit Bohnen mit Zucchini als Beilage servieren, da diese leichter verdaulich sind.

Pitta: Das Gericht so zubereiten wie beschrieben.

Kapha: Den Fleischspieß nicht mit Ghee braten, sondern die Hühnerbrust mit den Kräutern vermengen und den Spieß dämpfen. Bei den Bohnen weniger Ghee verwenden.

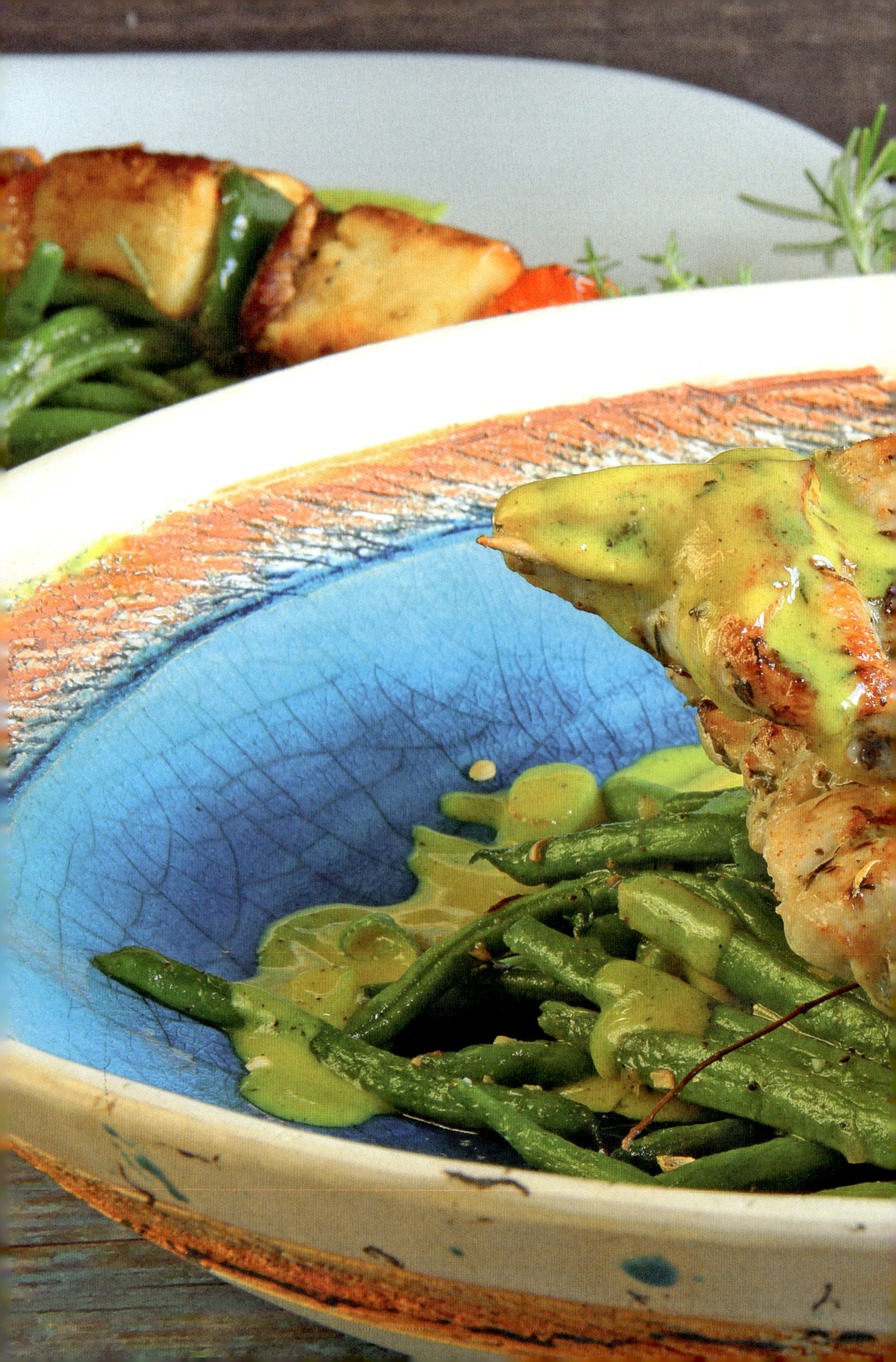

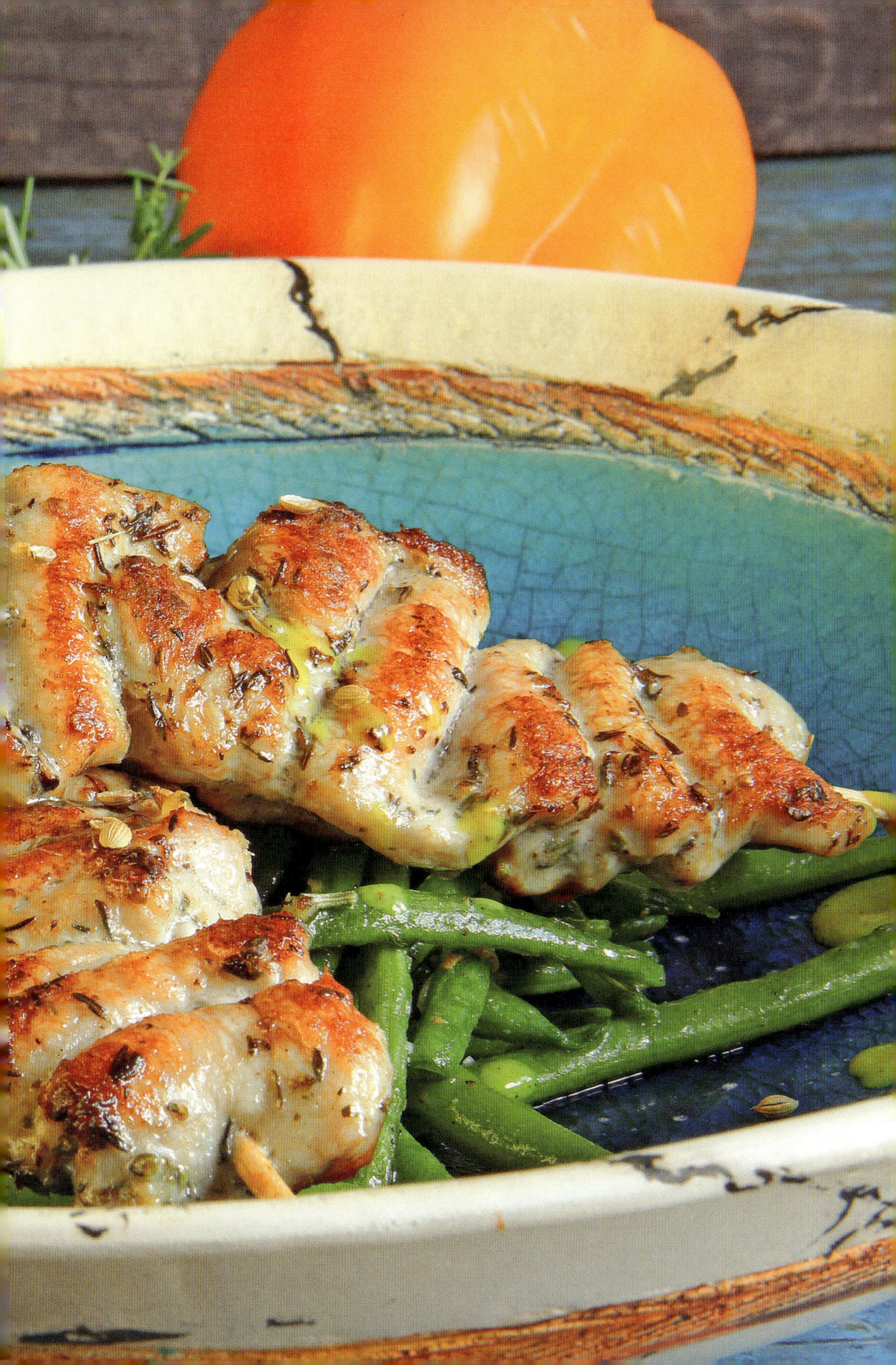

Süßes Erdbeer-Holunder-Mus

Wirkung: *Holunderbeeren sind ein wahres Superfood, da sie nicht nur sehr vitaminreich sind, sondern auch überaus verdauungsfördernd. Sie sollten allerdings nie roh, sondern immer nur gegart verzehrt werden.*

Zutaten

400 g Erdbeeren
100 g Holunderbeeren (oder Heidelbeeren)
½ TL Ghee
½ TL frischer Ingwer, fein gewürfelt
50 ml Wasser
⅛ TL Vanillepulver (wahlweise 1,5 cm Vanilleschote)
Je 1 Msp. Kardamom, Kurkuma und Nelke, alles gemahlen
1 Msp. Salz
2 Msp. Biokakao, geraspelt oder als Pulver
Saft von ½ Zitrone
1 EL Agavendicksaft
Evtl. 1 EL Stärke
6 Blätter Zitronenmelisse oder Zitronenverbene, in Streifen geschnitten

Zubereitung

1. Die Beeren waschen, Stiele und eventuelle Druckstellen entfernen.
2. Den Ingwer im heißen Ghee anbraten, die Beeren zugeben und mit dem Wasser ablöschen.
3. Die Gewürze (Vanille, Kardamom, Kurkuma, Nelke, Salz, Kakao) und den Zitronensaft zugeben und etwa eine Minute lang bei schwacher Hitze einkochen lassen. Dabei umrühren.
4. Mit einem Stabmixer pürieren und je nach Geschmack mit Agavendicksaft süßen.
5. Sollte das Mus noch zu flüssig sein, zum Abbinden die Stärke mit 2 EL kaltem Wasser anrühren, zum Mus geben und nochmals kurz aufkochen lassen.
6. Ganz zum Schluss die Zitronenmelisse-Blätter untermischen.

Deko-Tipp:
Mit essbaren Lavendelblüten garnieren.

Vata: Statt Holunderbeeren sind auch süße Himbeeren geeignet. Gerne mit Vanilleeis servieren.

Pitta: Gerne etwas bitteren rohen Kakao geraspelt oder als Pulver darüberstreuen. Auch Pitta darf das Mus gerne mit etwas Vanilleeis genießen.

Kapha: Nur wenig Agavensirup zum Süßen benutzen; Holunderbeeren sind gut geeignet, da sie einen etwas herben Geschmack haben und eine schweißtreibende und verdauungsfördernde Wirkung haben.

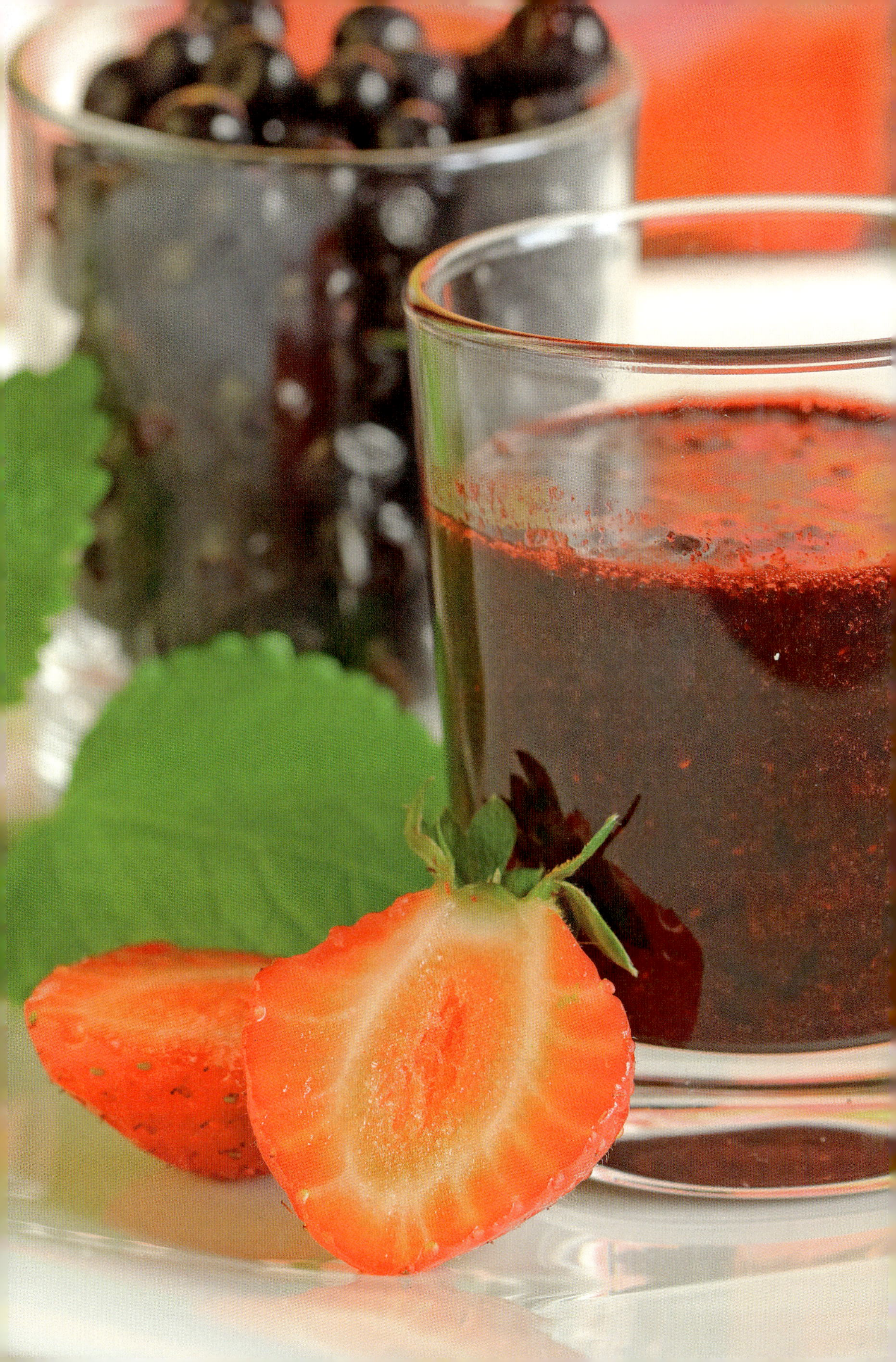

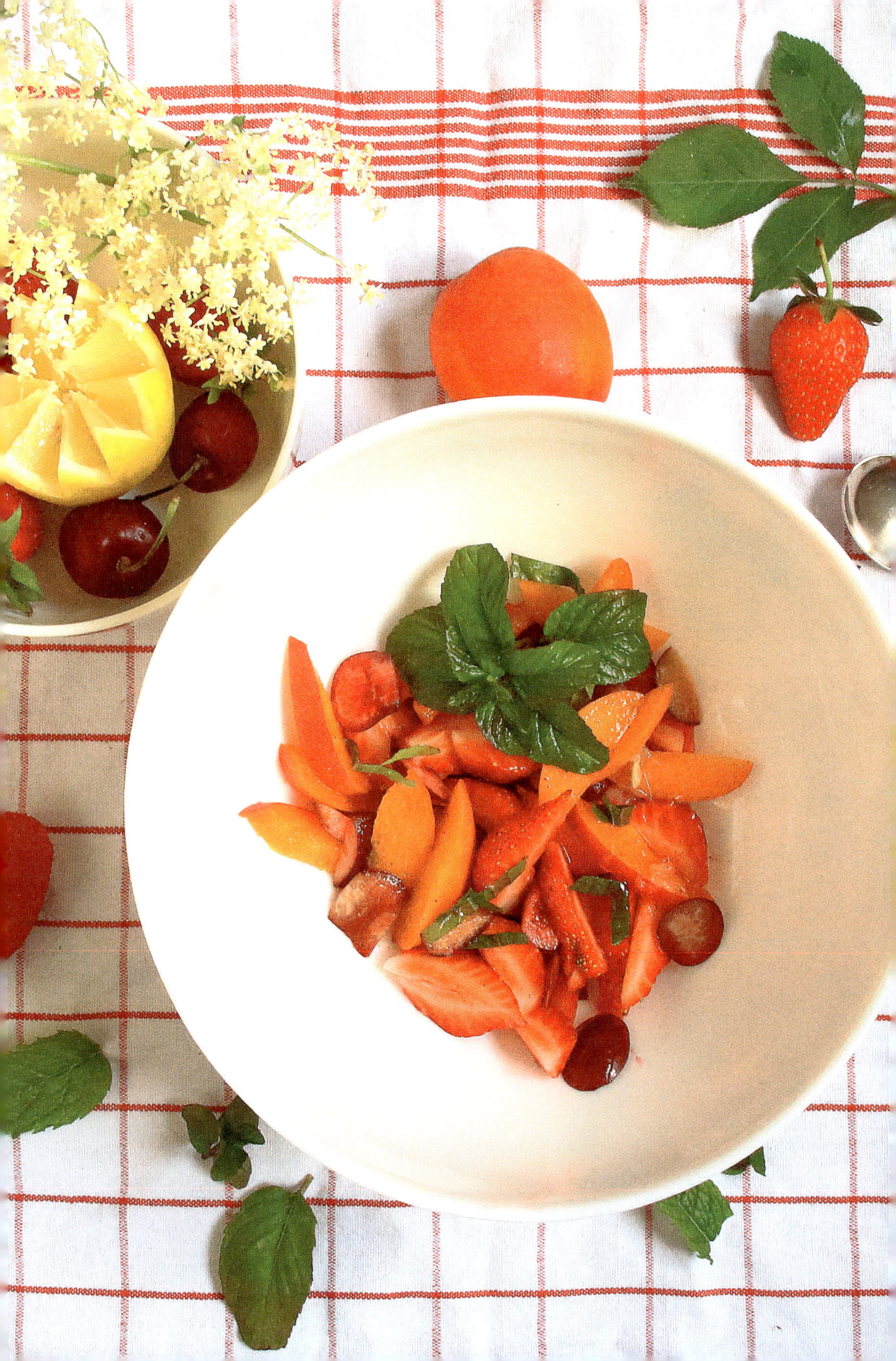

Sommerlicher Obstsalat

Wirkung: ***Die Holunderblüten und die Beeren wirken kühlend, die erhitzenden Gewürze stärken das Verdauungsfeuer Agni.***

Zutaten

200 g Aprikosen
200 g Erdbeeren
50 g Kirschen
6 Pfefferminz-Blätter am Stiel
Saft von 2 Zitronen
100 ml Holunderblütensirup
50 ml Wasser
½ Zimtstange oder 1 Msp. gemahlener Zimt
5 Kardamomkapseln, frisch gemörsert (ohne Schalen)
1 Sternanis, grob gestoßen

Deko-Tipp:
Mit essbaren Gänseblümchen garnieren.

Zubereitung Obst

1. Das Obst zunächst waschen, entkernen und putzen, dann in gleichmäßige Streifen schneiden.
2. Wenn einige Obststellen nicht so schön aussehen, aber nicht verfault oder wurmig sind, sondern nur Druckstellen aufweisen, können Sie diese in eine extra Schüssel geben, statt sie wegzuwerfen.
3. Minzeblättchen in feine Streifen schneiden (den Stiel nicht wegwerfen!).
4. Die drei Obstsorten mit der Hälfte des Zitronensafts sowie den Minze-Streifen vermengen und in einer Schüssel beiseitestellen.

Zubereitung Sud

1. Den Holunderblütensirup und das Wasser in einen Topf geben.
2. Alle Gewürze (Zimt, Kardamom, Sternanis) und den restlichen Zitronensaft zugeben.
3. Die ausgeschnittenen Obststellen, die Sie beiseitegestellt hatten, sowie den Minze-Stiel zugeben.
4. Alle Zutaten etwa 2 Minuten lang einkochen lassen.
5. Dann den Sud durch ein feines Sieb abgießen. Etwa 5 Minuten abkühlen lassen.
6. Den noch warmen (nicht mehr heißen) Sud mit den Früchten vermengen und mindestens 1 Stunde marinieren lassen. Dann servieren.

Vata: Um die Verdauung zu unterstützen, etwas mehr Kardamom und Zimt zugeben.

Pitta: Das Gericht mit Holunder- oder Lindenblüten dekorieren, die noch zusätzliche Kühlung verschaffen.

Kapha: Statt Holundersirup nur Holunderwasser benutzen: Dazu 10 frische Blütendolden 12 Stunden in 1 Liter Quellwasser einlegen und dann durch ein Sieb abgießen. Möglichst bissfestes Obst verwenden.

Frischer Sommerwind

Wirkung: ***Ein harmonisierendes und erfrischendes Sommergetränk für zwischendurch.***

Zutaten

1 cm frischer Ingwer
10 Blätter Orangenminze (oder Pfefferminze)
Je 2 Blätter Zitronenmelisse und Basilikum
2 Kardamomkapseln
1 Biozitrone
500 ml Quellwasser ohne Kohlensäure

Zubereitung

1. Den Ingwer in kleine, feine Scheiben schneiden und dann weiter zu Streifen verarbeiten.
2. Die Blätter von Minze, Melisse und Basilikum ebenfalls in Streifen schneiden.
3. Die Kardamomkapseln in einen Mörser geben und ohne Schale fein zermahlen.
4. Die Zitronenschale abreiben und den Saft der Zitrone dann auspressen.
5. Alle Zutaten mit dem Wasser gut verrühren.
6. Für einen intensiveren Geschmack und damit auch eine stärkere Wirkung das Getränk in einem Mixer fein pürieren.

Vata: Das Getränk mit etwas Agavendicksaft versüßen.

Pitta: 2 Tropfen Rosenwasser zur Kühlung zugeben.

Kapha: Von den Kräutern Melisse und Basilikum nur die Hälfte verwenden und stattdessen zwei Scheiben Ingwer mehr dazugeben.

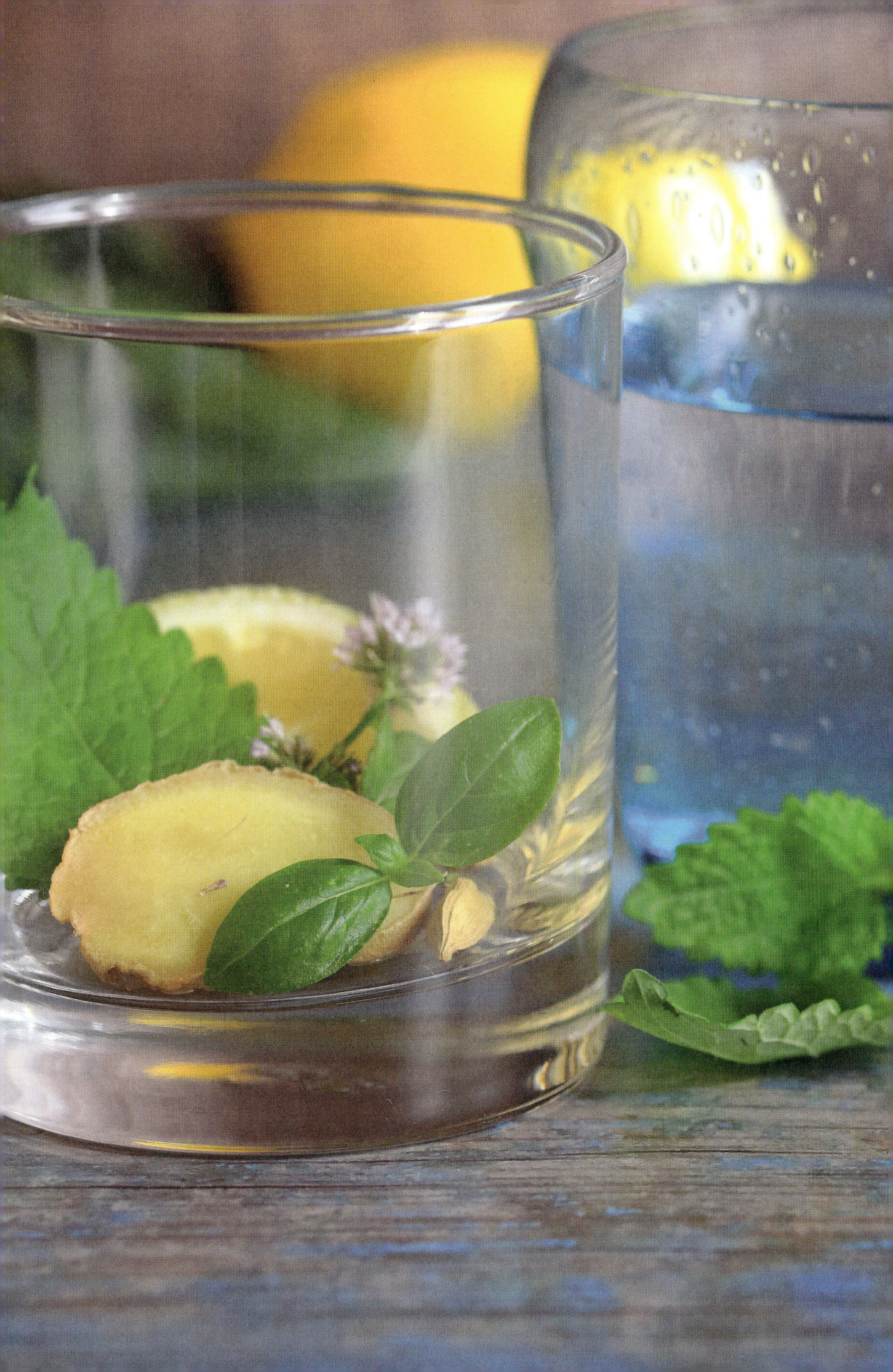

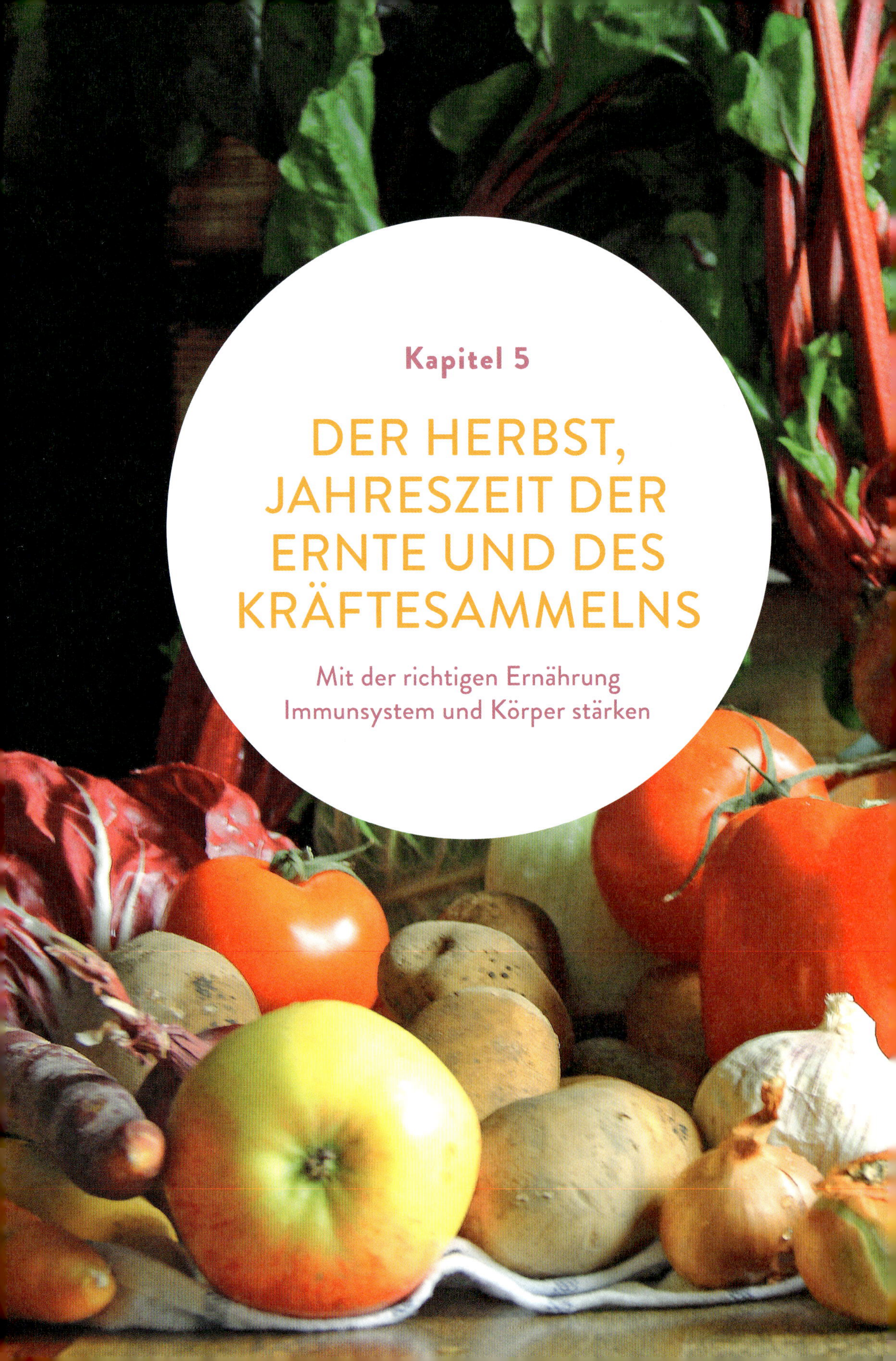

Kapitel 5

DER HERBST, JAHRESZEIT DER ERNTE UND DES KRÄFTESAMMELNS

Mit der richtigen Ernährung Immunsystem und Körper stärken

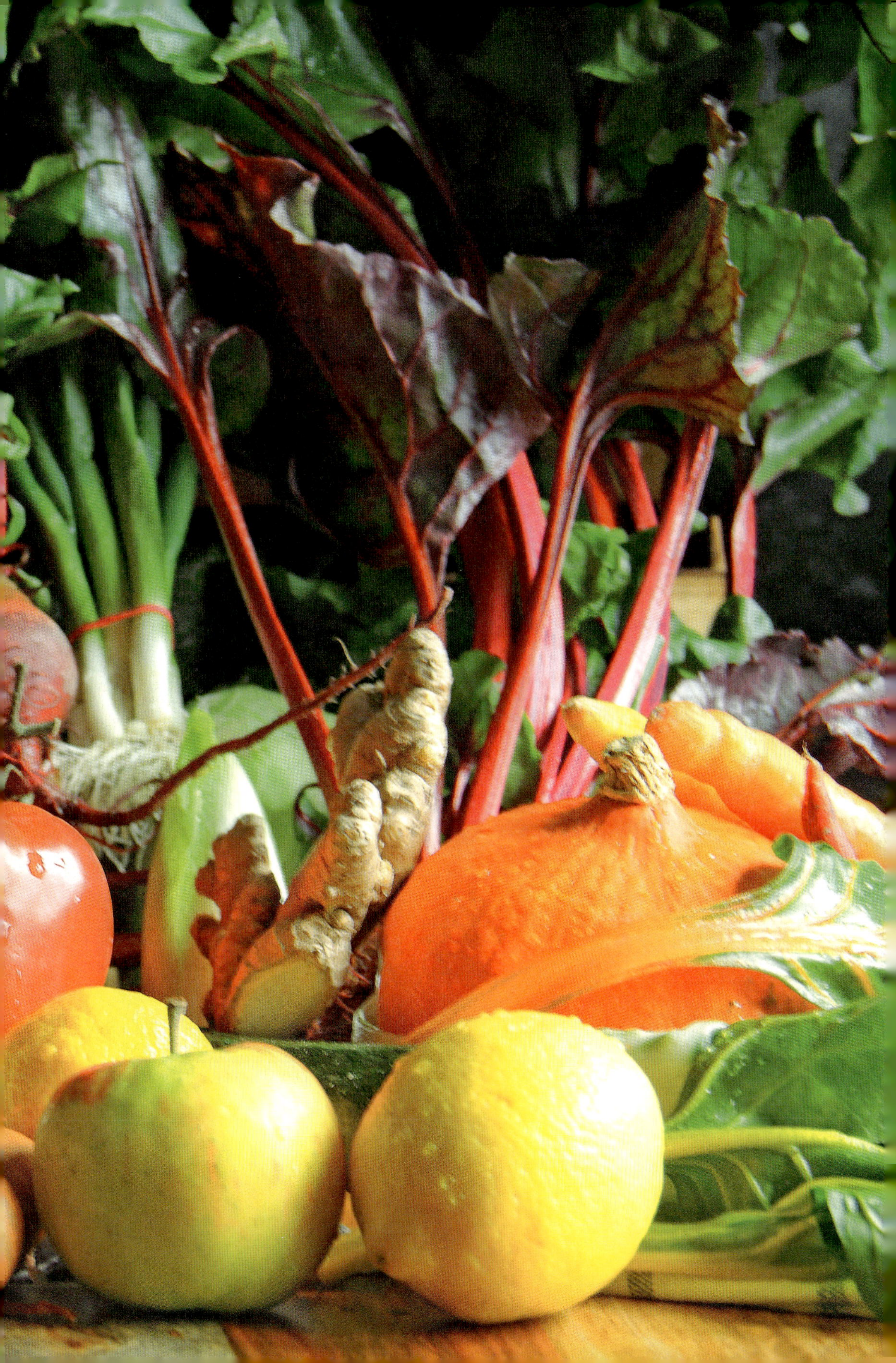

Zeit der Fülle und Vorbereitung

Der Herbst steht für Fülle, Ernte und die Vorbereitung auf den kalten Winter. Bei näherer Betrachtung haben wir – wie schon im Sommer – auch hier zwei Zeitqualitäten: die Zeit der Ernte, die bereits im Spätsommer begonnen hat, und die Zeit der immer kälter und kürzer werdenden Tage, die zum Winter hinführt.

Durch Hitze und Trockenheit sammeln sich im Sommer vermehrt Schlackenstoffe im Körper an. Dazu kommt, dass wir in den Sommermonaten körperlich meist sehr aktiv sind, aber oft nicht genug trinken, was die Verschlackung noch verstärken kann. Schon allein dies wäre Grund genug, im Herbst – wie schon im Frühjahr – unseren Körper zu entgiften und zu entschlacken. Dazu kommt aber noch die Neigung unseres Körpers, im Winter ohnehin mehr Schlacken- und Giftstoffe (Malas und Amas) anzusammeln. Und dann ist auch noch das Angebot an frischen Nahrungsmitteln im Winter stark reduziert.

Wir sollten daher den Herbst unbedingt zur Entgiftung nutzen. Um gesund und vital durch die kalte Jahreszeit zu kommen, ist es zudem ratsam, dies mit einer Stärkung des Immunsystems zu verbinden. Und das ist auch gar nicht schwierig, denn anders als im Frühjahr beschenkt uns der Herbst im September und Oktober reichlich mit guten, erntefrischen Nahrungsmitteln: Eine große Auswahl an heimischen Obst- und Gemüsesorten steht uns nun zur Verfügung.

Wie das Frühjahr ist auch der Herbst eine Zeit der Veränderung und des Wandels. Beide Jahreszeiten sind von Wind, der Herbst sogar von Stürmen geprägt. Während sich im Frühjahr der Wandel zum Sommer hin und zur Wärme andeutet, vollzieht sich im Herbst der Übergang von den hohen Temperaturen und der Helligkeit des Sommers zur Kälte und Dunkelheit des Winters. Dies wirkt sich sowohl körperlich als auch seelisch aus.

Wir sind heutzutage zwar daran gewöhnt, das ganze Jahr über ein schier unerschöpfliches Angebot an Nahrungsmitteln zur Verfügung zu haben. Wenn wir wollen, können wir auch im Herbst in einem einzigen Einkauf frische Erdbeeren, Kohlgemüse, Speiseeis, Tomaten und tropische Früchte wie Papayas einkaufen. In früheren Zeiten jedoch, als es noch keine globalen Warenströme gab und die Menschen im Einklang mit der sie umgebenden Natur lebten, waren sie darauf angewiesen, sich von den Lebensmitteln zu ernähren, die ihnen in der jeweiligen Jahreszeit zur Verfügung standen. Im Winter wurde in Mitteleuropa kein frisches Obst geerntet, und auch frisches Gemüse war (abgesehen von bestimmten Kohlsorten wie Rosenkohl, Grünkohl oder Spinat) nicht zu bekommen. Deshalb wurden Obst, Gemüse und Getreide im Herbst nicht nur geerntet und gleich verzehrt, sondern nach Möglichkeit auch eingelagert und für den Winter haltbar gemacht.

Auf diese Weise haben unsere Vorfahren, seit sie sesshaft geworden sind, über einen sehr langen Zeitraum hinweg gelebt. Und deshalb ist diese (Über-)Lebensweise auch nach wie vor in unserem Unterbewusstsein gespeichert – trotz unseres modernen Lifestyles, der davon nichts mehr wissen will. Wenn wir es zulassen, zur Ruhe zu kommen und auf unseren Körper und unsere Seele zu hören, werden wir Signale vernehmen, die uns sagen: »Es ist Zeit, sich innerlich und äußerlich auf die kalte Jahreszeit vorzubereiten.« Dies gilt nicht nur auf der geistigen Ebene. Vorbereitung hat auch ganz praktische Aspekte. Das Ideal im Ayurveda wäre zwar, täglich alles frisch zu kochen. Aber nüchtern betrachtet, ist es doch allemal besser, in dieser Zeit der Fülle und des Erntens saisonales Obst und Gemüse selbst haltbar zu machen. Wir können diese Nahrungsmittel entweder selbst anbauen oder regional kaufen. Aus gesundheitlichen und ökologischen Gesichtspunkten ist das meiner Meinung nach allemal besser, als auf »Flug-Ananas & Co« zurückzugreifen. Mittlerweile gibt es eine Fülle von Ratgebern (in Buchform und online), die sich mit alten und neuen Formen der Haltbarmachung von Nahrungsmitteln befassen, sei es durch Dörren, Einkochen, Trocknen oder Fermentieren.

In den späteren Herbsttagen, wenn die Tage kürzer werden, wir immer weniger Sonnenlicht bekommen und kaltes, regnerisches oder nebliges Wetter vorherrscht – spätestens dann kommt es oft vor, dass unser Gemüt mit einer gedrückten Stimmung darauf reagiert. Eine ruhigere, vielleicht auch leicht melancholische Befindlichkeit ist ganz natürlich in dieser Jahreszeit und weist nicht gleich auf eine depressive Verstimmung hin. Um diese Stimmung aber nicht zu sehr überhandnehmen zu lassen, empfiehlt es sich, ihr mit einer der Jahreszeit und ihren klimatischen Bedingungen angemessenen Lebensführung und ayurvedischer Ernährung sanft entgegenzuwirken.

Wie oben schon erwähnt, ist der Herbst von Stürmen, wechselhaftem und kühlem Wetter gekennzeichnet, das heißt, das Element Luft und damit die Vata-Energie sind prägend für diese Jahreszeit. Wir sollten also dem Vata-Dosha besondere Aufmerksamkeit zukommen lassen: Unser Körper braucht jetzt warme, erdende Speisen, die auch das Verdauungsfeuer Agni stärken. Und unserem Geist und unserer Seele tun wir etwas Gutes, wenn wir uns Ruhe und Zeiten der inneren Einkehr gönnen.

Im Herbst die Vata-Energie kontrollieren und Körper und Geist für den Winter wappnen

Der Herbst ist von Wind, Nässe und Kälte geprägt. Als windige Zeit des Wandels ist er dem Vata-Dosha zugeordnet. Deshalb gilt es, uns durch Wärme und wohlige Rückzugsorte zu schützen, um ein Zuviel an Vata zu vermeiden. Nach dem Entschlacken sollten wir mit der richtigen Ernährung gezielt unser Immunsystem aktivieren, das Pitta-Dosha sanft stärken und uns so auf die kalte Jahreszeit vorbereiten.

Die wichtigsten Schlagworte: **entschlacken, Energie zuführen und aufbauen**

Der Speiseplan im Herbst

Der besondere Charakter des Herbstes drückt sich in einem scheinbaren Widerspruch aus: Zunächst sollten wir den Körper zur Entlastung und Vorbereitung auf den Winter entschlacken. Danach aber brauchen wir wegen des oft kalten und windigen Wetters Nahrungsmittel, die uns wärmen und dabei helfen, überschüssiges Vata (Wind) zu vermeiden. Wenn wir uns die Funktionsweise unseres Immunsystems anschauen, wird klar, warum das so ist: Ein ganz wesentlicher Teil des Immunsystems sitzt in unserem Dünndarm. Damit dieser als Ausscheidungsorgan gut funktionieren kann, muss er zunächst von einer übermäßigen Ansammlung von Gift- und Schlackenstoffen befreit werden. Danach brauchen wir aber eine gute Verdauungstätigkeit, damit der Darm der Nahrung alle wichtigen Nährstoffe entnehmen (resorbieren) kann und die Immunzellen im Darm ihre Funktion gut erfüllen können. Dies erreichen wir mit einer der Jahreszeit angepassten Ernährungsweise, die das Pitta-Dosha sanft stärkt.

Zur Entschlackung und Immunstärkung empfehle ich Ihnen zu Beginn des Herbstes (September bis spätestens Mitte Oktober) eine dreitägige Kur. Die folgenden Ernährungstipps gelten für einen bereits entschlackten Körper.

Wärmende Speisen, die das Immunsystem stärken

Warme Speisen sind jetzt besonders empfehlenswert. Vermeiden Sie kalte Nahrungsmittel wie größere Mengen an rohen Salaten, kalten Getränken oder Eiscreme.

Warm und ölig dürfen die Gerichte sein. Beim Braten daher gerne etwas mehr Ghee oder Öl verwenden. Sie können auch dem gekochten Essen (z. B.

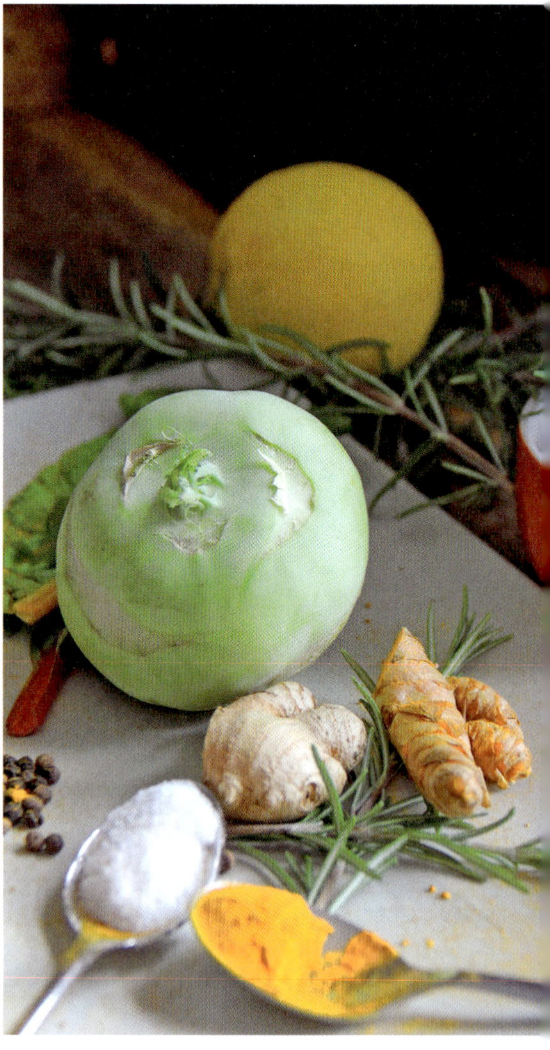

Reis) etwas Ghee oder hochwertige Öle wie z. B. Sesamöl beimengen. Damit wird das Essen befeuchtender und nährender.

Gedünstete und gekochte Speisen sind leichter verträglich und reduzieren Vata. Empfehlenswert sind jetzt Haferschleim, Getreidebrei, Reis, gedünstetes Gemüse und Suppen.

Saisonale Gemüsegerichte wie z. B. Rote Bete und Karotten sind ideal, da sie leicht verdaulich sind und weniger neue Schlackenstoffe und Säuren im Körper aufbauen.

Vitaminreiche Kohlsorten wie Brokkoli, Kohlrabi, Grünkohl etc. sind sehr gut für das Immunsystem.

Frischer Ingwer vertreibt Wind und Kälte, wärmt und stärkt allgemein das Immunsystem und das Verdauungsfeuer Agni und darf daher gerne reichlich verwendet werden, sowohl in den Gerichten als auch als Tee.

Kurkuma ist ebenfalls immunstärkend und hat zudem eine stark reinigende und entgiftende Wirkung.

Von den heimischen Kräutern sind vor allem **Salbei, Thymian und die verschiedenen Kressearten** (z. B. einfache Kresse oder Kapuzinerkresse) sehr unterstützend für die kalte Jahreszeit. Salbei wirkt unter anderem gegen Viren und andere Krankheitserreger, Thymian hilft gegen Husten, und Kresse stärkt durch die Senföle und durch ihren Vitamin-C-Gehalt das Immunsystem und macht die Atemwege frei.

Linsengerichte sind sehr gute Eiweißlieferanten wie natürlich auch Fleisch. Im Herbst dürfen Sie, wenn Sie es mögen, gerne etwas mehr davon essen als im Frühjahr und Sommer. Geeignet sind jetzt auch **wärmende Fleischsorten wie Rindfleisch, Lamm und Wild**, da diese sehr viel Energie liefern. Nach der ayurvedischen Lehre sollten Sie tierisches und pflanzliches Eiweiß aber nicht in einer Mahlzeit kombinieren.

Zum **Frühstück** empfehle ich einen warmen Brei aus gekochten Haferflocken, Reis oder Quinoa, gerne mit Gewürzen wie Honig, Zimt, Vanille und Kardamom.

Am **Abend** vor dem Zubettgehen schmeckt eine Tasse heißer Milch mit einer Prise Muskat, Safran oder Kardamom hervorragend.

Als **Beilagen** bieten sich im Herbst an:

- Getreide: Weizen, Dinkel, Hafer
- Reis (am besten Basmati-Reis, da er leichter verdaulich ist als Vollkornreis)

Geschmacksrichtungen, die unterstützend wirken

- **Süß,** weil es nährend und erdend wirkt, z. B. Fruchtkompotte aus Zwetschgen oder Birnen.
- **Sauer**, weil wir im Herbst die Vata ausgleichende Wirkung brauchen.
- **Salzig,** weil es befeuchtend wirkt und so z. B. einer Austrocknung der Schleimhäute durch Heizungsluft oder Wind entgegenwirkt.

Herbstkur zur Entschlackung und zur Stärkung des Immunsystems

Diese Kur ist für den frühen Herbst gedacht, also von September bis spätestens Mitte Oktober, wenn vom Sommer noch Resthitze (also zu viel Pitta) im Körper verblieben ist. Dies ist die Zeit, in der das Vata wieder dominiert, aber anders als im Frühjahr sollte der Körper nun mehr geschont werden, da wir mitten in der Erkältungszeit sind und der Winter naht. Daher setzen wir auf eine sanfte Ausleitung und Entlastung des Körpers.

Einzelne Anregungen, die Sie durch die nachfolgenden Rezepte und Empfehlungen bekommen, können Sie nach Abschluss der Kur gerne bis in den Winter hinein weiter für sich umsetzen. So werden Sie vielleicht feststellen, dass Ihnen die das Immunsystem stärkenden Suppen guttun, sobald sich erste Erkältungsanzeichen zeigen. Oder Sie beschließen, die Waldspaziergänge zu Ihrer regelmäßigen Gewohnheit werden zu lassen.

Im Frühjahrskapitel finden Sie einen **10-Punkte-Fahrplan zum Erfolg**, der für jede Ayurveda-Kur gilt und den ich ihn Ihnen auch für diese Kur ans Herz legen möchte.

Ein wichtiger Hinweis vorab: Wenn Sie unter gesundheitlichen Problemen leiden oder schwanger sein sollten, stimmen Sie sich bitte vorher mit Ihrem Arzt oder Ayurveda-Therapeuten ab. Den Körper zu entschlacken und das Immunsystem zu stärken ist wohltuend, wenn wir eigentlich gesund und stabil sind und unserem Körper und Geist etwas Gutes tun wollen. Alles andere gehört in den Rahmen einer Ayurveda-Kur unter therapeutischer Anleitung.

Einfache Kur zur Entlastung und Immunstärkung

Auf den folgenden Seiten finden Sie alles, was Sie brauchen, um Körper, Geist und Seele an einem verlängerten Wochenende wirksam zu entlasten und Ihre Selbstheilungskräfte zu stärken, sodass Sie danach gut für die kalte Jahreszeit gerüstet sind. Damit das stressfrei vor sich gehen kann, bedarf es einer gewissen Vorbereitung. Denn an den drei Tagen selbst sollen Sie nicht mehr zum Einkaufen gehen müssen, sondern sich ganz der Kur und sich selbst widmen können.

Für jeden der drei Tage gibt es neben den Rezepten auch Anregungen, wie Sie sich auf geistiger und seelischer Ebene entlasten können, indem sie Belastendes loslassen und sich mental stärken. Sollten Sie selbst eine regelmäßige Medita-

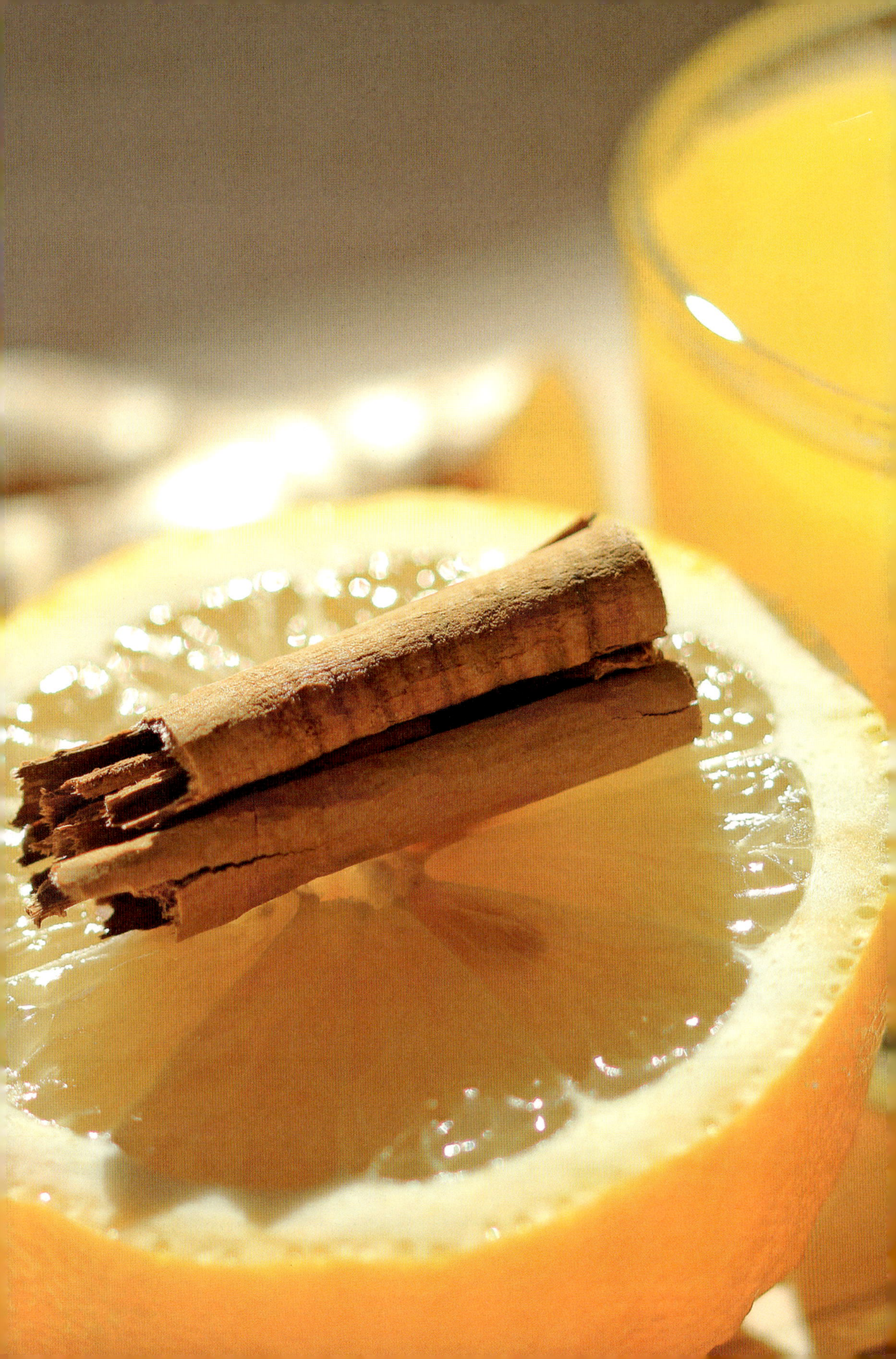

tionspraxis haben oder andere mentale Übungen bevorzugen, steht Ihnen das selbstverständlich frei. Wichtig für einen ganzheitlichen Kurerfolg ist nur, dass Sie sich nicht ausschließlich auf die körperliche Ebene beschränken.

Vorbereitung

Idealerweise nehmen Sie sich am Freitag schon einen Tag Urlaub und halten sich den Samstag und Sonntag komplett frei, denn Ihr Körper braucht die Kraft für die Kur.

Beziehen Sie möglichst die drei vorhergehenden Tage (also Dienstag, Mittwoch und Donnerstag) in die Vorbereitung mit ein. An diesen Tagen können Sie trotzdem arbeiten. Verzichten Sie aber möglichst auf Alkohol, Tabak, Zucker, Milchprodukte, Fleisch, Fisch sowie Kaffee, und ernähren Sie sich vegetarisch.

Bereiten Sie schon am Mittwoch oder Donnerstag die Basensuppe und das Ghee zu, damit Sie diese wichtigen Grundbestandteile am Wochenende gleich zur Verfügung haben. Orientieren Sie sich bei der Basensuppe an der Zutatenliste für 2,5 Liter Suppe.

Einkaufsliste

Im Bioladen oder Reformhaus:

Gewürze: 50 g Kreuzkümmel ganz, 20 g Fenchelsamen, 20 g Lorbeerblätter, 20 g Wacholderbeeren, 50 schwarze Pfefferkörner, 20 g Nelken ganz, 20 g Muskatnuss ganz, 20 g Zimt gemahlen, 20 g Sternanis gemahlen, 20 g Vanille gemahlen, 20 g Kardamomkapseln ganz, 50 g Kurkuma gemahlen, 2 g Chili gemahlen, 20 g Rosmarin frisch oder getrocknet, 20 g Majoran getrocknet, 100 g Rohrohrzucker, 100 g Steinsalz

Kräuter: ½ Bund Petersilie, 2 Löwenzahnblätter (ersatzweise Rucola)

Obst: 2 Zitronen, 2 säuerliche Äpfel (z. B. Elstar, Boskop), 2 Birnen, 100 g Zwetschgen, Aprikosen oder Heidelbeeren (oder insgesamt 100 g gemischtes Obst)

Gemüse: 200 g frischer Ingwer, 2 Zucchini, 500 g Pastinaken, 600 g Karotten, 400 g Sellerieknolle, 2 mittelgroße Fenchelknollen, 200 g Petersilienwurzel, 350 g Kartoffeln, 1 Lauchzwiebel, 1 Schalotte, 1 Knoblauchzehe

Tierische Produkte: 250 g Butter für das Ghee, 1 Ei

Trockenware: 50 g Dinkelgrieß, 50 g Haferflocken Großblatt, 20 g Stärke, 20 g Erdmandeln gemahlen

Sonstiges: 75 ml Reismilch, 2 x 400 g Kokosmilch, 75 ml Hafermilch, 50 ml Agavendicksaft, 50 ml Sonnenblumenöl, 10 g Brennnesselblätter, getrocknet (oder 30 g frisch)

Für das Ghee: Küchenkrepp, 1 leeres, sauberes Glas (500 ml)

Für die Selbst-Massagen: 60 ml ayurvedisches Öl (z. B. Sesamöl) oder anderes Massageöl in Bio-Qualität

Zusätzlich: 20 schöne Blüten für das Ritual am dritten Tag

Sollten Sie das ein oder andere Gewürz nicht in Ihrem Bioladen erhalten, können Sie es mit ausreichendem Zeitvorlauf in verschiedenen Ayurveda-Onlineshops im Internet bestellen. Einige ausgewählte Adressen finden Sie im Anhang.

Tag 1: Körperlichen und seelischen Ballast loslassen

Dieser Tag dient einer milden Entlastung und Reinigung von Körper und Geist. Gleichzeitig beginnen wir auf der körperlichen Ebene mit der Stärkung des Immunsystems.

Morgens

Beginnen Sie diesen Tag mit einem Glas Zitronenwasser. Hierzu nehmen Sie gleich nach dem Aufstehen 250 ml lauwarmes Wasser mit einer halben ausgepressten Zitrone zu sich. Am besten wäre es, wenn Sie es in einem Zug austrinken könnten. Das Zitronenwasser regt den Stoffwechsel sowie die Leber- und Nierenfunktion an und wird trotz des sauren Geschmacks der Zitrone basisch verstoffwechselt.

Nach dem Trinken sollten Sie circa 30 Minuten warten bis zum Frühstück, damit sich die verdauungsfördernde Wirkung entfalten kann. Erst dann beginnen Sie mit der Zubereitung des Frühstücks, einem feinen Birnenkompott.

Birnenkompott

Wirkung: ***Der Kardamom wirkt harmonisierend auf den Magen. Die Birne enthält Mineralstoffe wie Kalium und Magnesium und wichtige Spurenelemente wie z. B. Eisen und Jod. Außerdem wirkt sie entwässernd und kann zur Verbesserung der Nierentätigkeit beitragen.***

Zutaten

1 reife Birne
½ TL Ghee
1 Nelke
100 ml Wasser
2 Kardamomkapseln, gemörsert (Schale entfernt)
2 Msp. Kurkuma, gemahlen
1 Msp. Salz
1 TL Zitronensaft
½ TL Stärke (zum Binden)

Zubereitung

1. Die Birne vierteln, entkernen und in Würfel schneiden.
2. Die Gewürznelke in Ghee kurz anrösten und die gewürfelte Birne dazugeben.
3. Mit dem Wasser aufgießen und die übrigen Gewürze wie Kardamom, Kurkuma, Zitronensaft und Salz zugeben.
4. Je nach Birnensorte zwischen 2 und 5 Minuten weich kochen.
5. Die Stärke mit 1 EL kaltem Wasser anrühren, hinzugeben und kurz mitkochen.

Vormittags
Zur Vorbereitung auf die Fußreflexzonenmassage und zur Entschlackung empfehle ich Ihnen eine Tasse warmen Brennnesseltee.

Brennnesseltee

Wirkung: ***Brennnessel ist blutreinigend, harntreibend und schleimlösend. Sie ist daher ideal zur Vorbereitung auf die kalte Jahreszeit mit der Gefahr von Erkältungen und Blasenentzündungen.***

Zutaten

2 TL getrocknete Brennnesselblätter oder wahlweise 2 EL frische Brennnesselblätter, fein geschnitten
250 ml kochendes Wasser

Zubereitung

1. Die Brennnesselblätter mit kochendem Wasser übergießen
2. 3–5 Minuten ziehen lassen und dann abseihen.

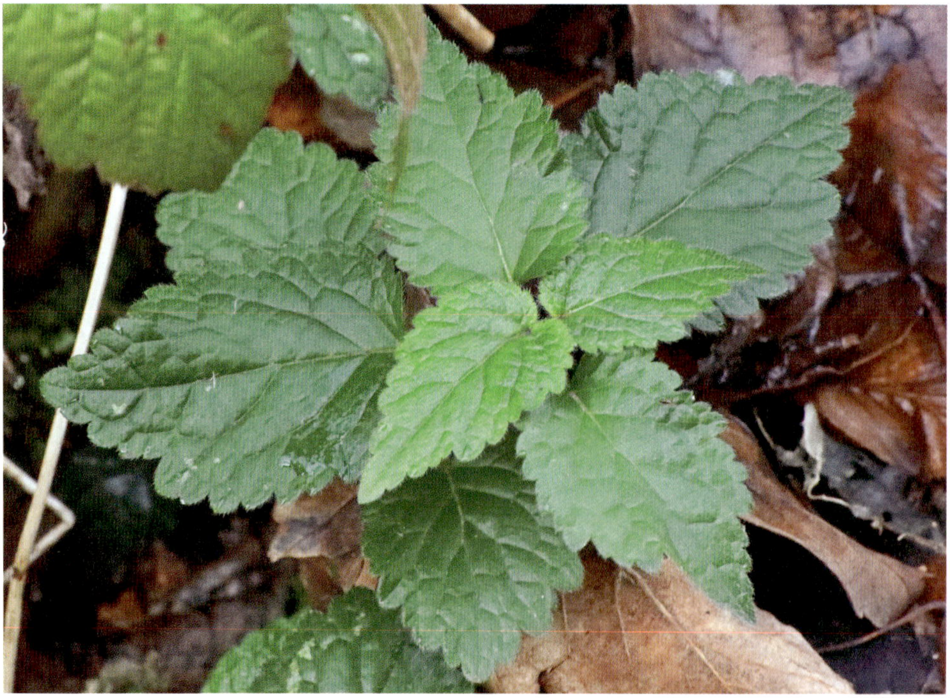

Fußreflexzonenmassage

Unterstützen Sie Ihren Körper durch eine wohltuende Fußreflexzonenmassage am Vormittag. Diese Massage dient der sanften Entgiftung und der Stärkung des Immunsystems, indem wir neben den Ausleitungsorganen Leber und Nieren auch die Zonen für das Lymphsystem und für die Nebenhöhlen von Nase und Stirn massieren. Auf der Abbildung sehen Sie, wo sich die Reflexzonen dieser Organe auf Ihren Fußsohlen befinden.

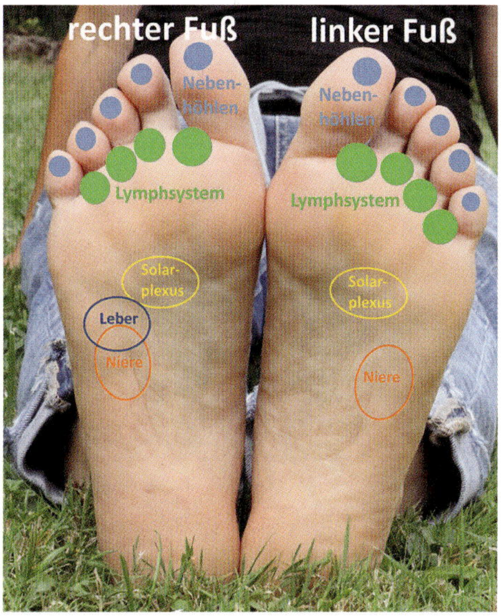

- Legen Sie sich das Massageöl zurecht. Machen Sie es sich im Sitzen bequem, vielleicht auf einer Decke am Boden. Winkeln Sie die Beine so weit wie möglich an, gerne unterstützt durch ein Kissen.
- Nehmen Sie langsam und freundlich Kontakt zu Ihren Füßen auf, die Sie den ganzen Tag so ausdauernd durch die Welt tragen. Streichen Sie leicht über den rechten, dann über den linken Fuß. Wie fühlt sich das an?
- Beginnen Sie nun der Reihe nach mit der Massage der Reflexzonen, erst am rechten, dann am linken Fuß. Geben Sie etwas Öl auf den jeweiligen Fuß. Massieren Sie mit einer Fingerkuppe jeweils etwa 2 Minuten pro Zone mit leichtem Druck und kleinen kreisenden Bewegungen. Wenn eine Zone schmerzhaft sein sollte, legen Sie stattdessen nur mit ganz leichtem Druck den Finger auf die Zone. Stellen Sie sich vor, wie Sie Ihrem Körper mit Ihrer Massage helfen, Schlackenstoffe loszulassen. Freuen Sie sich über die Unterstützung, die Sie Ihren Selbstheilungskräften geben können.
- Beginnen Sie am rechten Fuß mit der Zone der Leber, die sich nur an diesem Fuß befindet, dann massieren Sie die rechte Niere, die Zonen für das Lymphsystem (bei den »Schwimmhäuten« zwischen den Zehen – es ist normal, wenn diese Zone leicht schmerzhaft ist, massieren Sie hier nur ganz sanft) und die Nebenhöhlen.
- Fahren Sie am linken Fuß fort mit den Zonen der linken Niere, des Lymphsystems und der Nebenhöhlen.
- Zum Abschluss können Sie bei beiden Füßen jeweils einen Daumen ganz sanft, ohne Bewegung, auf die Reflexzone des Solarplexus (Sonnengeflechts) legen. Wie fühlen sich Ihre Füße jetzt an nach dieser Massage? Vielleicht wärmer, lebendiger, »präsenter«?

Mittags
Zum Mittagessen gibt es eine Basensuppe mit Einlage.

Basensuppe mit Dinkelnockerl-Einlage

Wirkung: ***Dinkel ist meist besser verträglich als Weizen. Er regt den Stoffwechsel, die Nieren und die Verdauung an.***

Zutaten für die Dinkelnockerl

60 ml Hafermilch
1 EL Ghee
1 Msp. frischer Ingwer, fein gewürfelt
1 Msp. Kurkuma, gemahlen
¼ TL Salz
2 Msp. Muskatnuss, fein gerieben
50 g Dinkelgrieß
1 Ei (Größe M)
½ TL Petersilie, fein gehackt
500 ml Basensuppe (bereits vorbereitet)

Zubereitung

1. Hafermilch, Ghee, Ingwer, Kurkuma, Salz und Muskatnuss zum Kochen bringen.
2. Den Grieß hineinschütten und so lange rühren, bis sich die Masse vom Topfboden löst.
3. Nun die Masse etwa 5 Minute lang etwas auskühlen lassen und das Ei einrühren.
4. Danach die Petersilie zugeben.
5. Die Masse 10 Minuten ruhen lassen.
6. Mithilfe von zwei Löffeln die Nocken formen.
7. Die Nocken in die kochende Basensuppe geben und bei kleiner Hitze so lange darin köcheln lassen (etwa 5 Minuten), bis sie oben schwimmen.

Nachmittags
Gönnen Sie sich nach dem Mittagessen etwas Bewegung an der frischen Luft. Mit einem Spaziergang in der Natur regen Sie Ihren Stoffwechsel weiter an und bringen Ihren Geist zur Ruhe. Sie können diesen Spaziergang gerne auch mit dem nachfolgenden Loslass-Ritual verbinden.

Verstehen Sie dieses wie auch alle anderen Rituale und Übungen im Rahmen der Detox-Tage als Anregung, um sich selbst (wieder) näherzukommen. Es sind einfache Rituale, die Sie auch ohne Vorkenntnisse durchführen können. Eine psychologische Beratung oder Therapie ersetzen können diese Übungen freilich nicht. Hören Sie ganz auf sich selbst und spüren Sie, inwieweit sie Ihnen guttun.

Loslass-Ritual

Mit diesem Ritual können Sie sich dem »Loslassen« auf seelischer und geistiger Ebene widmen. Nutzen Sie diesen Tag, um das loszulassen, was sich über die letzten Monate an größeren und kleineren Belastungen angesammelt hat. Die Energien des Herbstes sind wie geschaffen dafür: So wie die Bäume im Herbst ihre Blätter abwerfen, können wir nun ebenfalls Ballast abwerfen, um in den nächsten Tagen unser Herz mit Dankbarkeit und Freude zu füllen. Den ersten Teil des Rituals können Sie je nach Wetter auch drinnen durchführen. Für den zweiten Teil sollten Sie, wenn irgend möglich, nach draußen gehen, sei es in einen Park in Ihrer Nähe oder in die freie Natur, wo Sie ungestört sein können. Tun Sie dies gerne auch bei sogenanntem »schlechten« Wetter, da wir die Kräfte der Natur nutzen wollen.

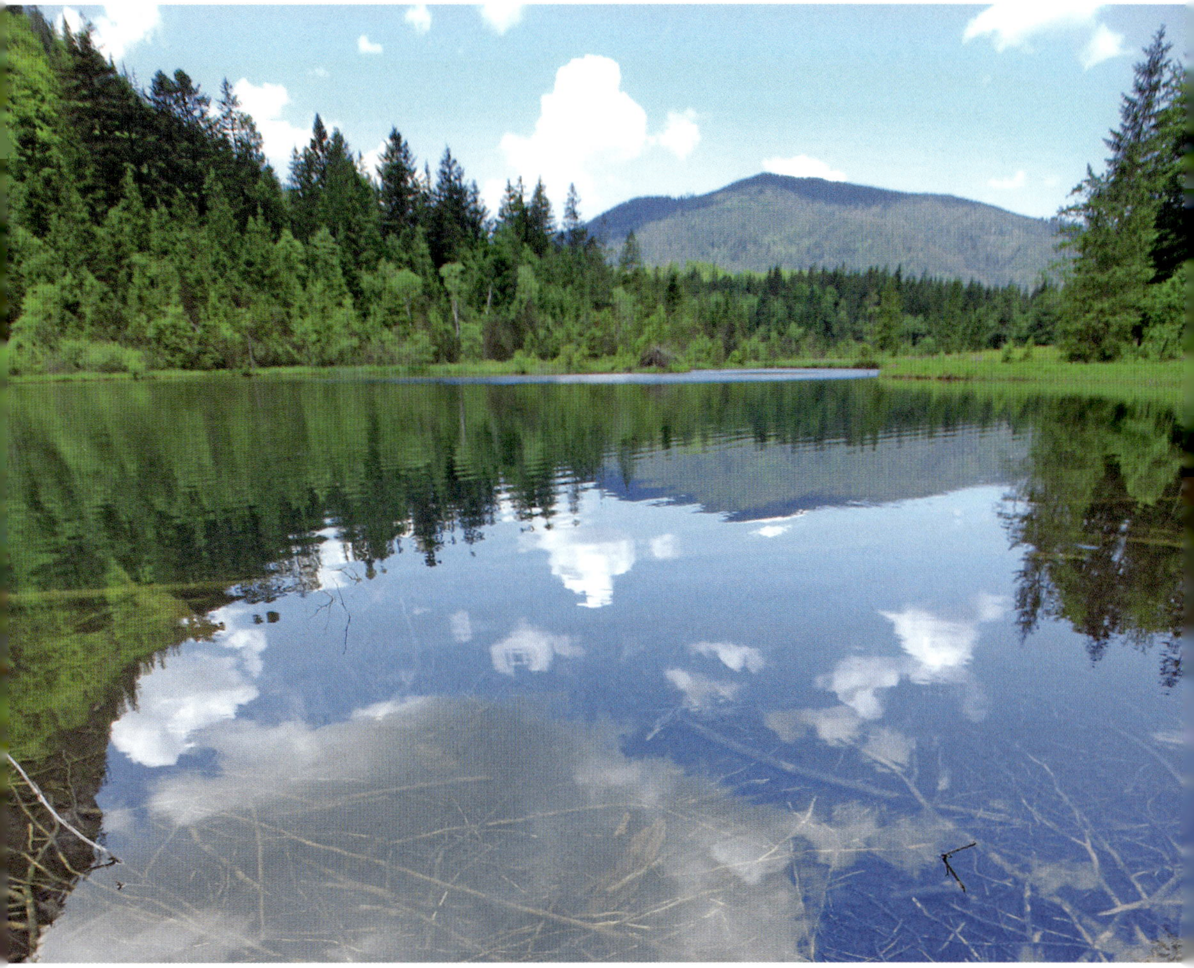

- Für den ersten Teil nehmen Sie sich einen dicken Stift und einen Kugelschreiber, ein größeres Blatt Papier und einen kleinen Notizblock oder kleine Zettelchen zur Hand. Zünden Sie vielleicht eine Kerze an, wenn Sie mögen, auch ein Räucherstäbchen. Machen Sie es sich im Sitzen bequem, schließen Sie die Augen. Nehmen Sie einige tiefe Atemzüge. Spüren Sie tief in Ihren Bauch hinein und folgen Sie mit Ihrer Aufmerksamkeit dem Atem dorthin.
- Während sich die Entspannung langsam in Ihrem Körper ausbreitet, öffnen Sie kurz Ihre Augen und schreiben auf den größeren Zettel die Frage: »Was hat sich in den letzten Monaten bei mir angesammelt, das ich loslassen möchte? Was gehört nicht mehr zu mir?« Machen Sie das gerne mit einem dicken Stift und in großer Schrift, denn damit signalisieren Sie Ihrem Unterbewusstsein: »Mir sind diese Fragen und deine Antworten wichtig.« Die Antworten können ganz praktische Dinge sein, aber auch Gefühle von alten Verletzungen, die nun gehen dürfen. Lassen Sie die vergangenen warmen Monate noch einmal vor Ihrem inneren Auge Revue passieren.
- Schließen Sie Ihre Augen zwischendurch immer wieder und lassen Sie die Antworten ganz entspannt und langsam in Ihrem Geist aufsteigen. Schreiben Sie alles auf, was Ihnen einfällt. Schreiben Sie jede Antwort auf einen gesonderten Zettel. Nehmen Sie sich so viel Zeit, bis Sie das Gefühl haben, wirklich alles aufgeschrieben zu haben.
- Geben Sie die Zettelchen in ein kleines Kuvert oder Tütchen. Dann ist es Zeit, nach draußen zu gehen.
- Wenn möglich, suchen Sie sich einen geschützten Ort in der Natur oder im Park. Ideal wäre es, wenn sich ein Bach oder ein Fluss in der Nähe befände. Falls nicht, nutzen wir statt der Kraft des Wassers die reinigende Kraft des Windes.
- Stellen Sie sich nun an den Rand des Wassers oder an einen Ort, wo Sie die Luft, den Wind spüren können. Nehmen Sie der Reihe nach jedes kleine Zettelchen in die Hand, lesen es noch einmal durch, zerreißen es dann in viele kleine Teilchen und übergeben diese dem Wasser oder der Luft mit der Bitte, alle Energien mitzunehmen, die mit diesem Zettelchen nun gehen dürfen. Machen Sie dies mit jedem Zettelchen einzeln. Freuen Sie sich darüber, wie es Ihnen mit jedem Zettelchen, das davonfließt oder -fliegt, leichter ums Herz wird.
- Seien Sie achtsam und liebevoll mit sich, vielleicht kommen auch Tränen. Die körperliche Entlastung unterstützt energetisch die geistige Reinigung. Begeben Sie sich in aller Ruhe auf den Nachhauseweg, wenn Sie fertig sind.

Wärmen Sie sich gut auf, wenn Sie wieder zuhause sind,
und trinken Sie vor dem Abendessen nochmals
eine Tasse Brennnesseltee wie am Vormittag.

Abends

Zum Abendessen gibt es eine leichte Suppe. Hierfür verwenden wir die bereits vorbereitete Basensuppe und ergänzen sie um eine Zucchini-Einlage.

Basensuppe mit Zucchini-Einlage

Wirkung: ***Die Zucchini ist sattvisch und leicht verträglich und entlastet somit die Verdauung.***

Zutaten

½ TL Ghee

¼ Zucchini, in kleine Würfel geschnitten

300 ml Basensuppe (bereits vorbereitet)

Zubereitung

1. Ghee in einem Topf erhitzen.
2. Die Zucchini-Würfel kurz andünsten.
3. Mit 300 ml Basensuppe aufgießen und 2–3 Minuten mitkochen.

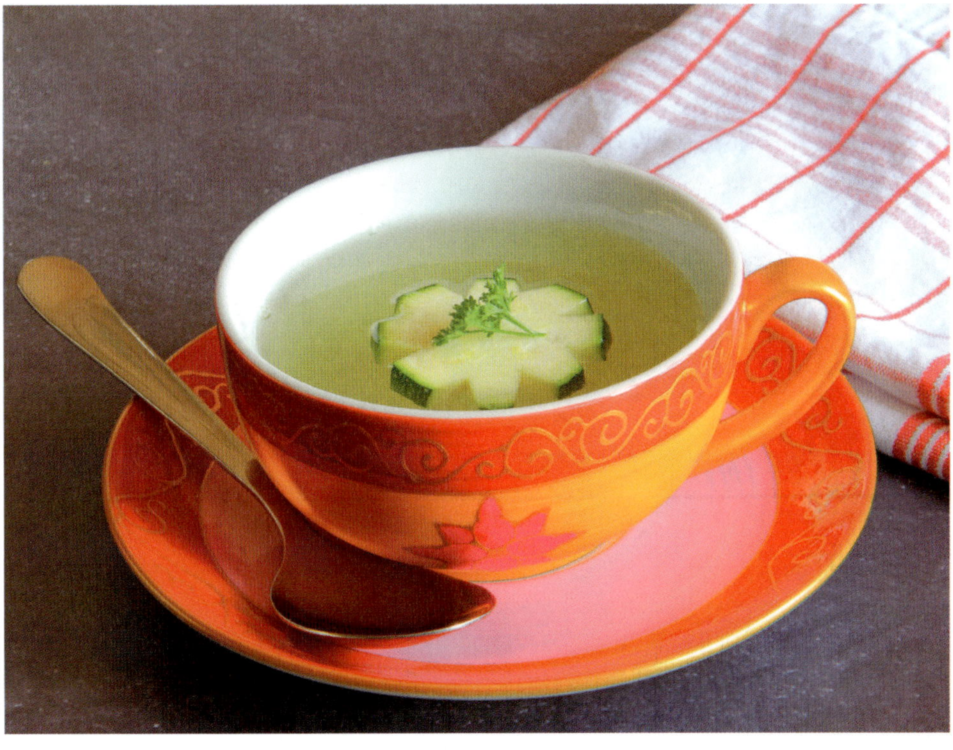

Tag 2: Tag des Kraftsammelns und der Dankbarkeit

Dieser Tag steht im Zeichen des Kräftesammelns, der Stärkung des Immunsystems und – auf der geistigen Ebene – der Dankbarkeit.

Morgens

Starten Sie den Tag eine halbe Stunde vor dem Frühstück mit einem warmen Ingwertee.

Ingwertee

Wirkung: ***Dieser Tee regt das Verdauungsfeuer (Agni) an. Er bereitet die Verdauung auf den leckeren Frühstücksbrei vor. Gleichzeitig nutzen wir hier die immunstärkende und wärmende Wirkung des Ingwers.***

Zutaten und Zubereitung

2 Scheiben frischer Ingwer, fein gewürfelt
250 ml kochendes Wasser

Mit kochendem Wasser übergießen, 3 Minuten ziehen lassen, abseihen.

Ayurvedischer Frühstückbrei mit herbstlichem Obst

Das Rezept finden Sie im Rezeptteil des Herbst-Kapitels (Seite 190). Nehmen Sie die Hälfte der Zutatenmenge, da das Rezept für 2 Personen berechnet istberechnet ist.

Vormittags
Zur weiteren Unterstützung Ihres Körpers können Sie gerne die Reflexzonenmassage von gestern wiederholen. Ihre Füße sind Ihnen sicherlich dankbar für die Zuwendung.

Mittags
Zum Mittagessen gibt es eine kräftigende Basensuppe.

Basensuppe mit Kartoffel-Einlage

Wirkung: ***Diese Suppe wirkt nicht nur basisch. Sie ist auch sehr vitaminreich, was das Immunsystem stärkt, und außerdem kräftigend.***

Zutaten

1 TL Ghee
½ TL Kreuzkümmel, ganz
½ TL frischer Ingwer, fein gewürfelt
1 mittelgroße Kartoffel, in ca. 1 cm große Würfel geschnitten
50 g Sellerie, in ca. 1 cm große Würfel geschnitten
125 ml Basensuppe (bereits vorbereitet)
5 cm Lauchzwiebel, in feine Ringe geschnitten
½ TL Rosmarin, getrocknet oder frisch, fein geschnitten

Zubereitung

1. In einem Topf Ghee heiß werden lassen, dann den Kreuzkümmel dazugeben und aufplatzen lassen.
2. Ingwer, Kartoffel und Sellerie zugeben.
3. Mit 125 ml Basensuppe aufgießen und 5–10 Minuten weich kochen.
4. Den Topf vom Herd nehmen.
5. Jetzt die Lauchzwiebel und den Rosmarin zugeben und 2 Minuten ziehen lassen

Nachmittags
Heute ist ein guter Anlass, Dankbarkeit zu zeigen für den Reichtum, den uns die Natur schenkt, und uns dankbar zu erweisen denjenigen gegenüber, die unsere Nahrung angebaut und geerntet haben. Unsere Dankbarkeit gilt aber auch allen anderen Menschen und Wesen, die uns auf unserem Weg begleitet und auf die eine oder andere Weise beschenkt haben.

Dankbarkeits-Ritual Teil 1

Mit diesem Ritual wollen wir Dankbarkeit nicht nur für die Nahrung, sondern darüber hinaus für alles fühlen, was wir vom Leben erhalten haben. Dankbarkeit lässt ein warmes, wohliges Gefühl im Bauch und im Herzen aufsteigen. Sie gibt uns ein Gefühl von Fülle, Vertrauen und Glück. Bleiben Sie für dieses Ritual gerne drinnen im Warmen. Sie benötigen wieder ein größeres Blatt, einen dicken und einen dünneren Stift und kleine Zettelchen.

- Suchen Sie sich einen ruhigen Platz zum Sitzen. Zünden Sie vielleicht eine Kerze an, wenn Sie mögen, auch ein Räucherstäbchen. Nehmen Sie mit geschlossenen Augen über die Atmung Kontakt zu Ihrem Bauchraum auf – so, wie Sie es bereits geübt haben.
- Schreiben Sie dann mit dem dicken Stift in großer Schrift auf den größeren Zettel die Frage: »Wofür bin ich dankbar?« Atmen Sie tief durch.
- Lassen Sie dann mit geschlossenen Augen die Antworten in Ihrem Geist aufsteigen. Vielleicht ist es Dankbarkeit für ganz praktische, materielle Dinge, vielleicht für Menschen in Ihrem Leben. Möglicherweise denken Sie auch an Erfahrungen, die sich im ersten Moment gar nicht so positiv gezeigt haben und deren tieferer Sinn sich Ihnen erst später erschlossen hat. Schreiben Sie die Antworten wieder einzeln auf die Zettelchen. Erlauben Sie sich alle Antworten, die sich zeigen.
- Wenn Sie das Gefühl haben, dass Sie alles aufgeschrieben haben, was Ihnen das Leben geschenkt hat, legen Sie Ihre Zettelchen zum Abschluss in eine Schatulle oder eine schöne Box, in der sie gut aufbewahrt sind, denn Sie brauchen Sie morgen für den zweiten Teil des Rituals.

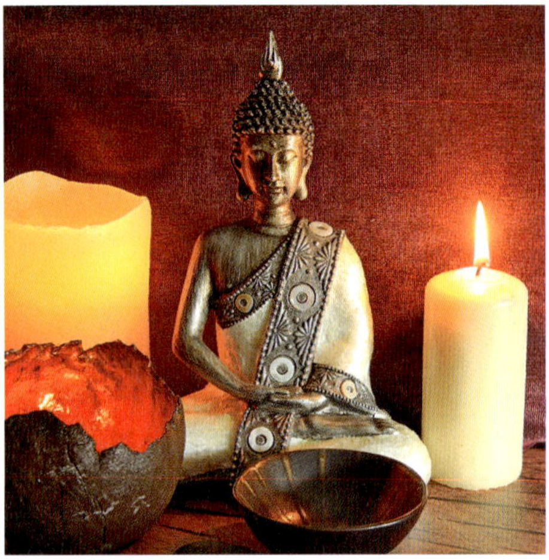

Abends
Lassen Sie den Tag in Ruhe ausklingen und genießen Sie noch eine leckere, stärkende Suppe.

Pastinaken-Cremesuppe

Wirkung: ***Die Pastinake enthält viele Vitamine, v. a. C und E. Als Wurzelgemüse stärkt sie außerdem unsere Verbindung zur Erde. Der Fenchelsamen wirkt harmonisierend für alle drei Doshas.***

Zutaten

125 g Pastinaken

250 ml Basensuppe (bereits vorbereitet)

Zubereitung

1. Pastinaken schälen und in kleine Würfel schneiden.
2. Mit der Basensuppe aufgießen und ca. 15 Minuten köcheln lassen.
3. Die Suppe mit einem Stabmixer fein pürieren.

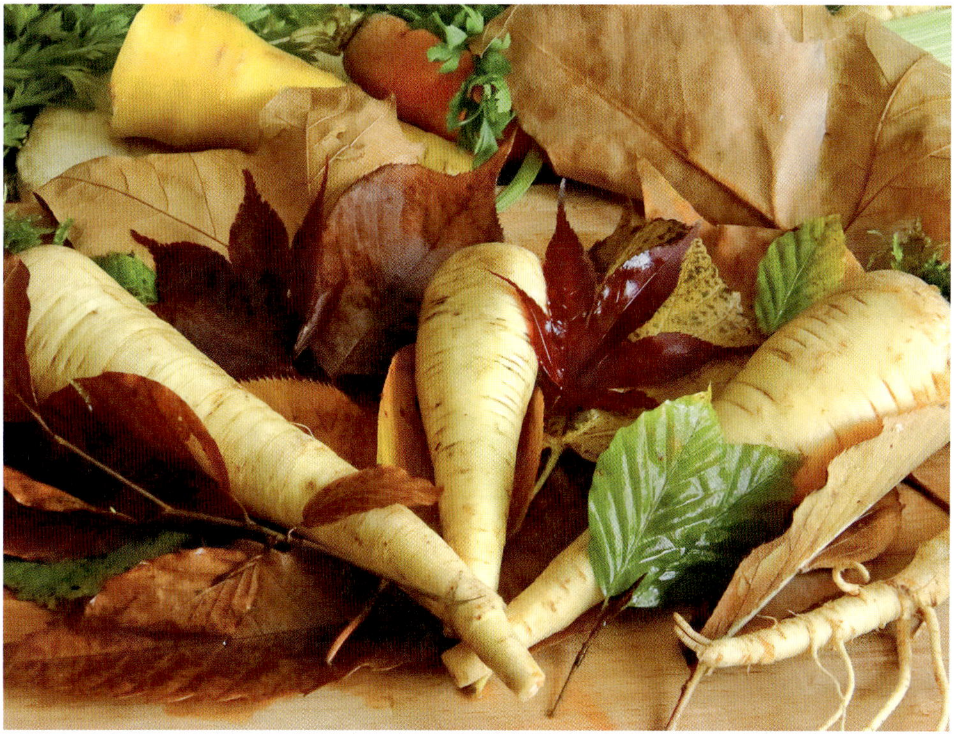

Tag 3: Für den Aufbau der Abwehrkräfte

Heute wollen wir weiter unsere Abwehrkräfte stärken. Auf der körperlichen Ebene durch die Ernährung und den Kontakt zur Natur, auf der geistig-seelischen Ebene durch Freude und Dankbarkeit. Diese positiven Gefühle fördern ebenfalls das Immunsystem.

Morgens

Starten Sie den Tag – wie gestern – eine halbe Stunde vor dem Frühstück mit einem warmen Ingwertee. Zum Frühstück gibt es dann ein sehr leckeres herbstliches Mus.

Birnenmus mit Erdmandeln

Wirkung: ***Die gesundheitsfördernde Wirkung der Birne kennen Sie bereits vom ersten Tag der Kur. Erdmandeln haben durch ihren hohen Ballaststoffanteil eine verdauungsfördernde Wirkung. Sie unterstützen die natürliche Darmflora, die entscheidend wichtig ist für eine gut funktionierende Immunabwehr.***

Zutaten

1 reife Birne
½ TL Ghee
1 Nelke
½ TL frischer Ingwer, fein gewürfelt
100 ml Wasser
1 Kardamomkapsel, gemörsert (Schale entfernen)
1 Msp. Kurkuma, gemahlen,
1 Prise Salz
1 TL Zitronensaft
½ TL Stärke
2 EL gemahlene Erdmandeln
1 TL Agavendicksaft

Zubereitung

1. Die Birne schälen, vierteln, entkernen und in Würfel schneiden.
2. Die Gewürznelke in Ghee kurz anrösten. Den Ingwer und die gewürfelte Birne zugeben.
3. Mit Wasser aufgießen und Kardamom, Kurkuma, Salz und Zitronensaft zugeben.
4. Je nach Birnensorte zwischen 2 und 5 Minuten weich kochen.
5. Die Stärke mit 1 EL kaltem Wasser anrühren und kurz mitkochen.
6. Nun die Erdmandeln zugeben und das Ganze mit einem Pürierstab mixen. Mit Agavendicksaft süßen.

Dankbarkeits-Ritual Teil 2

Heute wollen wir uns dem zweiten Teil des Dankbarkeits-Rituals widmen. Dabei geht es darum, alles, wofür wir dankbar sind, sichtbar und fühlbar zu machen. Dieses Ritual können Sie wieder drinnen, im Warmen machen. Sie benötigen die Zettelchen von gestern sowie eine schöne, mit Wasser gefüllte Schale und die 20 Blüten, die Sie vorbereitet haben.

- Suchen Sie sich einen ruhigen Platz zum Sitzen. Zünden Sie wieder eine Kerze an, wenn Sie mögen, auch ein Räucherstäbchen. Legen Sie sich alles zurecht, was Sie für das Ritual brauchen.
- Nehmen Sie dann wieder mit geschlossenen Augen über die Atmung Kontakt zu Ihrem Bauchraum auf.
- Legen Sie alle Dankbarkeits-Zettelchen in einem Halbkreis vor sich hin, ebenso vor sich die Schale und daneben in Griffnähe die Blüten.
- Nehmen Sie ein Zettelchen, legen es sichtbar vor sich hin und wählen eine Blüte für dieses Zettelchen. Nehmen Sie das Zettelchen und die Blüte vorsichtig in Ihre Hände und halten Sie beides vor Ihr Herz-Chakra in der Mitte des Brustkorbs. Bitten Sie dann darum, dass die Energie dieses Zettelchens in die Blüte und weiter in Ihr Herz-Chakra fließen möge. Stellen Sie sich vor, wie diese Blüte und Ihr Herz erfüllt werden von einem starken Gefühl der Wärme, des Vertrauens und des Getragenseins. Legen Sie die Blüte dann als Symbol für Ihren Dank in die Wasser-Schale. Das Zettelchen können Sie zur Seite legen.
- Wiederholen Sie dies mit allen Zettelchen und legen Sie für jedes eine Blüte in die Schale. Nehmen Sie sich Zeit für jedes einzelne Zettelchen. Freuen Sie sich über das Gefühl der Fülle, das in Ihnen aufsteigt, je mehr sich die Schüssel füllt.

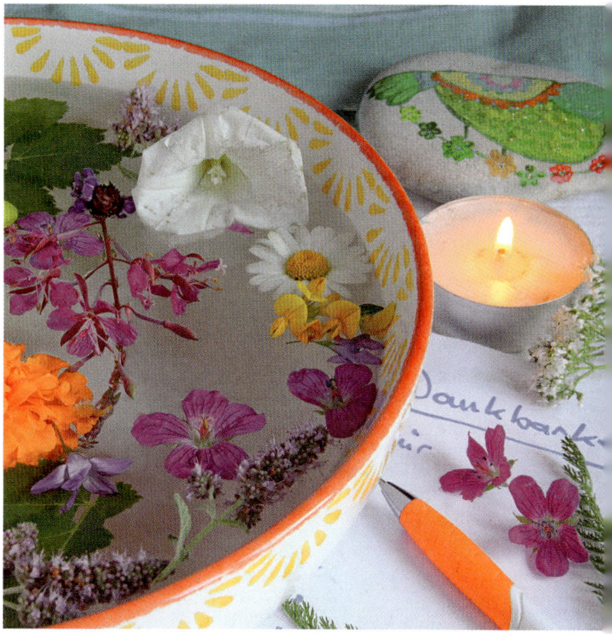

- Zum Abschluss stellen Sie die Schale mit den Blüten an eine Stelle, wo Sie sie die nächsten Tage immer wieder betrachten können. Lassen Sie das Gefühl von Dankbarkeit und Fülle immer wieder in sich aufsteigen.
- Wenn die Blüten nach einigen Tagen verblüht sind, können Sie sie als eine schöne verbindende Geste der Natur zurückgeben, z. B. an einem Baum am Wegesrand. Die Zettelchen haben ihre Energie an die Blüten abgegeben, Sie können sie entsorgen.

Mittags
Zum Mittagessen gibt es ein einfaches, aber schmackhaftes Ofengemüse.

Wurzel-Ofengemüse

Wirkung: ***Neben den vielen Mineralstoffen und Vitaminen der Zutaten tut Ihnen nach dem intensiven Ritual besonders die kräftigende, erdende Wirkung der Wurzelgemüse gut.***

Zutaten

1 mittelgroße Karotte
100 g Sellerie
½ Pastinake
1 kleine Fenchelknolle
½ kleine Zucchini
40 ml Sonnenblumenöl
1 TL Salz
1 Prise schwarzer Pfeffer, frisch gemahlen
½ TL frischer Ingwer, fein gewürfelt
1 Msp. Kurkuma, gemahlen
¼ TL Majoran, getrocknet oder frisch, fein geschnitten
Saft von ¼ Zitrone
50 ml Basensuppe

Zubereitung

1. Karotte, Sellerie und Pastinake schälen und in mundgerechte Stücke schneiden.
2. Die Fenchelknolle vierteln, den Strunk und auch das Grün entfernen. Dann Fenchel und Zucchini ebenfalls in Stücke schneiden. Alles in eine große Schüssel geben.
3. In einer kleinen Schüssel Sonnenblumenöl, Salz, Pfeffer, Ingwer, Kurkuma, Majoran und Zitronensaft vermengen.
4. Die Marinade zum Gemüse geben, durchmengen und 20 Minuten lang durchziehen lassen.
5. Den Backofen auf 160 °C vorheizen.
6. Das Gemüse in eine ofenfeste Form geben, mit der Basensuppe angießen und 30 Minuten bei 160 °C Umluft garen lassen.

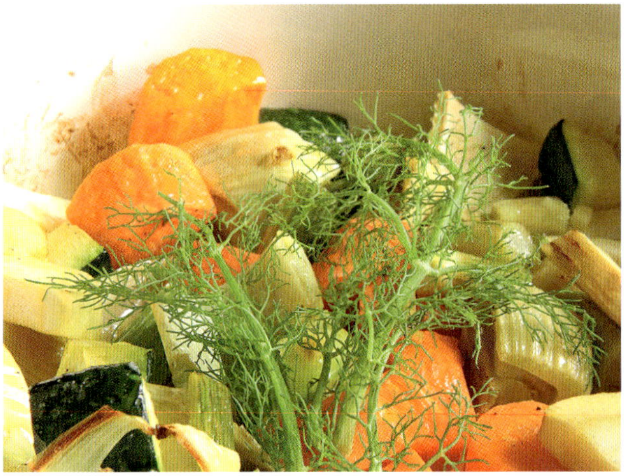

Spaziergang im Wald

Wenn Sie möchten, können Sie den Nachmittag für einen Waldspaziergang nutzen, sei es in der freien Natur oder in einem Park. Spätestens seit das »Waldbaden« populär wurde, ist vielen bekannt, dass der Wald nicht nur unserer Psyche guttut, sondern dass er auch handfeste positive Wirkungen auf unser Immunsystem hat. In der Waldluft befinden sich unter anderem sogenannte Terpene, wichtige Bestandteile der ätherischen Öle, die aus den Blättern, Nadeln und Rinden der Bäume ausströmen. Diese wirken nachweislich immunstärkend, senken aber auch den Blutdruck und beruhigen das vegetative Nervensystem.

Nachdem Sie sich in den letzten Tagen schon so intensiv mit Ihrem Wohlbefinden befasst haben, will ich Ihnen aber keinen Kurs in Waldbaden geben. Sie erreichen bereits genug, wenn Sie einfach nur die gute Waldluft genießen. Sollten Sie den Spaziergang aus irgendwelchen Gründen heute nicht machen können, versprechen Sie sich doch selbst, ihn so bald wie möglich nachzuholen. Gerade im Herbst sind Waldspaziergänge eine wahre Wohltat für Körper und Seele.

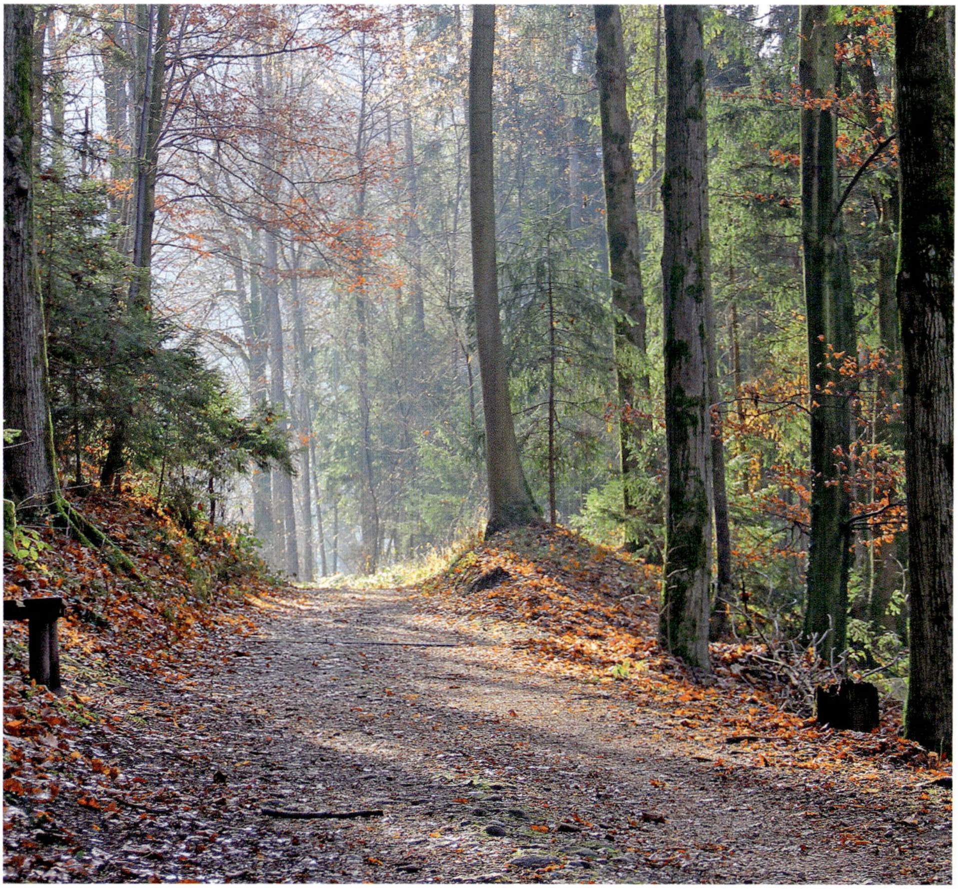

Kartoffelsuppe mit bitter-süßer Einlage

Wirkung: ***In Kombination mit Apfel wirkt dieses Gericht ausgleichend auf den Blutdruck. Durch den Löwenzahn wird unser Appetit und unser Immunsystem angeregt.***

Zutaten

Suppe

150 g Kartoffeln
1 Schalotte
½ Knoblauchzehe
10 g frischer Ingwer
1 EL Ghee
½ TL Fenchelsamen, ganz
¼ TL Kreuzkümmel, ganz
200 ml Kokosmilch
200 ml Basensuppe (bereits vorbereitet)
1 EL Zitronensaft
½ Msp. Chili, gemahlen
Je 1 Msp. Pfeffer und Kurkuma, gemahlen
½ TL Salz

Einlage

½ Apfel
⅛ Zucchini
1 TL Ghee
Je 1 Msp. Salz und Pfeffer
2 frische Löwenzahnblätter, ersatzweise Rucola,

Zubereitung

Suppe

1. Die Kartoffeln schälen und in Würfel schneiden.
2. Schalotte, Knoblauch und Ingwer in feine Würfel schneiden.
3. In einem Topf das Ghee erhitzen, die Fenchel- und Kreuzkümmelsamen platzen lassen.
4. Schalotte, Ingwer und Knoblauch zugeben und 1 Minute mit anbraten.
5. Dann die Kartoffeln kurz mit andünsten lassen.
6. Mit Basensuppe ablöschen, mit Kokosmilch aufgießen und die restlichen Gewürze (Chili, Salz, Pfeffer, Kurkuma) und das Salz zugeben. Wenn die Suppe zu dick wird, noch etwas Basensuppe oder Wasser nachgießen.
7. Nun 15–20 Minuten leicht köcheln lassen und anschließend mit einem Stabmixer pürieren.

Einlage

1. Den Apfel und die Zucchini in feine Würfel schneiden.
2. In einem Topf das Ghee erhitzen, die Apfel- und Zucchiniwürfel kurz anrösten.
3. Mit etwas Salz und Pfeffer würzen.
4. Den Löwenzahn in Streifen schneiden.

Tipp:
Die Kartoffelsuppe in einen Teller füllen und die Suppeneinlage darübergeben. Ganz zum Schluss mit den geschnittenen Löwenzahnstreifen dekorieren.

Herbstrezepte

Auf den nächsten Seiten finden Sie viele leckere Rezepte für den Herbst. Sie sind nährend, wärmend und stärken das Immunsystem – genau das also, was wir in dieser wechselhaften Jahreszeit gut brauchen können!

Die Rezepte sind geordnet nach Frühstücksgerichten, Chutneys, Suppen, Hauptgerichten, Desserts und Getränken.

Bei allen Rezepten steht, welche allgemeine Wirkung sie haben und wie die verschiedenen Dosha-Typen sie gegebenenfalls abwandeln können, damit sie optimal auf sie abgestimmt sind.

Alle Rezepte sind für zwei Personen berechnet.

Um Ihnen die Entscheidung zu erleichtern, welches Rezept Sie wann ausprobieren möchten, habe ich eine Einteilung nach Schwierigkeitsgrad beziehungsweise Zeitdauer vorgenommen:

1 Kürbis = einfach und schnell

2 Kürbisse = braucht etwas Zeit

3 Kürbisse = etwas anspruchsvoller

Haferbrei mit herbstlichem Obst

Wirkung: ***Hafer ist sehr ballaststoffreich und beugt dadurch Heißhunger vor, was uns im stressigen Alltag sehr entgegenkommt.***

Zutaten

für den Brei

1 TL Ghee

1 TL frischer Ingwer frisch, fein gewürfelt

150 ml Reismilch

100 ml Kokosmilch

2 Msp. Zimt, gemahlen

2 Kardamomkapseln, frisch gemörsert (Schale entfernt)

2 Msp. Sternanis, gemahlen

2 Nelken, frisch gemörsert

2 Msp. Kurkuma, gemahlen

2 Msp. Vanille, gemahlen

1 Prise Salz

2 TL Agavendicksaft

100 g grobe Haferflocken

Obst

200 g gemischte Früchte (nach Saison, z. B. Aprikosen, Zwetschgen, Heidelbeeren)

1 TL Ghee

1 TL frischer Ingwer, fein gewürfelt

50 ml Wasser

1 TL Zitronensaft

1 TL Rohrohrzucker

Zubereitung

Brei

1. Ghee im Topf erhitzen, Ingwer zugeben.
2. Mit Reismilch und Kokosmilch aufgießen.
3. Alle Gewürze (Zimt, Kardamom, Sternanis, Nelken, Kurkuma, Vanille, Salz) zugeben und kurz aufkochen lassen.
4. Mit Agavendicksaft süßen.
5. Die Haferflocken einrühren und 1 Minute bei kleiner Hitze mitkochen lassen.
6. Den Brei vom Herd nehmen und zugedeckt 5 Minuten ziehen lassen.

Obst

1. Das Obst waschen, entkernen und putzen.
2. Aprikosen und Zwetschgen in schmale Streifen schneiden.
3. Ghee in den Topf geben und erhitzen. Dann zuerst den Ingwer zugeben.
4. Danach die Früchte zugeben, mit Wasser ablöschen und mit Zitronensaft und Zucker würzen.
5. In etwa 2 Minuten zu einem Kompott kochen. Dann vom Herd nehmen.
6. Den Brei mit den Früchten anrichten und warm genießen.

Vata: So wie hier vorgestellt gut geeignet, da wärmend und nährend.

Pitta: Am geeignetsten sind süße Aprikosen oder generell süße Obstsorten.

Kapha: Etwas weniger Brei und mehr Obst verwenden.

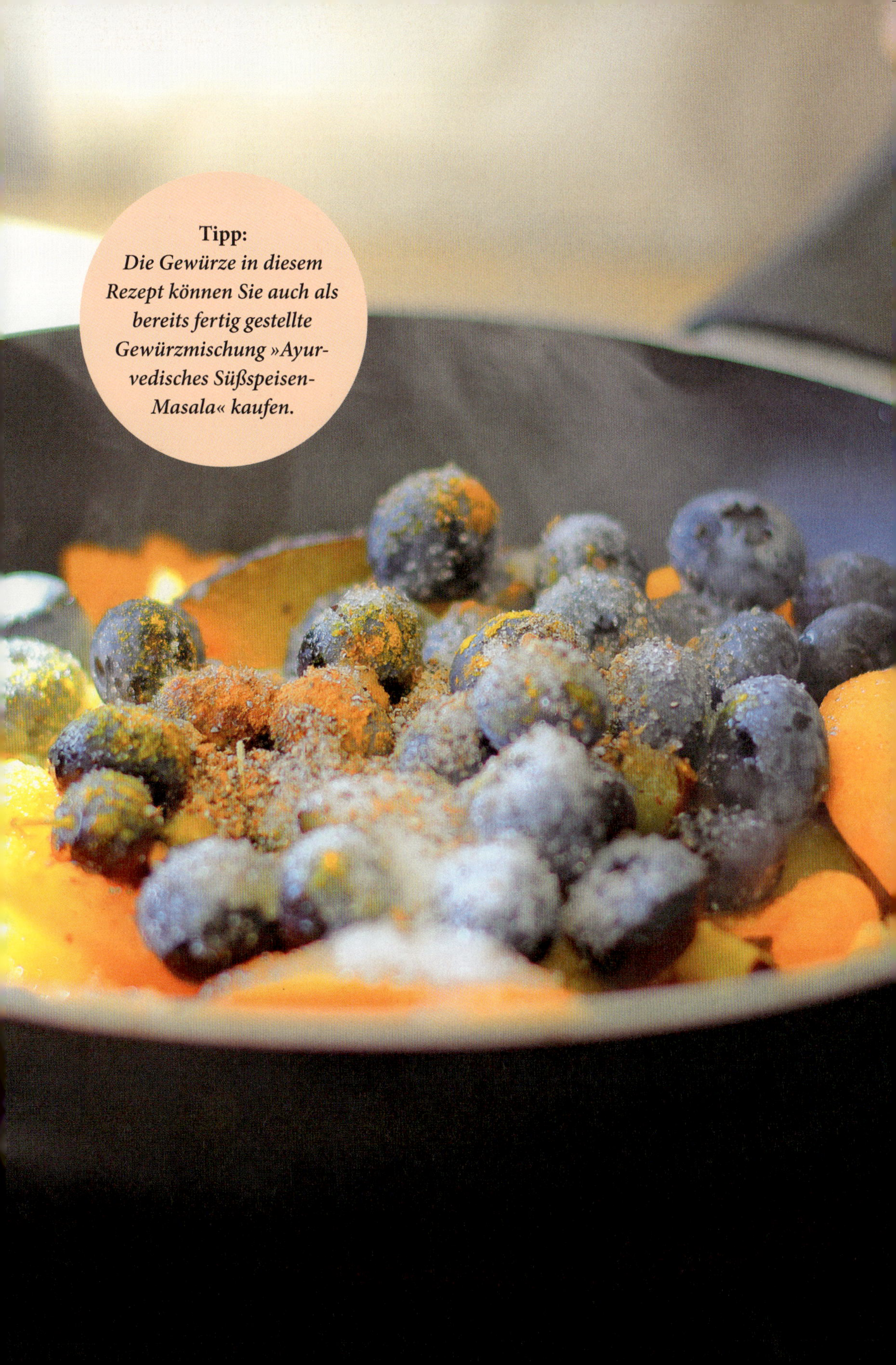

Tipp:
Die Gewürze in diesem Rezept können Sie auch als bereits fertig gestellte Gewürzmischung »Ayurvedisches Süßspeisen-Masala« kaufen.

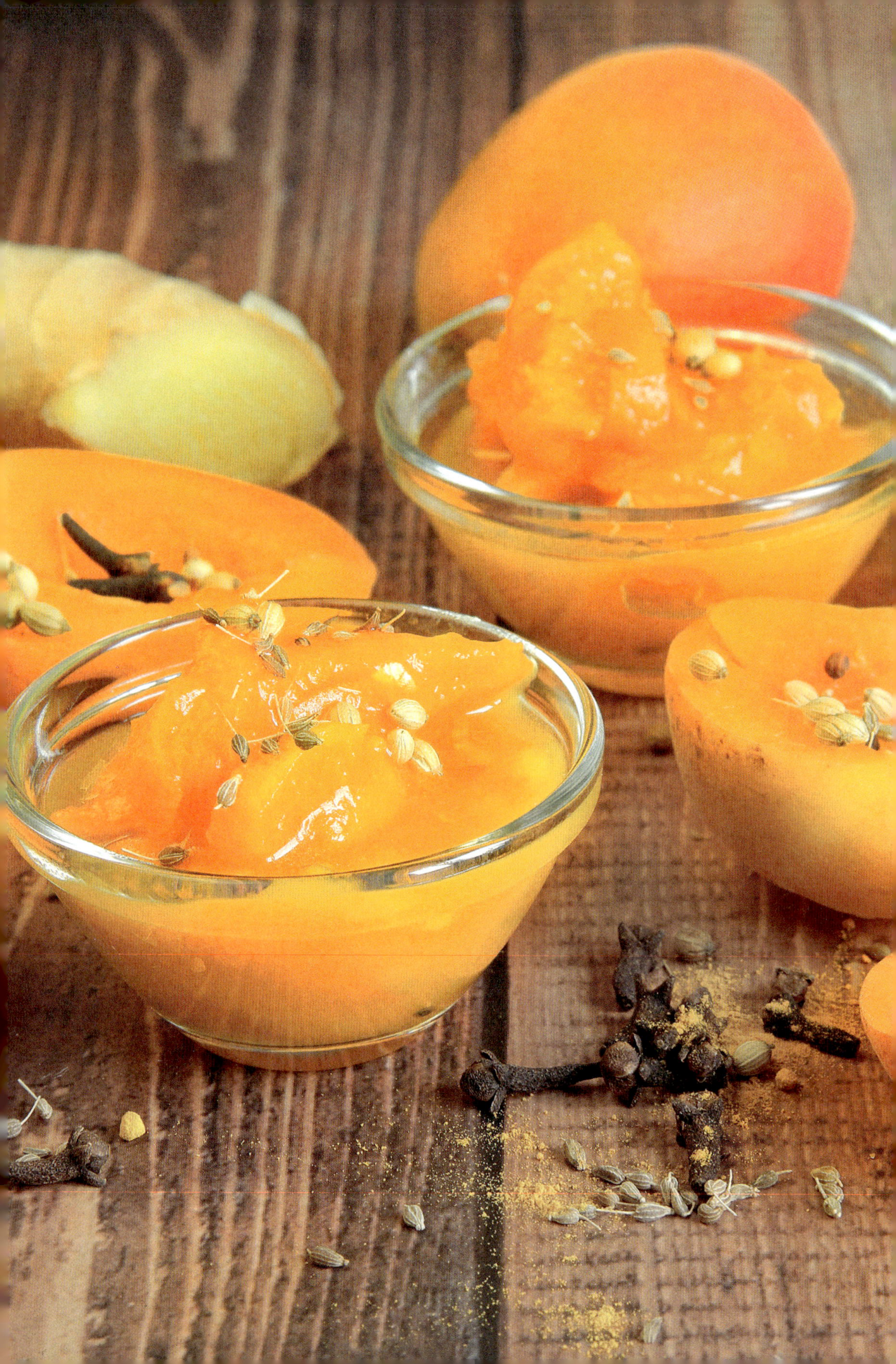

Aprikosenchutney

Wirkung: ***besänftigt durch die Aprikosen das Vata, schützt vor Trockenheit (z. B. durch Heizungsluft).***

Zutaten

1 EL Ghee
½ TL Koriandersamen
¼ TL Anissamen
2 ganze Nelken
1 EL Zwiebel, fein gewürfelt
1 TL frischer Ingwer, fein gewürfelt
3 Aprikosen
100 ml Wasser
3 TL Rohrohrzucker
2 Msp. Kurkuma. gemahlen
1 Msp. Chili, gemahlen
¼ TL Salz
Saft von ½ Zitrone

Zubereitung

1. Die Aprikosen waschen, halbieren und in feine Streifen schneiden.
2. In einem heißen Topf Ghee erhitzen und darin die Koriandersamen und Anissamen aufplatzen lassen, dann die Nelken zugeben.
3. Anschließend die Zwiebelwürfel und den Ingwer zugeben.
4. Die Aprikosen sowie das Wasser zugeben.
5. Die weiteren Gewürze (Zucker, Kurkuma, Salz, Chili) und den Zitronensaft zugeben und leicht mitkochen lassen. Das Chutney sollte eine schöne sämige Konsistenz aufweisen. Sollte es zu flüssig sein, noch etwas weiter einkochen lassen.

Vata: Durch die befeuchtende und wärmende Wirkung sehr gut geeignet.

Pitta: In das fertige Chutney ein paar Minz- oder Basilikumblätter oder auch Kokosflocken einarbeiten, um eine kühlende Wirkung zu erreichen.

Kapha: Sollte nur wenig Chutney zu sich nehmen, da es grundsätzlich zu süß ist. Wenn doch, dann mit der Pfeffermühle etwas nachwürzen für mehr Schärfe.

Hühner-Kraftsuppe

Wirkung: *Diese Suppe spendet Kraft, wirkt aufbauend und entzündungshemmend und ist ideal zur Stärkung des Immunsystems. Insbesondere, wenn eine Erkältung im Anflug ist, kann sie ihre heilende Wirkung entfalten. Im Ayurveda werden solche Suppen auch in der Rekonvaleszenz nach Krankheiten oder auch nach einer Geburt gegeben.*

Zutaten Hühnerbrühe

1 EL Ghee
2 Lorbeerblätter
3 Wacholderbeeren
2 Pfefferkörner
2 Hühnerkeulen, ca. 500 g
2 Liter Wasser
1 EL Salz
1 Scheibe Kurkuma, frisch; ersatzweise 1 Msp. Kurkuma, gemahlen
1 Zwiebel mit Schale, grob geviertelt
1 mittelgroße Karotte mit Schale, in 3 cm große Stücke geschnitten
100 g Sellerie, geschält und in 3 cm große Stücke geschnitten
½ kleiner Zweig frischer Thymian (ersatzweise ½ TL getrockneter Thymian)
Etwas frische Petersilie

Zubereitung Hühnerbrühe

1. Ghee in einem großen Topf erhitzen.
2. Lorbeerblätter, Wacholderbeeren und Pfefferkörner kurz mit anbraten.
3. Die Hühnerkeulen zugeben und mit Wasser aufgießen.
4. Die Keulen etwa 30 Minuten kochen lassen.
5. Salz, Kurkuma, Thymian und das Gemüse zugeben und weitere 30 Minuten köcheln lassen.
6. Die Brühe vom Herd nehmen, etwa 10 Minuten stehen lassen und anschließend durch ein Sieb abgießen.

Tipp:
Das Hühnerfleisch vom Knochen lösen, in Würfel schneiden und als Suppeneinlage verwenden.

Vata, Pitta, Kapha: Eine wunderbare Suppe zur Immunstärkung für jedes Dosha.

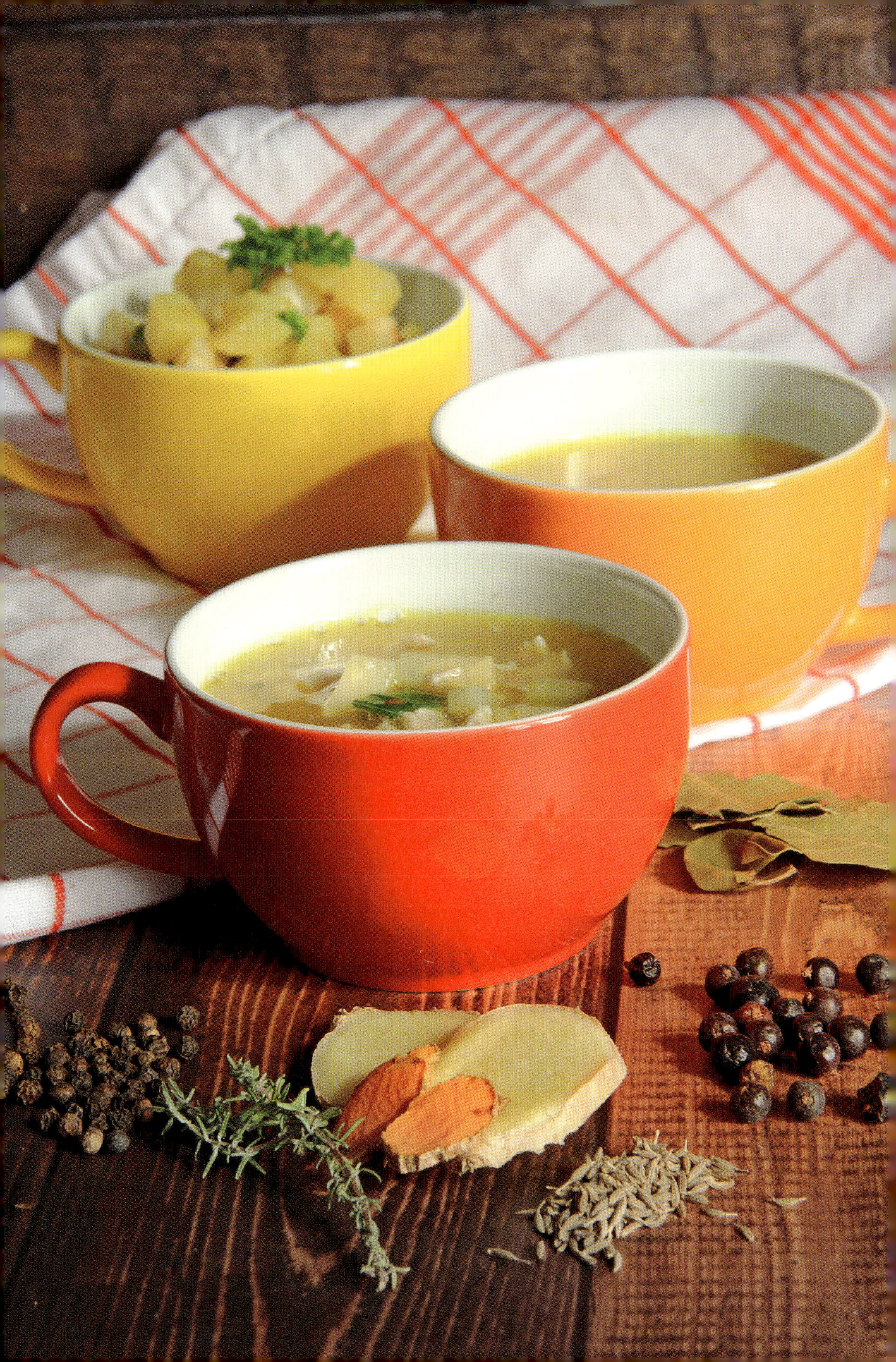

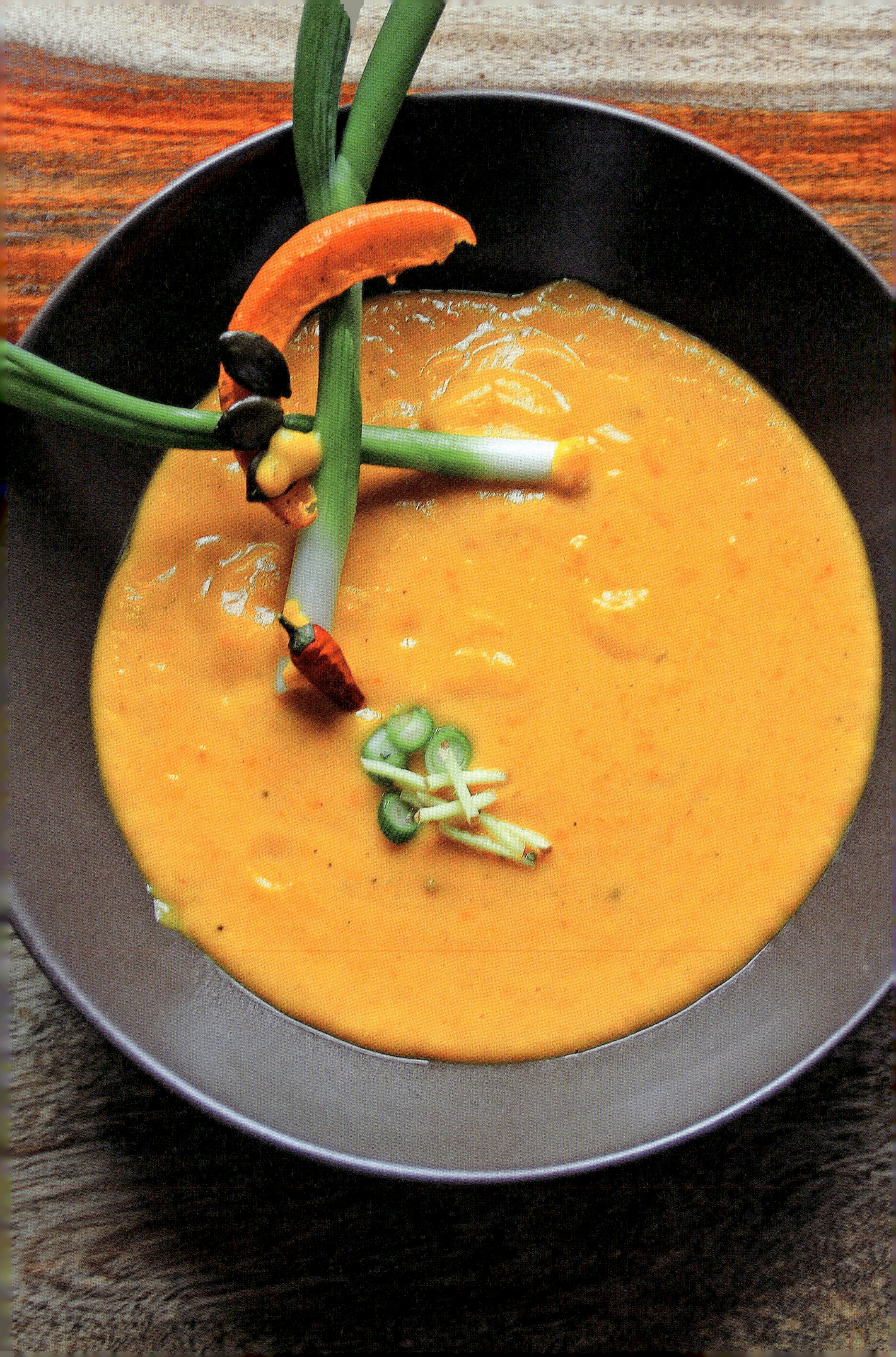

Kürbis-Safran-Suppe

Wirkung: ***Kürbis ist nährend und erdend und damit nicht nur gut für den Körper, sondern auch beruhigend für den Geist in der dunklen Jahreszeit. Unterstützt wird dies noch durch den stimmungsaufhellend wirkenden Safran.***

Zutaten

½ kleiner Hokkaido-Kürbis
2 TL Ghee
Je ½ TL Kreuzkümmel ganz, Fenchel ganz, Curryblätter
1 TL frischer Ingwer, fein gewürfelt
1 Lauchzwiebel
250 ml Wasser oder Gemüsesud
250 ml Kokosmilch
Je 1 Prise Salz und weißer Pfeffer
5 Fäden Safran
Etwas Zitronensaft
1 EL Kürbiskerne, geröstet

Zubereitung

1. Den Kürbis entkernen und würfeln (schälen ist beim Hokkaido nicht nötig). Die Lauchzwiebel in feine Ringe schneiden.
2. In einem heißen Topf mit Ghee die Kreuzkümmel- und Fenchelsamen sowie die Curryblätter anbraten.
3. Den Ingwer zugeben und kurz mitdünsten, dann die Lauchzwiebel zugeben.
4. Den Kürbis hineingeben, mit Wasser/Gemüsesud ablöschen und die Kokosmilch aufgießen.
5. Salz, Pfeffer und Safran zugeben und etwa 15 Minuten leicht kochen lassen.
6. Mit einem Mixer oder Pürierstab fein mixen und mit etwas Zitronensaft abschmecken.
7. Mit gerösteten Kürbiskernen dekorieren.

Vata: Die Kokosmilch durch Sahne ersetzen.

Pitta: Das Rezept so lassen, mild würzen.

Kapha: Die Kokosmilch durch Gemüsesud ersetzen und etwas schärfer würzen.

Kohlrabi-Mangold-Gemüse

Wirkung: *Kohlrabi und Mangold ergeben ein verdauungsförderndes, blutreinigendes und entsäuerndes Herbstgericht.*

Zutaten

2 TL Ghee
¼ TL Fenchelsamen, ganz
3 schwarze Pfefferkörner
½ TL Rosmarinnadeln, frisch oder getrocknet
1 Scheiben frische Kurkuma, in feine Streifen geschnitten (Vorsicht, färbt stark) (ersatzweise 2 Msp. Kurkuma, gemahlen)
1 Scheibe frischer Ingwer, in feine Streifen geschnitten
2 Kohlrabi, geschält und gewürfelt
200 ml Wasser oder Kohlrabi-Sud (siehe Tipp)
250 ml Kokosmilch
Etwas Steinsalz und Zitronensaft
50 g Mangoldblätter ohne Stängel, in Streifen geschnitten (Die Stängel enthalten zu viel Oxalsäure für Menschen mit Nierenerkrankungen oder Eisenmangel.)
Evtl. 1 TL Stärke

Zubereitung

1. In einem heißen Topf mit Ghee die Fenchelsamen und Pfefferkörner aufplatzen lassen.
2. Dann den Rosmarin zugeben und anschließend gleich die geschnittenen Kurkuma- und Ingwerstreifen anbraten lassen.
3. Die Kohlrabiwürfel zugeben, sofort mit Wasser (besser mit Kohlrabi-Sud) und mit Kokosmilch aufgießen.
4. Dann Salz und Zitronensaft zugeben.
5. Nach etwa 10 Minuten (wenn der Kohlrabi weich ist) den in Streifen geschnittenen Mangold zugeben.
6. Das Gericht mit Zitronensaft und etwas Salz abschmecken.
7. Gegebenenfalls die Stärke mit 2 EL Wasser verrühren und das Gericht damit abbinden.

Tipp:
Um das Gericht noch schmackhafter zu machen, die Blätter und die Schalen des Kohlrabis etwa 10 Minuten lang in Wasser mit einer Messerspitze Salz zu einem Kohlrabi-Sud auskochen lassen und dann durch ein Sieb abseihen. Den Sud zum Aufgießen nehmen anstatt des Wassers.

Vata: Wasser durch Sahne ersetzen und nur die halbe Menge Kurkuma verwenden.
Pitta: Die Pfefferkörner weglassen, sonst unverändert genießen.
Kapha: Kohlrabi ist ideal für Kapha, da er sehr nährend, aber kalorienarm ist und wenig Zucker enthält.

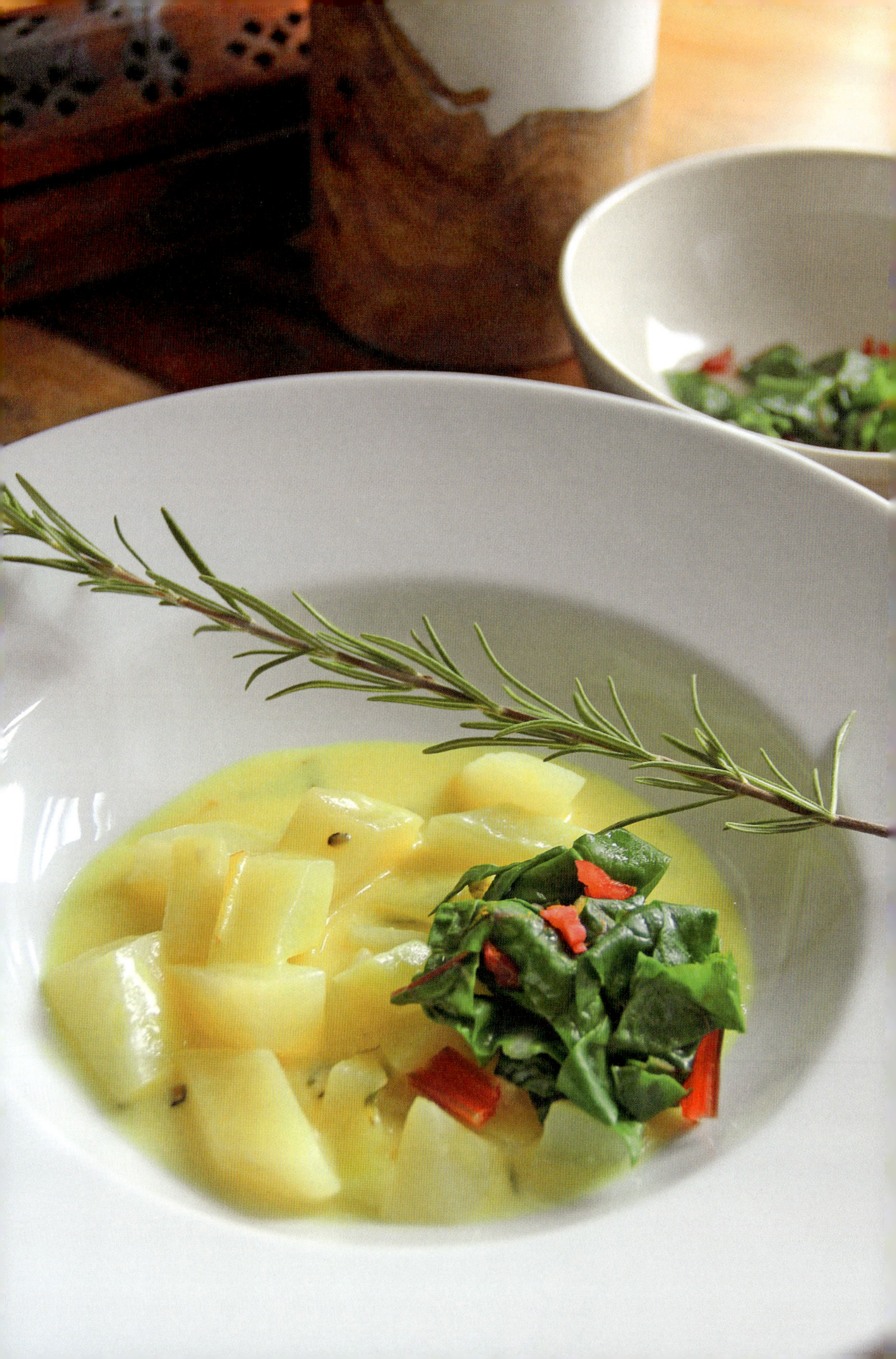

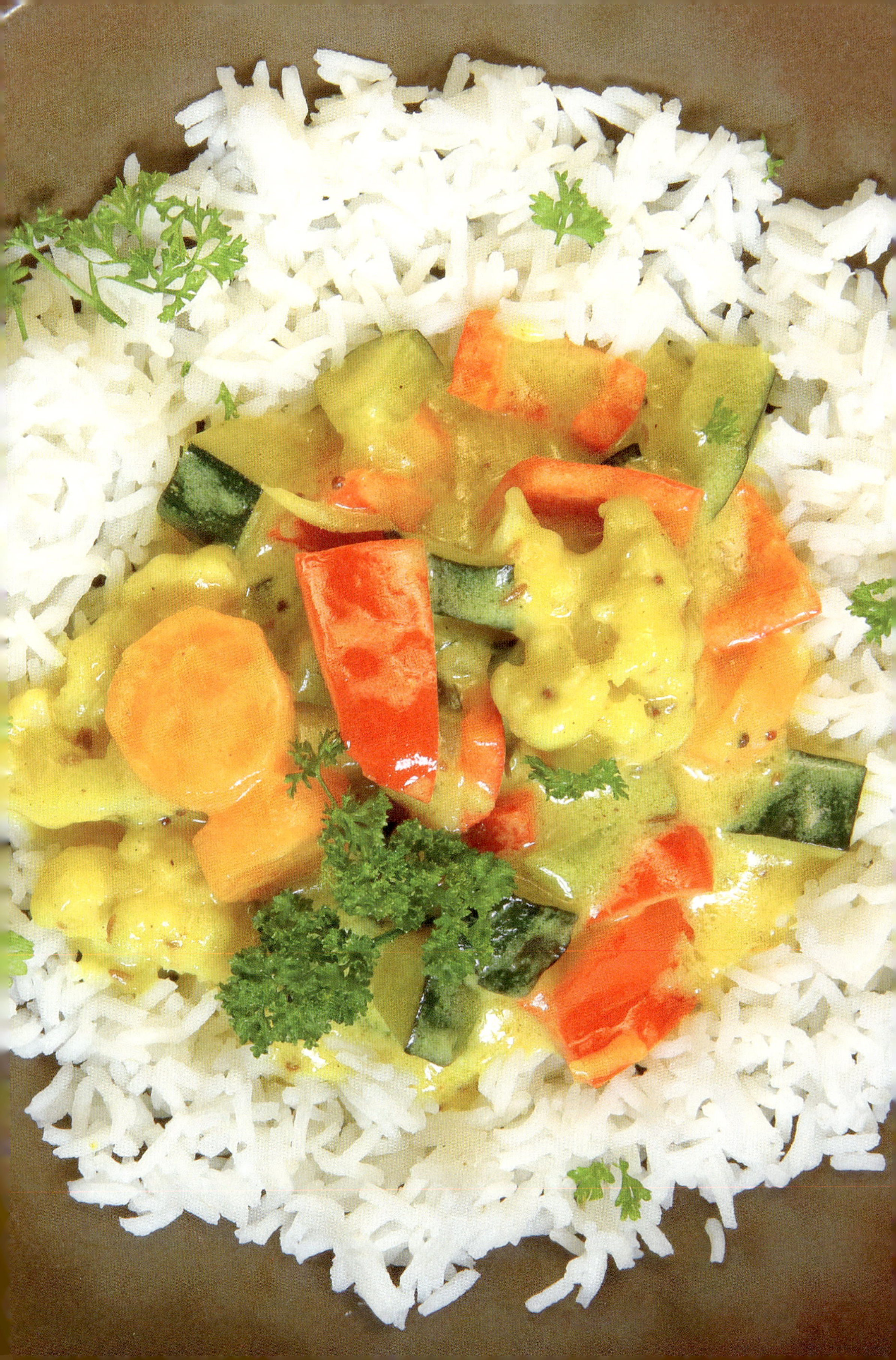

Tri-Dosha-Curry

Wirkung: ***Dieses Gericht ist für alle drei Doshas geeignet, weil die Konsistenz der Gemüsesorten bissfest (Blumenkohl), weich (Karotten) und breiig (Zucchini) ist. Es wirkt harmonisierend und leicht erwärmend.***

Zutaten

¼ Blumenkohl, in größere Röschen zerteilt
2 mittelgroße Karotten, in Scheiben geschnitten
½ rote oder gelbe Paprika, in etwa 1 cm große Würfel geschnitten
½ Zucchini, in etwa 1 cm große Würfel geschnitten
2 TL Ghee
Je ½ TL Kreuzkümmel und schwarze Senfkörner, ganz
¼ TL Ajowan, ganz
6 Curryblätter
1 TL frischer Ingwer, fein gewürfelt
½ Zwiebel, fein gewürfelt
400 ml Kokosmilch
50 ml Wasser
1 Msp. Asafoetida
2 Msp. Chili, gemahlen
½ TL Salz
2 TL Currymischung
½ EL Zitronensaft
1 EL Stärke
1 EL Petersilie, fein gehackt

Zubereitung

1. Alle Gemüsesorten schneiden wie in der Zutatenliste beschrieben.
2. Ghee in einem Topf erhitzen und die ganzen Gewürze (Kreuzkümmel, Senfkörner, Ajowan) darin aufplatzen lassen. Dann die Curryblätter zugeben.
3. Ingwer und Zwiebel zugeben und etwa 1 Minute lang mitdünsten.
4. Nun alle Gemüsesorten zugeben (Blumenkohl, Karotten, Paprika, Zucchini) und mit Kokosmilch und Wasser aufgießen.
5. Asafoetida, Chili, Salz, Currymischung und Zitronensaft zugeben und etwa 12 Minuten leicht weich kochen lassen.
6. Die Stärke mit etwas Wasser glatt rühren, dann unterrühren und nochmals kurz aufkochen, um dem Curry eine sämige Konsistenz zu geben.
7. Mit frischer Petersilie bestreuen und warm servieren.

Vata: Zum Aufgießen eine Mischung aus 250 ml Sahne und 200 ml Wasser verwenden, zum Abbinden dürfen es in diesem Fall 2 EL Stärke sein.

Pitta: Weniger Chili verwenden.

Kapha: Kann gerne statt der Zucchini einen Brokkoli verwenden; zum Aufgießen 250 ml Hafermilch und 200 ml Wasser verwenden, zum Abbinden 2 EL Stärke nehmen.

Geschnetzeltes Rinderfilet auf Blattsalat

Wirkung: ***Rindfleisch hat eine wärmende Wirkung. Zwiebeln helfen bei Husten und Erkältungen. Spinat ist leicht verdaulich und ein guter Lieferant von Vitaminen und Spurenelementen.***

Blattsalat
Zutaten und Vorbereitung

100 g frischer Spinat

200 g gemischter Blattsalat nach Saison (z. B. Chicorée, Radicchio, Eichblattsalat, Feldsalat)

Den Salat putzen, waschen und in eine Schüssel geben.

Aprikosen-Vinaigrette
Zutaten und Zubereitung

1 Aprikose

150 ml Wasser

25 ml Olivenöl

½ TL Salz

1 Prise schwarzer Pfeffer, frisch gemahlen

½ TL mittelscharfer Senf

Saft von ½ Zitrone

2 TL Honig

1. Die Aprikose halbieren und entkernen.
2. Mit allen anderen Zutaten zusammen mit einem Pürierstab 1 Minute lang mixen.

Tipp:
Wenn Sie dieses Gericht mit dem Dinkel-Chapati (siehe Rezept Seite 205) servieren wollen, sollten Sie dieses zuerst zubereiten. Das schmeckt sehr lecker!

▸ *Fortsetzung des Rezepts auf Seite 204*

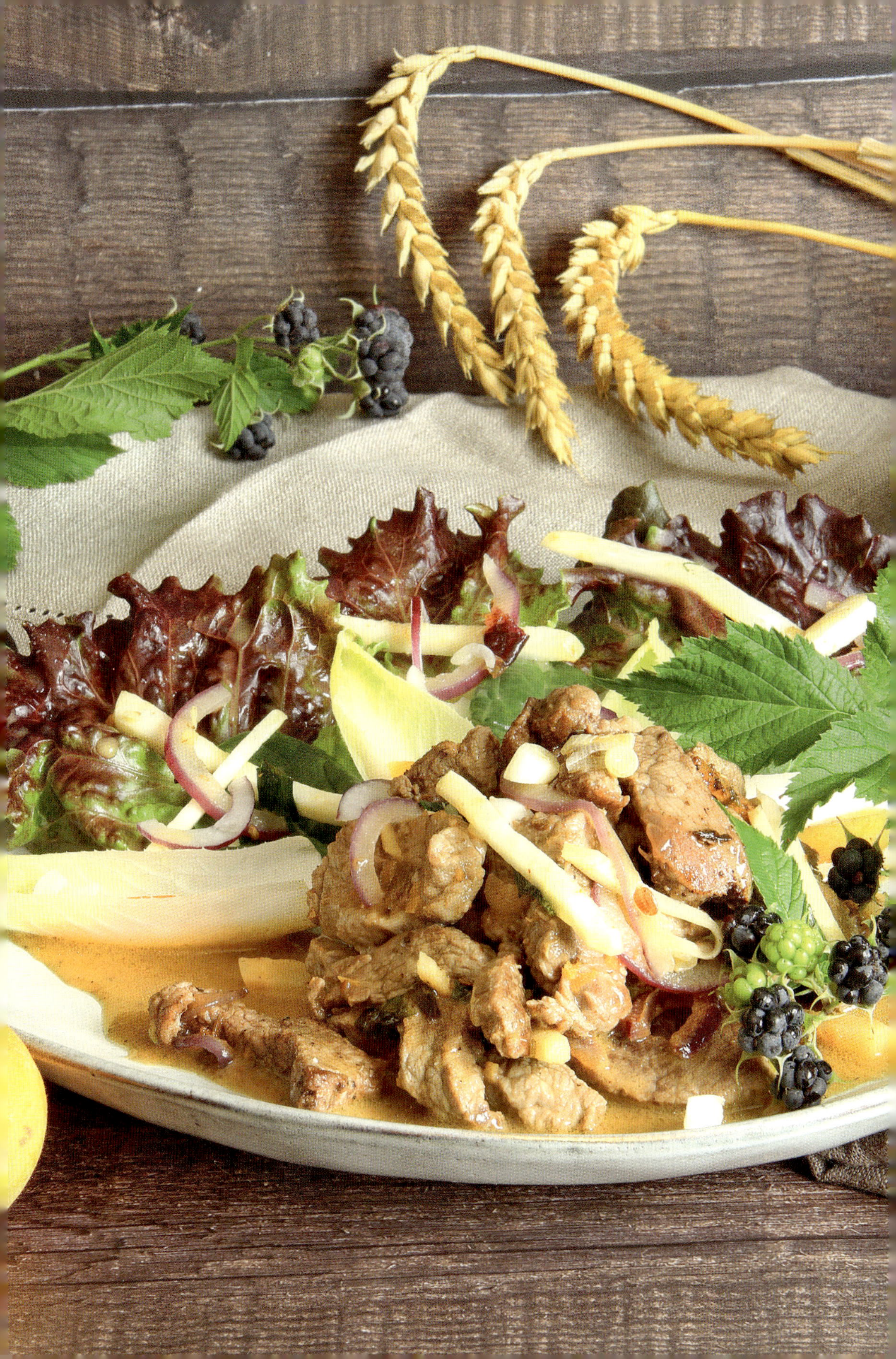

Rinderfilet

Zutaten

5 EL Ghee

400 g Rinderfilet

1 rote Zwiebel

100 g Sellerie

1 TL frischer Ingwer, fein gewürfelt

1 TL Koriander, grob gestoßen

½ TL Salz

1 Prise schwarzer Pfeffer, gemahlen

Zubereitung

1. Das Rinderfilet in Streifen schneiden.
2. Die Zwiebel halbieren und in Ringe schneiden.
3. Den Sellerie schälen, in Scheiben und dann in Streifen schneiden.
4. In einer Pfanne das Ghee erhitzen, den Koriander zugeben.
5. Die Zwiebel, den Sellerie und das Rinderfilet dazugeben.
6. Alles zusammen etwa 2 Minuten lang gut anbraten lassen, vom Herd nehmen und in eine Schüssel geben.
7. Erst jetzt mit Salz und Pfeffer würzen (sonst zieht das Filet zu viel Wasser und wird trocken).

Fertigstellen des herbstlichen Salats

1. Die vorbereitete Vinaigrette über das Filet geben und gut durchmengen.
2. Das Filet mit all den Zutaten 5–10 Minuten marinieren lassen.
3. Die Salate mit dem Spinat auf zwei Tellern anrichten und das Filet mit der Vinaigrette darübergeben.

Vata: Ein leichtes Gericht und ein guter Nährstoff-Lieferant.

Pitta: Mit dem Chapati als Kohlenhydrat-Lieferant servieren.

Kapha: Statt des Olivenöls Sonnenblumenöl verwenden und nur die halbe Menge Öl. Den Sellerie nicht mitdünsten, sondern roh darüberraspeln.

Dinkel-Chapati

Wirkung: ***Der Dinkel unterstützt das Nervensystem, ist ballaststoffreich und reinigt den Darm.***

Zutaten

10 g frische Hefe
150 ml lauwarmes Wasser
250 g Dinkelmehl
1 EL Bockshornkleeblätter
1 TL Salz
3 EL Ghee

Zubereitung

1. Die Hefe in eine Schüssel bröckeln, mit dem Wasser auflösen und mit dem Dinkelmehl zu einem Teig kneten.
2. Bockshornkleeblätter, Salz und Ghee zugeben und etwa 2 Minuten mit den Händen zu einem Teig kneten.
3. Den Teig etwa 1 Stunde lang gehen lassen, dann nochmals kurz durchkneten und ein längliches Baguette daraus formen.
4. Den Ofen auf 200 °C vorheizen.
5. Das Baguette auf ein mit Backpapier ausgelegtes Backblech legen und in den Ofen geben. 8 Minuten bei 200 °C Umluft backen. Dann weitere 15–20 Minuten bei 170 °C fertig backen.

Tipp:
Stellen Sie in den letzten 15–20 Minuten eine kleine feuerfeste Schüssel mit Wasser in den Backofen. Dann wird das Baguette schön knusprig.

Vata: Darf das Rezept unverändert genießen.
Pitta: In den Teig statt 1 EL gerne 2 EL Bockshornkleeblätter einarbeiten
Kapha: In den Teig statt der Bockshornkleeblätter ½ TL getrockneten Rosmarin einarbeiten und das Chapati geröstet oder getoastet genießen.

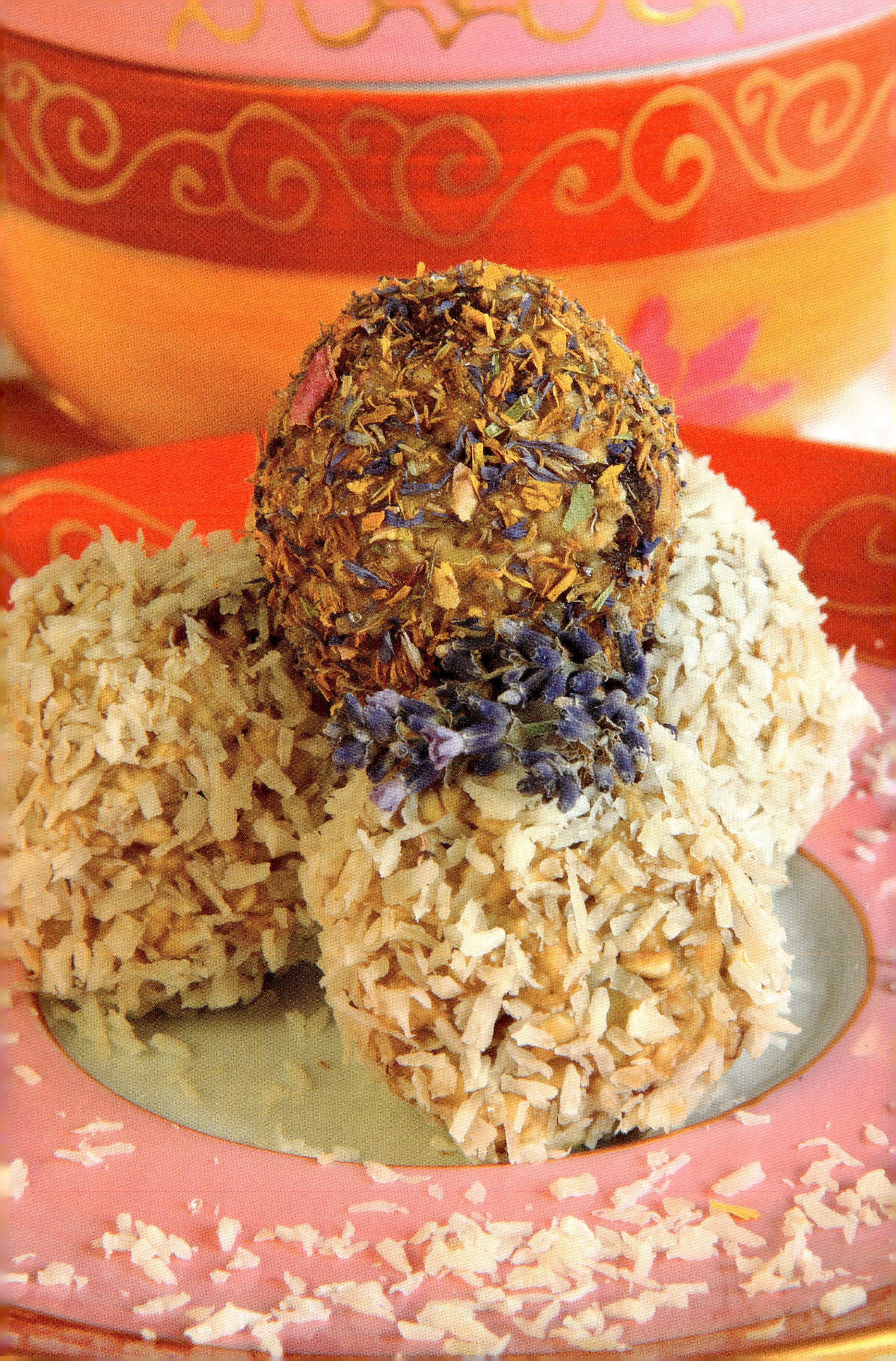

Laddu mit Backpflaumen

Wirkung: ***Diese Energiekugeln sind für zwischendurch und auch kurz vor einer Yoga-Stunde sehr geeignet, da sie leicht verdaulich und trotzdem ein guter Energielieferant sind.***

Zutaten für etwa 15 Bällchen

1 TL Ghee
3 Kardamomkapseln
3 Gewürznelken
2 Scheiben frischer Ingwer, fein gewürfelt
2 getrocknete Backpflaumen, in Scheiben geschnitten
ca. 100 ml Mandelmilch
½ TL Rohrohrzucker
1 Msp. Zimt, gemahlen
1 Prise Salz
Geriebene Zitronenschale von ½ Biozitrone
50 g Haferflocken
Je nach Geschmack: 2 EL Kokosflocken, 2 EL getrocknete essbare Blüten oder 2 EL geröstete Sesamsamen

Zubereitung

1. Kardamomkapseln und Nelken in Ghee in einem Topf andünsten, dann den Ingwer zugeben und kurz mitrösten.
2. Backpflaumen zugeben und zunächst mit 100 ml Mandelmilch aufgießen.
3. Rohrzucker, Zimt, Salz und Zitronenschale zugeben und alles etwa 2 Minuten lang leicht köcheln lassen.
4. Dann die Haferflocken zugeben und eine Minute unter Rühren kochen lassen, sodass eine sehr feste und zähe Masse entsteht. Wenn die Masse zu trocken ist, noch vorsichtig etwas Mandelmilch nachgießen. Beiseitestellen und abdecken, etwa 10 Minuten ruhen lassen.
5. Daraus etwa 15 Bällchen formen und – nach Belieben – »panieren« (wälzen): in Kokosflocken, geröstetem Sesam oder getrockneten essbaren Blüten.

Vata: Das Rezept unverändert lassen.

Pitta: Kokosmilch statt Mandelmilch verwenden, in Kokosflocken wenden.

Kapha: Statt Mandelmilch eine 50:50 Wasser-Reismilch-Mischung verwenden und eine Prise Kurkumapulver hinzufügen; nur in kleinen Mengen genießen, vor intensiver Bewegung oder ausgedehnten Spaziergängen.

Vitamin-Cocktail für windige Zeiten

Wirkung: *Dieses erfrischende, kräftige Getränk ist ein idealer Vitamin-C-Lieferant. Die immunstärkende Wirkung des Sanddorns wird noch verstärkt durch die Kombination mit Ingwer und Kurkuma.*

Zutaten

40 ml Sanddornsaft (Muttersaft)
50 ml Kokosjoghurt
100 ml Wasser
1 TL frischer Ingwer, fein gewürfelt
¼ TL Kurkuma, gemahlen
½ TL Kokosöl
1 TL Agavendicksaft
Je 1 Prise Salz, Pfeffer und Zimt, gemahlen

Zubereitung

Alles zusammen etwa 1 Minute im Mixer pürieren.

Vata: Kokosjoghurt weglassen und durch weitere 10 ml Sanddornsaft und 25 ml Wasser ersetzen. Gerne 2 TL Agavendicksaft nehmen.

Pitta: Nur 25 ml Sanddornsaft nehmen, da dieser sehr sauer ist und sonst das Pitta zu sehr anregen könnte.

Kapha: Kokosjoghurt weglassen und durch Wasser ersetzen. Statt 40 ml nur 20 ml Sanddornsaft verwenden und zusätzlich mit 1 Msp. Chilipulver würzen.

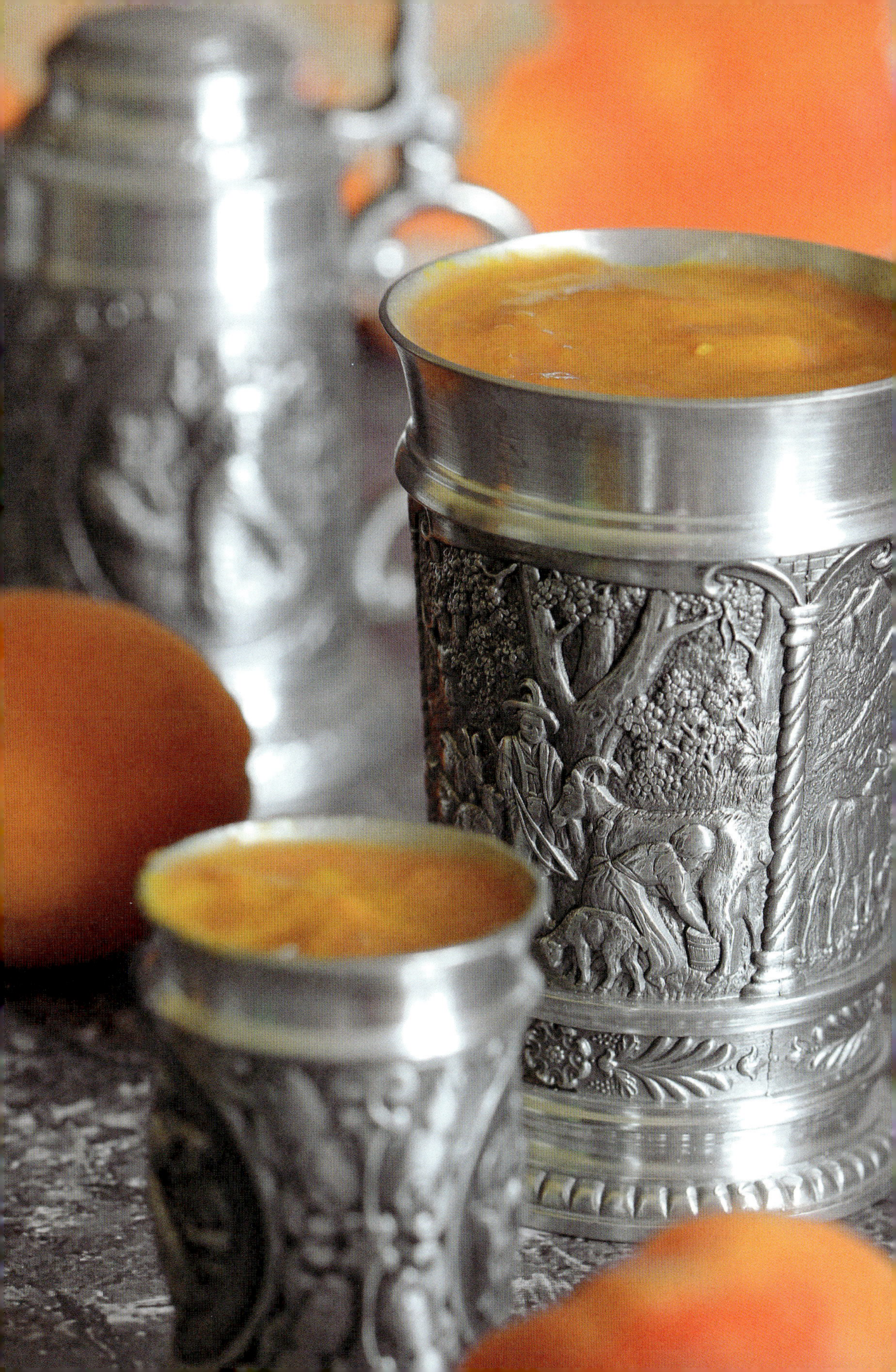

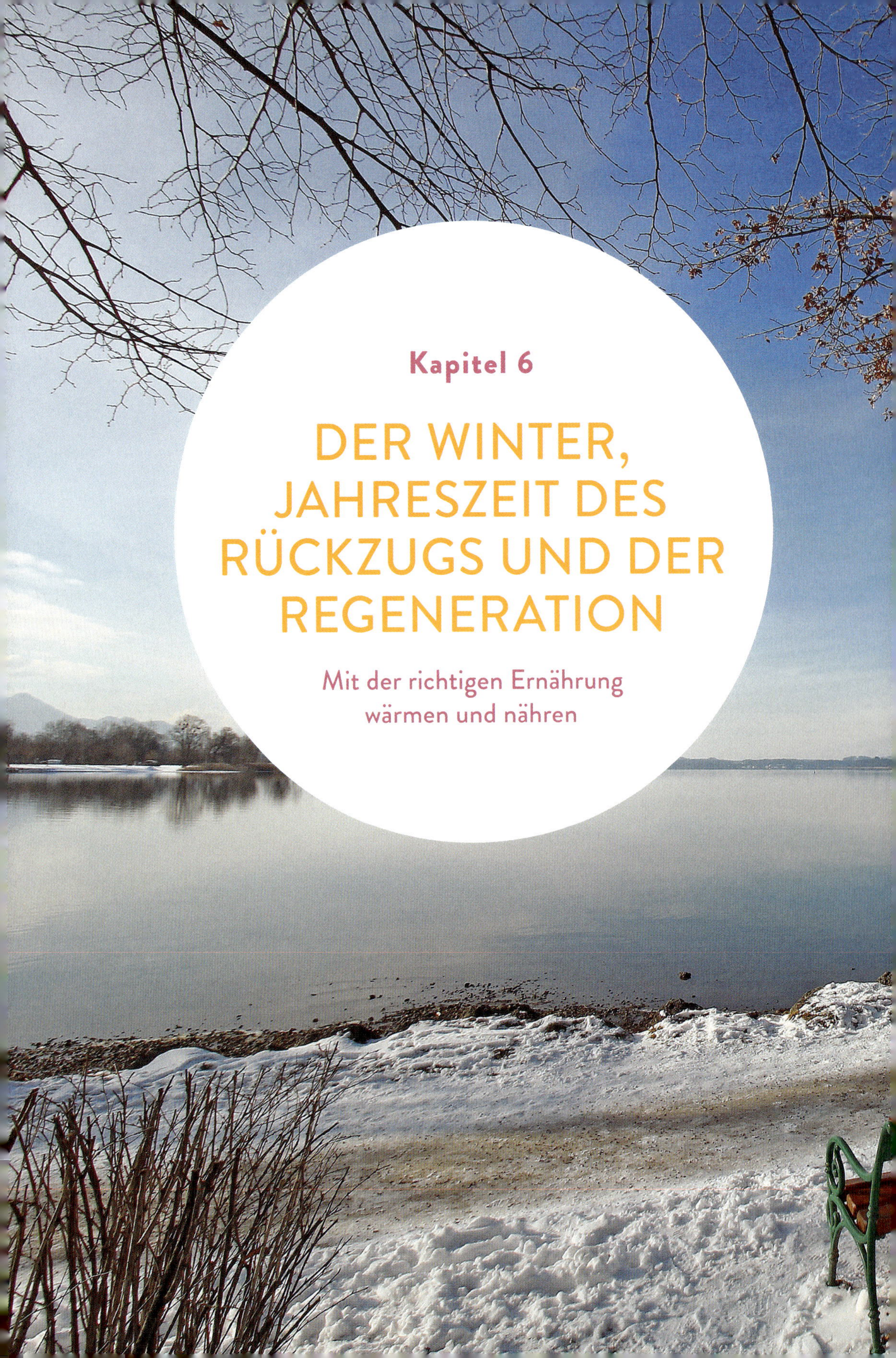

Kapitel 6

DER WINTER, JAHRESZEIT DES RÜCKZUGS UND DER REGENERATION

Mit der richtigen Ernährung wärmen und nähren

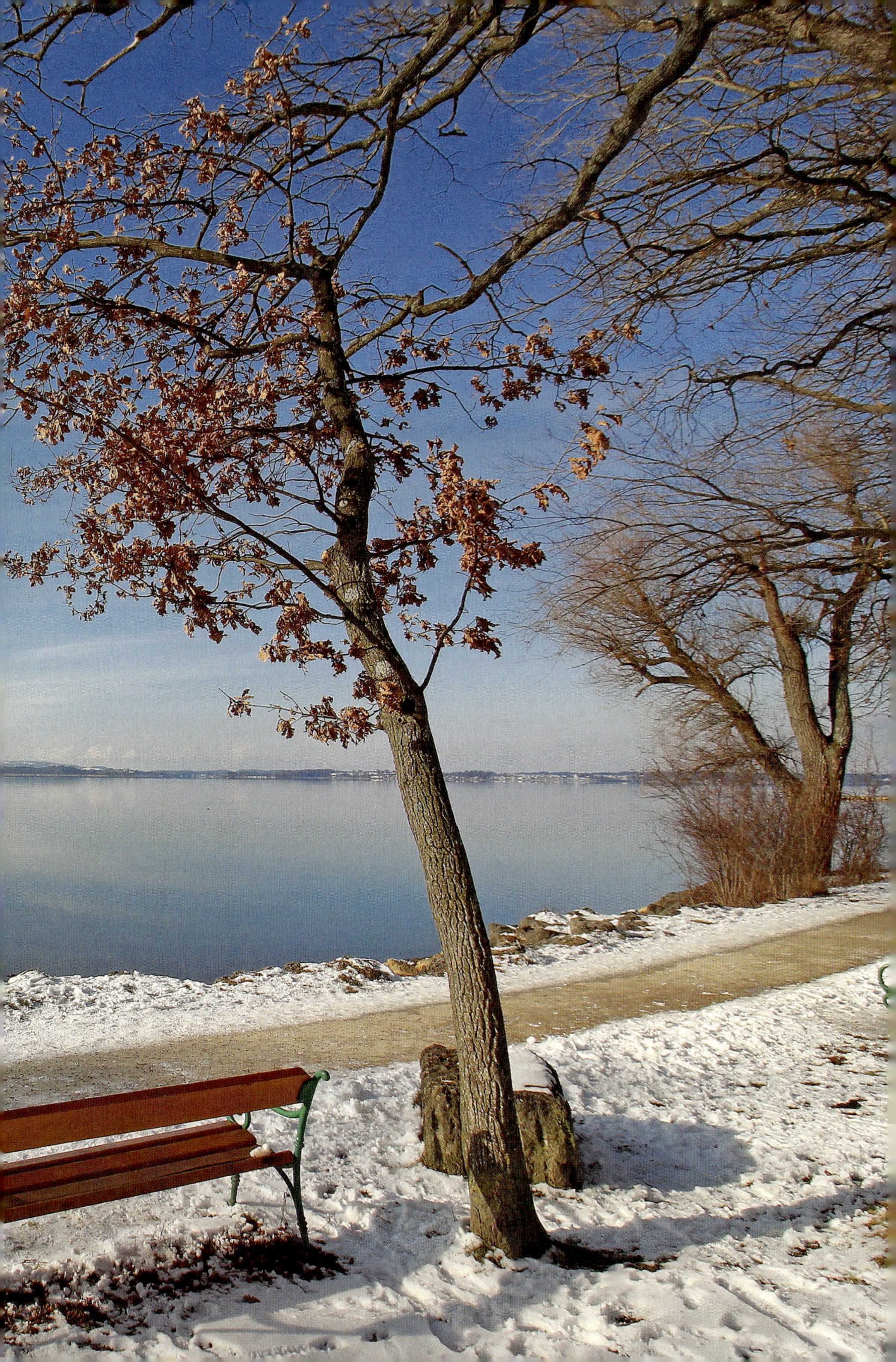

Zeit der Ruhe und des Speicherns

Der Winter steht im Ayurveda für Kälte, Trägheit und Feuchtigkeit – typische Eigenschaften der Elemente Wasser und Erde und damit des Kapha-Doshas, das sich aus diesen Elementen zusammensetzt. Wenn die Tage immer kürzer werden, sinkt die Natur – und wir mit ihr – in die dunkelste Zeit des Jahres hinein. Im Winter zieht sich die Energie in die Erde zurück: Die Pflanzen sammeln ihre Kräfte nun in den Wurzeln; manche Tiere fallen in Winterschlaf oder Winterruhe.

Heimisches Obst und Gemüse steht uns im Winter nur in begrenztem Umfang zur Verfügung. Glücklicherweise gibt es aber in unseren Breitengraden sehr gutes, gesundes Wintergemüse (z. B. die verschiedenen Kohlsorten, Winterspinat oder Feldsalat) und wir können auf Lagerware (z. B. Äpfel oder Rote Bete) sowie ab und zu auf Eingekochtes, Getrocknetes oder Fermentiertes aus der Erntezeit zurückgreifen. Was die Kräuter und Gewürze angeht, helfen uns nun vor allem die wärmenden getrockneten Gewürze wie Zimt, Nelke, Sternanis und Vanille, also die typischen Gewürze, mit deren Duft viele von uns seit Kindertagen Weihnachten und wohlige Gefühle assoziieren. Aber auch andere getrocknete Kräuter sowie frische Kräuter von der Fensterbank bereichern unseren Speiseplan und wirken oft – wie etwa Thymian oder Kresse – auch noch gegen Husten und Erkältungsbeschwerden.

Ebenso wie die Natur ziehen auch wir uns zurück: in unsere warmen Häuser. Anstrengende körperliche Aktivitäten werden allein schon durch die kühlen Temperaturen im Freien eingeschränkt. Der Körper ist damit beschäftigt, die im Außen fehlende Wärme auszugleichen bzw. zu speichern. Instinktiv schonen wir uns und teilen uns unsere Kräfte ein.

Anders als im Sommer verfügen wir im Winter über ein gutes Verdauungsfeuer (Agni). Deshalb vertragen wir in dieser Zeit auch deftige, wärmende, kräftig gewürzte Speisen wie etwa Eintöpfe und Fleischgerichte. Oft haben wir sogar mehr Appetit auf diese stärkenden Speisen als in der warmen Jahreszeit und regelrechte Gelüste danach. Diese Nahrungsmittel braucht der Körper auch, um die Zirkulation von Wärme und Energie aufrechtzuerhalten, wenn es draußen kalt und stürmisch ist. Allerdings sollten wir – wie immer im Ayur-

Im Winter maßvoll der Kapha-Energie nachgeben

Stabilität und Struktur werden dem Kapha-Dosha sowie der Jahreszeit Winter als Qualitäten zugeschrieben. Kapha unterstützt uns dabei, uns nach innen zu wenden und unsere Aktivitäten im Außen zu reduzieren. Erwärmende Speisen und Getränke verhindern, dass wir zu träge werden.
Die wichtigsten Schlagworte für Kapha: **ruhig, geerdet, stabil**

veda – mit Maß und Ziel vorgehen: Entscheidend ist, dass wir uns an den Bedürfnissen der einzelnen Doshas orientieren. Außerdem tut es uns nicht gut, wenn wir zu viel Schweres zu uns nehmen, weil wir sonst ein Übermaß an Kapha sowie an Ama und Malas (Schlacken- und Giftstoffe) über den Winter ansammeln.

Das fehlende Sonnenlicht, die Kälte und die Feuchtigkeit im Winter sind eine Herausforderung für den Körper und den Geist. Daher braucht unser Immunsystem – wie schon im Herbst – Unterstützung. Erschwerend kommt hinzu, dass viele von uns durch die moderne Lebensweise oft den ganzen (kurzen) Tag im Büro verbringen und so bei Dunkelheit das Haus verlassen und erst wieder bei Dunkelheit zurückkehren. Unsere Seele sucht einen Ausgleich für das mangelnde Sonnenlicht an den immer dunkleren Tagen. Deshalb sollten wir uns auf jeden Fall so oft wie möglich nach draußen begeben, um zumindest ein paar Sonnenstrahlen einzufangen. Dies hebt unsere Stimmung und hilft außerdem unserem Körper dabei, das für unsere Immunabwehr so wichtige Vitamin D zu produzieren.

Der Speiseplan im Winter

Wenn das Kapha-Dosha im Winter dominiert, ist das zunächst einmal gar nicht schlecht für uns. Im Gegenteil: Es hilft uns – im Einklang mit der Natur –, unseren Körper langsam an die kalten Temperaturen zu gewöhnen, uns zurückzuziehen, auszuruhen und uns mehr um unser Innenleben zu kümmern. Da auch der Körper die Wärme schützend nach innen verlagert, haben wir ein gutes Verdauungsfeuer (Agni), das uns hilft, kräftige Speisen besser zu vertragen, die uns im Sommer schwer im Magen liegen würden.

Die scharfen, erhitzenden Gewürze (wie Zimt, Wacholder, Chili), die wir im Winter verwenden, regen unser Agni zusätzlich an und führen dem Körper Wärme zu. Da diese Gewürze zugleich einem Übermaß an Kapha entgegenwirken, dürfen wir sie nun reichlich verwenden.

Machen Sie sich aber nichts daraus, wenn Sie im Winter tatsächlich das eine oder andere Pfund zunehmen. Das ist ganz natürlich und kein Grund zur Besorgnis. Wenn Sie Ihrem Körper im Frühjahr eine Detox- oder Entlastungskur gönnen und mithilfe der entgiftenden und entschlackenden Wildkräuter und Frühjahrskräuter wieder abnehmen, leben Sie ganz im Einklang mit den Jahreszeiten, ohne Ihren Körper durch moderne Schönheitsideale zu überfordern.

Wärmende und anregende Speisen

Vitamin- und mineralstoffhaltige heimische Gemüsesorten: Hierzu zählen sämtliche Kohlsorten (ideal für den Kapha-Typ) und z. B. Pastinaken und Karotten (gut für Vata und Pitta). Sie alle unterstützen das Immunsystem, regen die Verdauung an und sind unserem Agni dienlich.

Lagerware wie Kartoffeln und Süß-

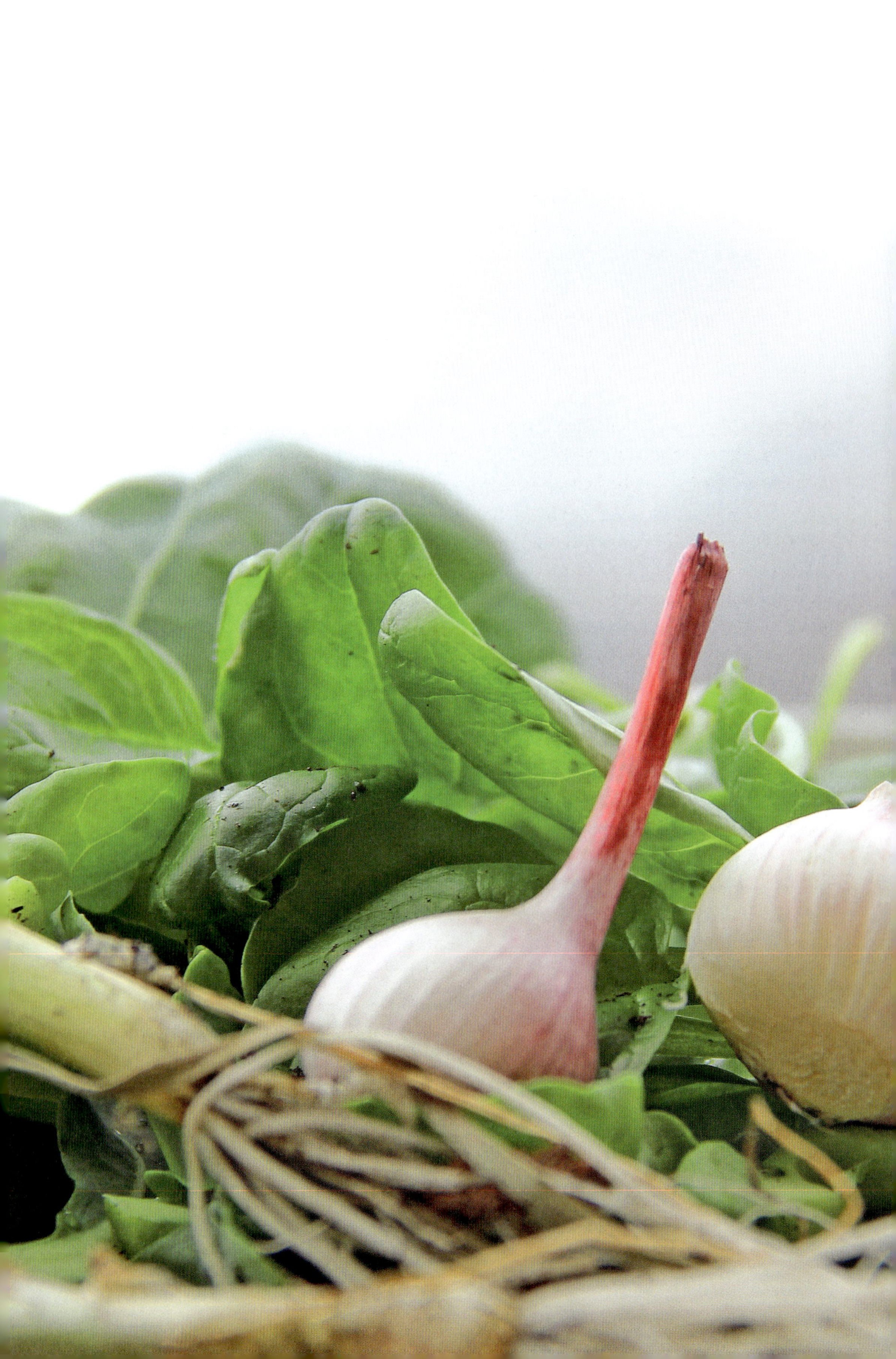

kartoffeln gibt uns viel Energie in Form von Kohlenhydraten, die der Körper in dieser Jahreszeit gut in Wärme und Kraft umsetzen kann. Mit den verschiedenen Kartoffelsorten können wir nicht nur viele schmackhafte Gerichte zubereiten. Durch ihre basische Wirkung regulieren wir damit zugleich unseren **Säure-Basen-Haushalt**.

Wie schon im Herbst, können wir auch im Winter immer wieder zu etwas **deftigeren Speisen** greifen, die auch öfters als in der warmen Jahreszeit Fleisch enthalten können – natürlich in guter regionaler und möglichst Bio-Qualität. Zu den **erwärmenden Fleischsorten** gehören vor allem Lamm und Rindfleisch. Zudem wird der Speiseplan im Winter nicht nur durch die Kohlsorten bereichert, sondern auch durch Eiweißlieferanten (Linsen) und Getreideprodukte mit wärmender und nährender Wirkung (z. B. Dinkel, Roggen, Polenta aus Maisgrieß).

Weitere **Eiweißlieferanten** sind auch die **heimischen Süßwasserfische** (Forelle, Saibling, Zander), die ebenfalls ab und zu auf den Speiseplan kommen dürfen.

Kalte und feuchte Speisen (wie z. B. Joghurt oder Speiseeis) und vor allem Essen direkt aus dem Kühlschrank sollten wir nicht zu uns nehmen.

Ebenfalls nicht zu empfehlen sind stark **wasserhaltige Lebensmittel** (wie Gurken oder frische Trauben), da diese das Agni zu sehr belasten würden (Wasser löscht Feuer).

Ob man im Winter **Zitronen** (als Saft oder Schale) verwenden sollte, darüber scheiden sich nicht nur im Ayurveda die Geister. Einerseits wirkt die Zitrone kühlend und zusammenziehend, was die Kälte eher verstärken könnte. Andererseits ist sie ein guter Vitamin-C-Lieferant. Nach der ayurvedischen Ernährungslehre brauchen wir ja auch eine saure Geschmacksrichtung, um ein Tri-Dosha-Gericht zu kochen. Zudem wirkt Zitrone bei der Verstoffwechslung basisch, was unserem Körper zugutekommt. In einigen Winterrezepten werden Sie wegen dieser positiven Eigenschaften also auch Zitronen in der Zutatenliste finden – allerdings nur in geringer Menge.

Gerne verwende ich auch im Winter die **Basensuppe,** die Sie bei den Grundrezepten finden – gerade auch zum Aufgießen bei verschiedenen Gemüse- und Eintopfgerichten.

Zu den typischen **Wintergetränken** zählen wärmende Tees, die auch gern Süßholz enthalten dürfen, sowie ab und zu ein Glas Rotwein am Abend.

Generell ist zu den **Gewürzen** zu sagen, dass alle wärmenden Gewürze in dieser Jahreszeit willkommen sind, also z. B. Kreuzkümmel, Ingwer, Zimt oder Nelken. Wegen der oft starken Wetteränderungen und Temperaturschwankungen im Winter brauchen wir außerdem auch **ausgleichende und harmonisierende Gewürze** wie Kardamom oder Fenchel.

Bei den **frischen Kräutern** greifen wir zurück auf Kresse, Rosmarin, Thymian und Majoran und all die anderen, die sich auch auf der eigenen Fensterbank ziehen lassen.

Als kräftigende **Beilagen und zur Zubereitung** bieten sich im Winter an:

- **Getreide:** Dinkel, Roggen, Polenta
- **Reis** (am besten Basmati-Reis oder auch weißer Reis)
- **Kochen,** Garen, Dünsten
- Nüsse oder **Mandeln**

Geschmacksrichtungen, die unterstützend wirken

Aufgrund der klimatischen Gegebenheiten und der oft starken Temperaturschwankungen ist die Frage nach der »richtigen« Geschmacksrichtung im Winter komplexer als in den anderen Jahreszeiten. Hier kommt es entscheidend darauf an, welches Dosha bei Ihnen vorherrscht. Ein gewisses Maß an wärmenden Gewürzen wie Zimt, Nelke, Ingwer oder Chili tut aber jedem (gesunden) Dosha-Typ gut.

Tendenziell sind für den Winter die folgenden Geschmacksrichtungen förderlich: **scharf, süß und leicht sauer** in Form von Vitamin C.

Tipp: Ayurvedische Nasenspülung

Im Ayurveda benutzen wir ein spezielles Nasenkännchen, um Nasenspülungen mit Salzwasser zu machen. Hierzu befüllen Sie ein solches Kännchen (ersatzweise eine moderne »Nasendusche«) mit lauwarmem Wasser und ½ TL Salz. Halten Sie den Mund geöffnet und lassen Sie zunächst über das rechte Nasenloch vorsichtig Wasser in Ihre Nase fließen. Neigen Sie den Kopf zuerst nach hinten, dann nach links und dann nach vorne, damit das Wasser vom rechten bis ins linke Nasenloch fließen kann. Wiederholen Sie das Ganze danach umgekehrt mit dem linken Nasenloch. Schnäuzen Sie sich zum Abschluss, um überschüssiges Wasser aus der Nase zu entfernen.

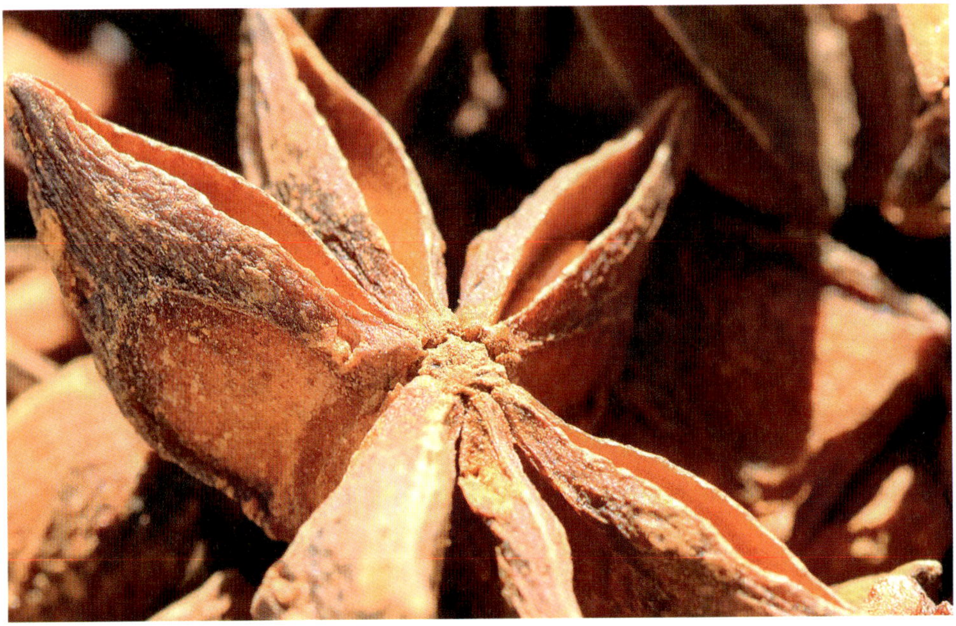

Winterrezepte

Auf den folgenden Seiten finden Sie Rezepte, die speziell für den Winter geeignet sind, weil sie Kraft geben und uns helfen, zur Ruhe zu kommen, Wärme zu speichern und uns zu regenerieren. Im Winter sind warme Suppen und Eintöpfe sowie deftige Hauptspeisen zu empfehlen. Die Rezepte in diesem Kapitel sind geordnet nach Suppen und Eintöpfen, winterlichen Gemüsegerichten, Hauptmahlzeiten und Desserts/Getränken.

Bei allen Rezepten steht, welche allgemeine Wirkung sie haben und wie die verschiedenen Dosha-Typen sie gegebenenfalls abwandeln können, damit sie optimal auf sie abgestimmt sind.

Alle Rezepte sind für zwei Personen berechnet.

Um Ihnen die Entscheidung zu erleichtern, welches Rezept Sie wann ausprobieren möchten, habe ich eine Einteilung nach Schwierigkeitsgrad beziehungsweise Zeitdauer vorgenommen:

1 Rote Bete 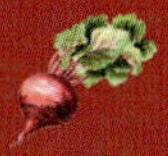 = einfach und schnell

2 Rote Bete 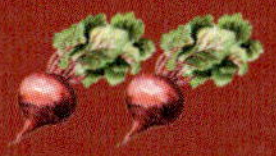 = braucht etwas Zeit

3 Rote Bete 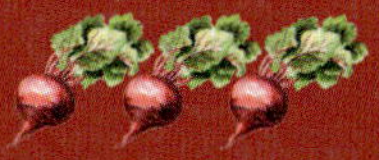 = etwas anspruchsvoller

Süßkartoffelsuppe

Wirkung: *Ein wunderbares Gericht für kalte Tage. Es wärmt und stärkt die Verdauung und ist deshalb besonders gut bei Müdigkeit, Erschöpfung und Antriebslosigkeit.*

Zutaten

2 EL Ghee
Je ¼ TL Fenchelsamen und Kreuzkümmel, ganz
1 TL frischer Ingwer, fein gewürfelt
½ Zwiebel, fein gewürfelt
½ Knoblauchzehe, fein gewürfelt
400 g Süßkartoffeln
400 ml Basensuppe
200 ml Kokosmilch
½ TL Salz
¼ TL Kurkuma, gemahlen
1 Msp. frischer Chili, fein geschnitten (oder Chilipulver)
1 TL Zitronensaft
1 EL Petersilie, fein gehackt

Zubereitung

1. Die Süßkartoffel schälen und in etwa 2 cm große Würfel schneiden.
2. In einem Topf 1 EL Ghee erhitzen. Fenchel und Kreuzkümmel darin aufplatzen lassen.
3. Ingwer, Zwiebel und Knoblauch zugeben.
4. Dann die Süßkartoffel kurz mit andünsten lassen.
5. Mit Basensuppe ablöschen und mit Kokosmilch aufgießen.
6. Die restlichen Gewürze (Salz, Kurkuma, Chili) und Zitronensaft zugeben und alles für 15 Minuten leicht köcheln lassen.
7. Mit einem Stabmixer pürieren.
8. Anrichten und mit Petersilie dekorieren.

Vata: Weniger Chili und Kurkuma verwenden. Ansonsten ein wunderbares Vata-Gericht.

Pitta: Ebenfalls weniger Chili verwenden.

Kapha: Statt als Suppe als Ofengemüse zubereiten. Hierzu die Süßkartoffeln mit allen Zutaten und Ghee marinieren und im Backofen bei 175 °C Umluft für 15 Minuten backen.

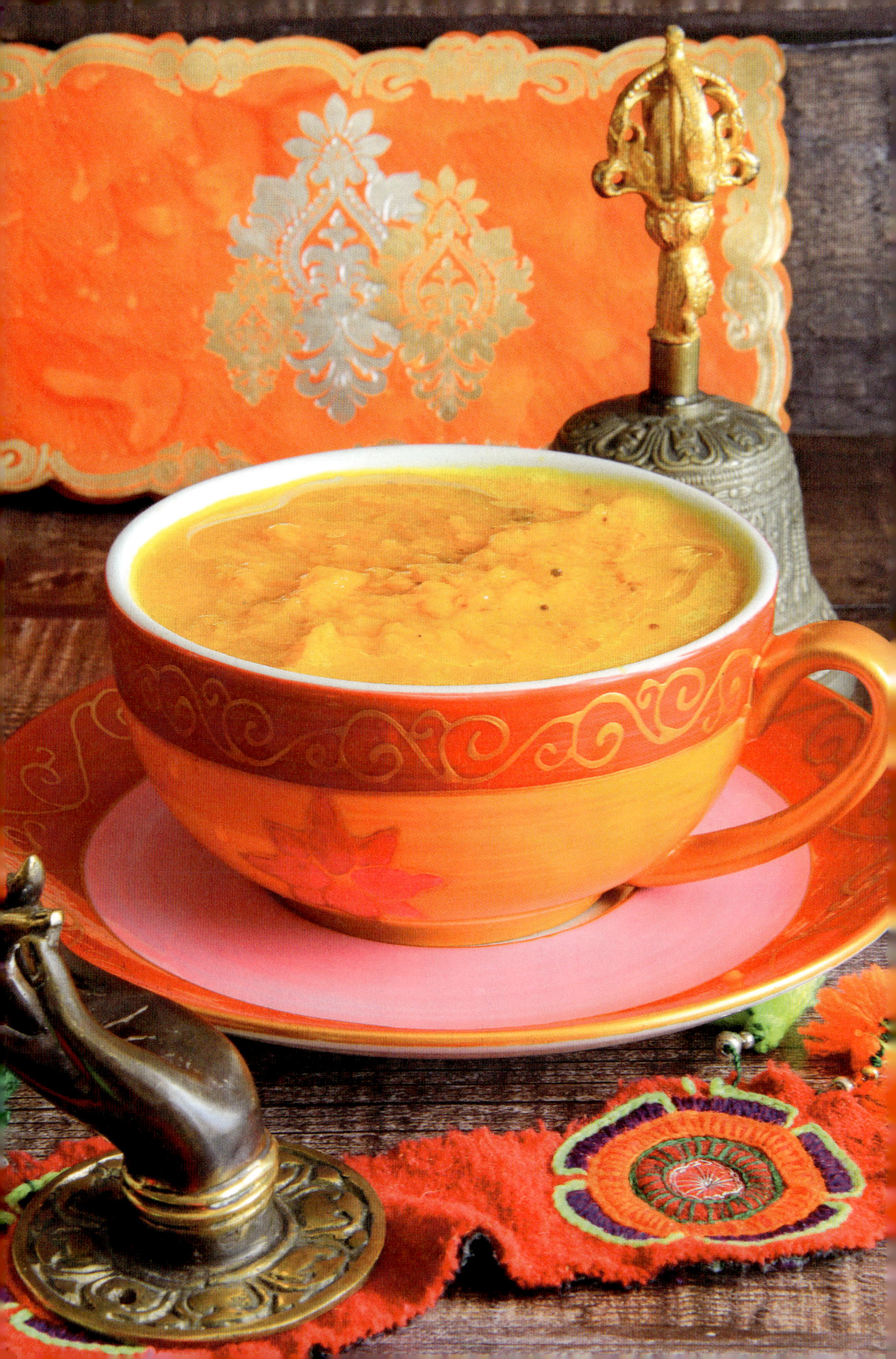

Kartoffelgulasch ayurvedisch

Wirkung: ***Die Kartoffel ist süß im Geschmack und gibt Kraft und Energie – ein erdendes Gemüse, das obendrein gut verträglich ist. Paprika wirkt antiseptisch und enthält viel Vitamin C. Auch wenn dieses Gemüse eigentlich eher dem Sommer zugeordnet ist, können wir wegen dieses Mehrwerts und des guten Geschmacks eine Ausnahme machen.***

Zutaten

Paprikasauce

1 rote Paprikaschote
2 Tomaten
1 EL Ghee
150 ml Basensuppe
1 Msp. Kurkuma, gemahlen

Kartoffelgulasch

700 g mehlige Kartoffeln
150 g Zwiebel
Je 1 TL frischer Ingwer und Kurkuma, fein gewürfelt
1 Knoblauchzehe
2 EL Ghee
1 TL Kümmel, ganz
1 TL Majoran, frisch oder getrocknet
500 ml Basensuppe
1½ TL Paprikapulver
1 TL Salz
½ TL Pfeffer, schwarz
2 TL Zitronensaft
Als Deko: frische Kresse

Dip

100 ml saure Sahne
1 TL Olivenöl
Je ½ TL Rosmarin und Thymian, frisch oder getrocknet
½ TL Zitronensaft
Etwas Salz, Pfeffer nach Geschmack

Vata: Dieses Gericht ist nährend und daher sehr gut geeignet.
Pitta: Mild würzen und statt der sauren Sahne gerne Kokosjoghurt verwenden.
Kapha: Den Sauerrahm-Dip weglassen und mehr Kresse darübergeben.

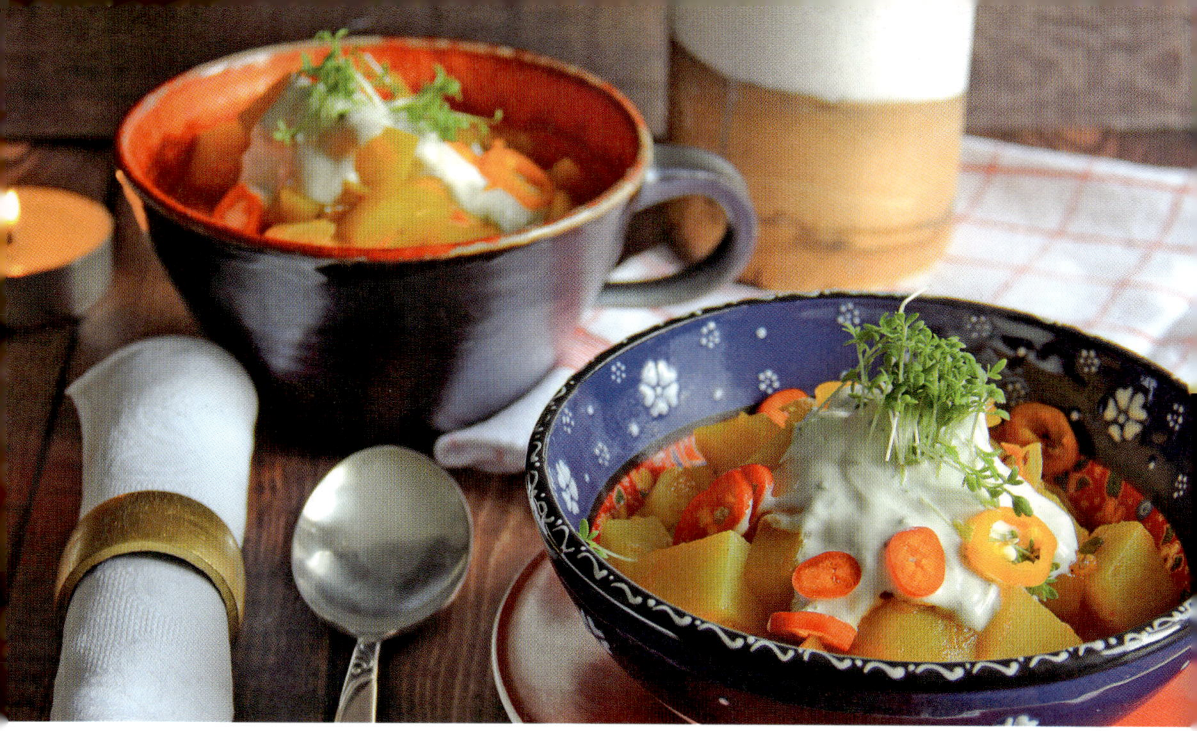

Zubereitung

Paprikasauce

1. Paprikaschote und Tomaten halbieren, entkernen und in große Würfel schneiden.
2. Ghee in einem Topf erhitzen und die Paprikawürfel 1 Minute darin anbraten.
3. Mit der Basensuppe ablöschen und weich kochen lassen.
4. Kurkuma zugeben, das Ganze mit einem Stabmixer pürieren und beiseitestellen.

Kartoffelgulasch

1. Kartoffeln waschen, schälen und in ca. 2 cm große Würfel schneiden. Ebenso die Zwiebeln schälen und in große Würfel schneiden.
2. Ingwer, Kurkuma und Knoblauch fein würfeln.
3. In einem Topf das Ghee heiß werden lassen und den Kümmel darin aufplatzen lassen.
4. Die Zwiebeln ca. 2 Minuten mitrösten.
5. Dann den Knoblauch, Ingwer und Kurkuma zugeben und mitbraten.
6. Den Majoran und die Kartoffelwürfel zugeben. Mit der Basensuppe aufgießen.
7. Paprikapulver, Salz, Pfeffer und Zitronensaft zugeben.
8. Jetzt die beiseitegestellte Paprikasauce zugeben und die Kartoffeln mit der Sauce und den Gewürzen für ca. 12 Minuten zu einem sämigen Gulasch kochen lassen.
9. 5 Minuten beiseitestellen und ziehen lassen. Dann nochmals umrühren, da die Kartoffeln die Sauce noch aufsaugen.
10. Mit Salz und Pfeffer nach Geschmack würzen.
11. Das fertige Gulasch anrichten und den Dip darübergeben, mit Kresse garnieren.

Sauerrahm-Dip

Die saure Sahne in eine Schüssel geben, mit allen Zutaten verrühren und abschmecken.

Weißer Wintereintopf mit Rindfleisch

Wirkung: ***Kohlsorten wie Weißkohl und Kohlrabi enthalten viele Vitamine, vor allem A und C, sowie wertvolle Mineralstoffe, Antioxidantien und Ballaststoffe. Damit unterstützen sie unsere Immunabwehr und unsere Verdauung. Das Rindfleisch fördert unseren Muskelaufbau. Durch die verschiedenen Gewürze wird der »klassische Eintopf« leichter bekömmlich.***

Zutaten (für 4 Personen)

2 EL Ghee
½ TL Kreuzkümmel, ganz
5 Wacholderbeeren
2 Lorbeerblätter
6 Pfefferkörner
1 Scheibe frischer Kurkuma (oder 1 Msp. Kurkuma, gemahlen)
1 Scheibe frischer Ingwer
350 g Rindfleisch (Tafelspitz, hohe Rippe oder Wade), in 2 cm große Würfel geschnitten
2 Liter Wasser
1 EL Salz
1 mittelgroße gelbe oder orange Karotte
1 Kohlrabi (etwa 100 g), mit Blättern
200 g Weißkohl oder Spitzkohl
2 festkochende Kartoffeln, etwa 200 g
1 Zwiebel
etwas Petersilie, geschnitten
Salz und frisch gemahlener Pfeffer

Zubereitung

1. In einem großen Topf das Ghee erhitzen und den Kreuzkümmel aufplatzen lassen.
2. Die Gewürze (Wacholder, Lorbeer, Pfefferkörner) sowie im Anschluss Ingwer und Kurkuma zugeben.
3. Die Fleischwürfel zugeben, ganz kurz von allen Seiten anbraten und sogleich mit Wasser aufgießen.
4. Salz zugeben und alles aufkochen lassen.
5. Etwa 30 Minuten auf mittlerer Stufe leicht köcheln lassen. Falls sich Schaum bildet, diesen mit einer Schöpfkelle vorsichtig abschöpfen, damit der Eintopf nicht trüb wird.
6. In der Zwischenzeit das Gemüse (Karotte, Kohlrabi, Weißkohl, Kartoffeln und Zwiebel) schälen und in 3 cm große Würfel schneiden. Die Kohlrabiblätter in feine Streifen schneiden.
7. Nach 30 Minuten Kochzeit das Gemüse und die Petersilien-Stiele zum Fleisch zugeben und weitere 10 Minuten mitkochen, bis das Gemüse weich ist.
8. Zum Schluss die Kohlrabiblätter 1 Minute mitkochen lassen.
9. Den Eintopf mit Salz und Pfeffer abschmecken und mit Petersilie dekorieren.

Vata: Statt des Kohls besser Wurzelgemüse (Karotten, Sellerie, Pastinake) verwenden.

Pitta: Den Eintopf wie für Vata kochen.

Kapha: Kohlsorten sind ideal für Kapha. Gerne auch Blumenkohl oder Brokkoli die letzten 5 Minuten zugeben.

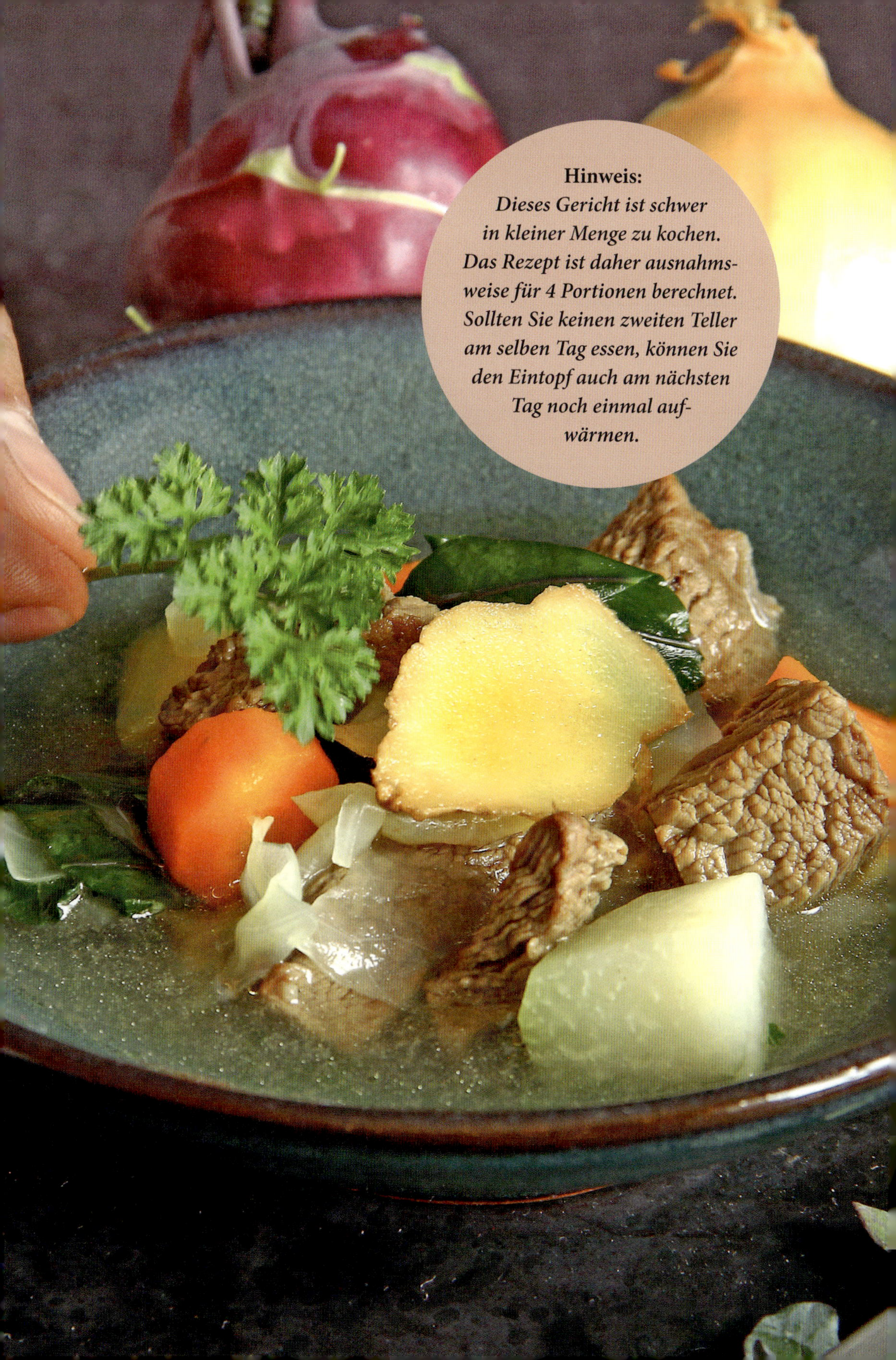

Hinweis:
Dieses Gericht ist schwer in kleiner Menge zu kochen. Das Rezept ist daher ausnahmsweise für 4 Portionen berechnet. Sollten Sie keinen zweiten Teller am selben Tag essen, können Sie den Eintopf auch am nächsten Tag noch einmal aufwärmen.

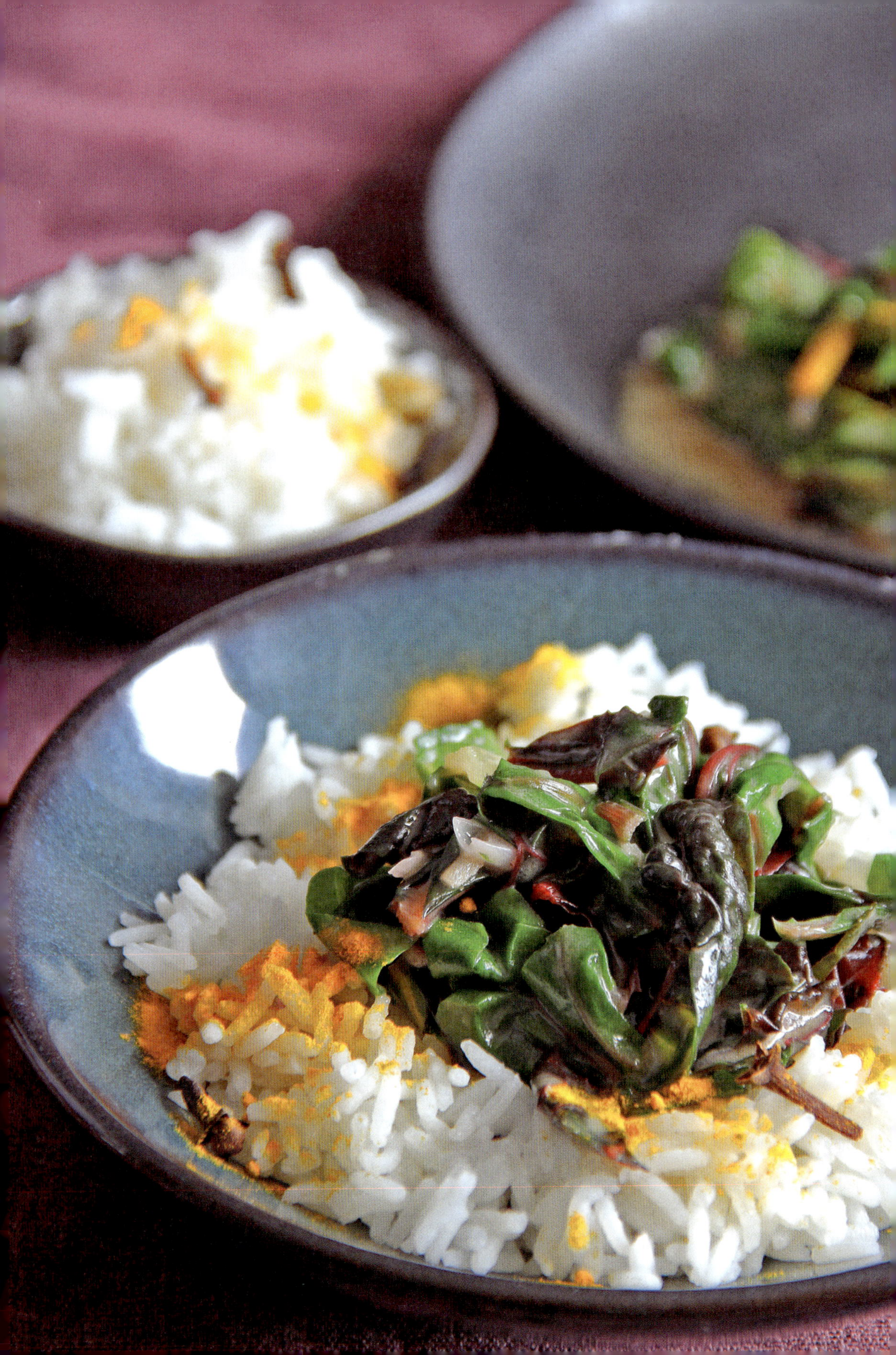

Buntes Spinatgemüse

Wirkung: ***Spinat wirkt befeuchtend und beugt Blähungen vor. Er ist schmackhaft und allgemein gut verträglich.***

Zutaten

1 TL Ghee
1 TL Fenchelsamen
50 g Schalotten, fein gewürfelt
1 TL frischer Ingwer, fein gewürfelt
400 g frischer bunter Blattspinat (ersatzweise grüner Blattspinat), gewaschen und geputzt
200 ml Kokosmilch
1 TL Salz
½ TL Pfeffer, grob gemahlen
1 Msp. Muskatnuss, gemahlen
½ TL Kurkuma, gemahlen
1 EL Stärke

Zubereitung

1. In einem Topf das Ghee erhitzen, die Fenchelsamen darin aufplatzen lassen.
2. Schalotten- und Ingwerwürfel zugeben und anbraten.
3. Den Spinat zugeben und kurz mit andünsten.
4. Mit Kokosmilch aufgießen. Salz, Pfeffer, Muskatnuss und Kurkuma zugeben und alles auf kleiner Flamme 3 Minuten köcheln lassen.
5. Wenn das Ganze noch zu flüssig ist, die Stärke mit 1 EL kaltem Wasser anrühren, zugeben und nochmals kurz aufkochen.
6. Mit Salz und Pfeffer abschmecken.

Tipp:
Gerne mit Reis als Beilage servieren.

Vata: Ein ideales Gericht, da Vata oftmals zu Blähungen oder Verstopfung neigt. Statt der Kokosmilch gerne 100 ml Sahne und 100 ml Reismilch verwenden.

Pitta: Der Spinat wirkt durch seine Inhaltsstoffe entzündungshemmend kühlend und ist daher für Pitta ohne Änderung geeignet.

Kapha: Anstatt der Kokosmilch besser Basensuppe verwenden und 1 Msp. Chili zugeben.

Kürbis-Fenchel-Lasagne

Wirkung: ***Fenchel als Gemüse und als Gewürzsamen harmonisiert den Magen durch seine wärmende Wirkung und ist entblähend. Kürbis wirkt erdend, leicht entwässernd und bindet Säure. Meerrettich lindert Husten und Erkältungen.***

Zutaten

1 EL Ghee
Je 1 TL Kreuzkümmel, Senfsamen und Curryblätter
1 Schalotte, fein gewürfelt
1 TL frischer Ingwer, fein gewürfelt
½ Knoblauchzehe, fein gewürfelt
1 Fenchelknolle, in 1 cm große Würfel geschnitten (Fenchelgrün für die Deko beiseitelegen)
½ kleiner Hokkaido-Kürbis, in 1 cm große Würfel geschnitten
125 ml Basensuppe oder Wasser
100 ml Kokosmilch
125 ml Sahne
Je 1 TL Salz, Kurkuma, Curry
1 Msp. Chili, gemahlen
1 TL Zitronensaft
1 TL Meerrettich, frisch gerieben
1 TL Ghee (zum Ausfetten der Form)
9 Lasagneblätter
1 Tomate, in Scheiben geschnitten
125 g Mozzarella, in Scheiben geschnitten

Zubereitung

1. Den Backofen auf 170 °C Umluft vorheizen.
2. In einem heißen Topf mit Ghee Kreuzkümmel, Senfsamen und im Anschluss gleich die Curryblätter anbraten.
3. Schalotte, Ingwer und Knoblauch zugeben, kurz mitdünsten.
4. Den Fenchel und den Kürbis zugeben. Mit Basensuppe oder Wasser ablöschen. Dann mit Kokosmilch und Sahne aufgießen.
5. Die gemahlenen Gewürze (Salz, Kurkuma, Currymischung und Chili) sowie den Zitronensaft und Meerrettich zugeben. Alles ca. 10 Minuten leicht köcheln lassen.
6. Alles mit einem Stabmixer pürieren und zu einer kräftig gewürzten Kürbismasse abschmecken, da die Lasagneblätter die Geschmacksintensität etwas wegnehmen.
7. In eine mit Ghee gefettete ofenfeste Form Kürbismasse und Lasagneblätter abwechselnd einfüllen.
8. Zum Schluss die Tomatenscheiben und als letzte Schicht den Mozzarella darüber schichten.
9. Für ca. 30–35 Minuten bei 170 °C in den Ofen geben.
10. Anrichten und mit dem Fenchelgrün dekorieren.
11. Vor dem Anschneiden ein wenig abkühlen lassen, da die Lasagne sonst zerläuft.

Vata: Die Kokosmilch durch Sahne ersetzen. Gerne mehr Mozzarella verwenden. Nur wenig Meerrettich verwenden.

Pitta: Gerne noch 1 TL Fenchelsamen mehr verwenden, dafür nur wenig Meerrettich. Tomate weglassen.

Kapha: Sahne und Kokosmilch durch zusätzliche Basensuppe ersetzen. Den Mozzarella als Belag weglassen. Gerne mehr Meerrettich verwenden.

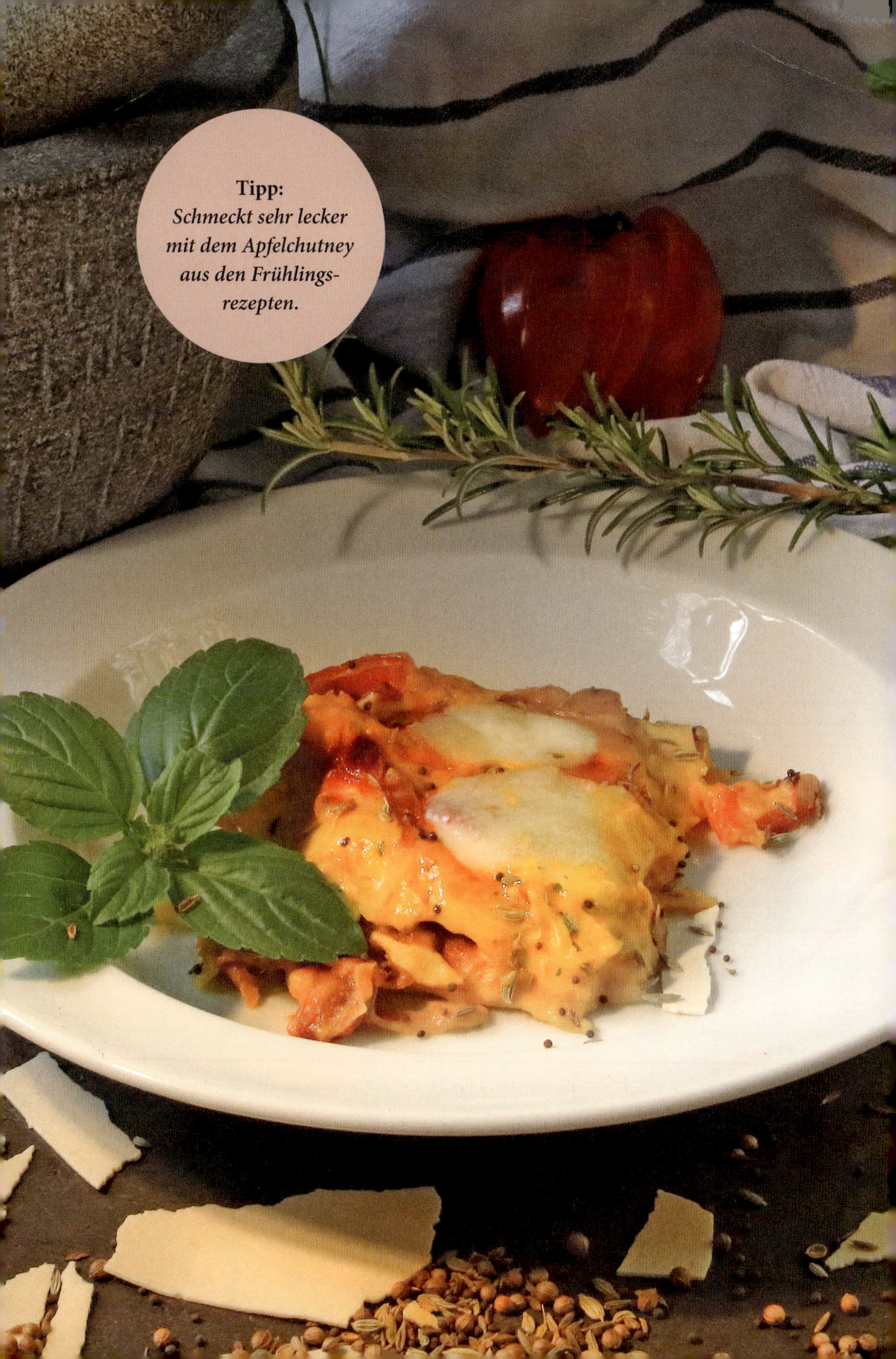

Tipp:
Schmeckt sehr lecker mit dem Apfelchutney aus den Frühlingsrezepten.

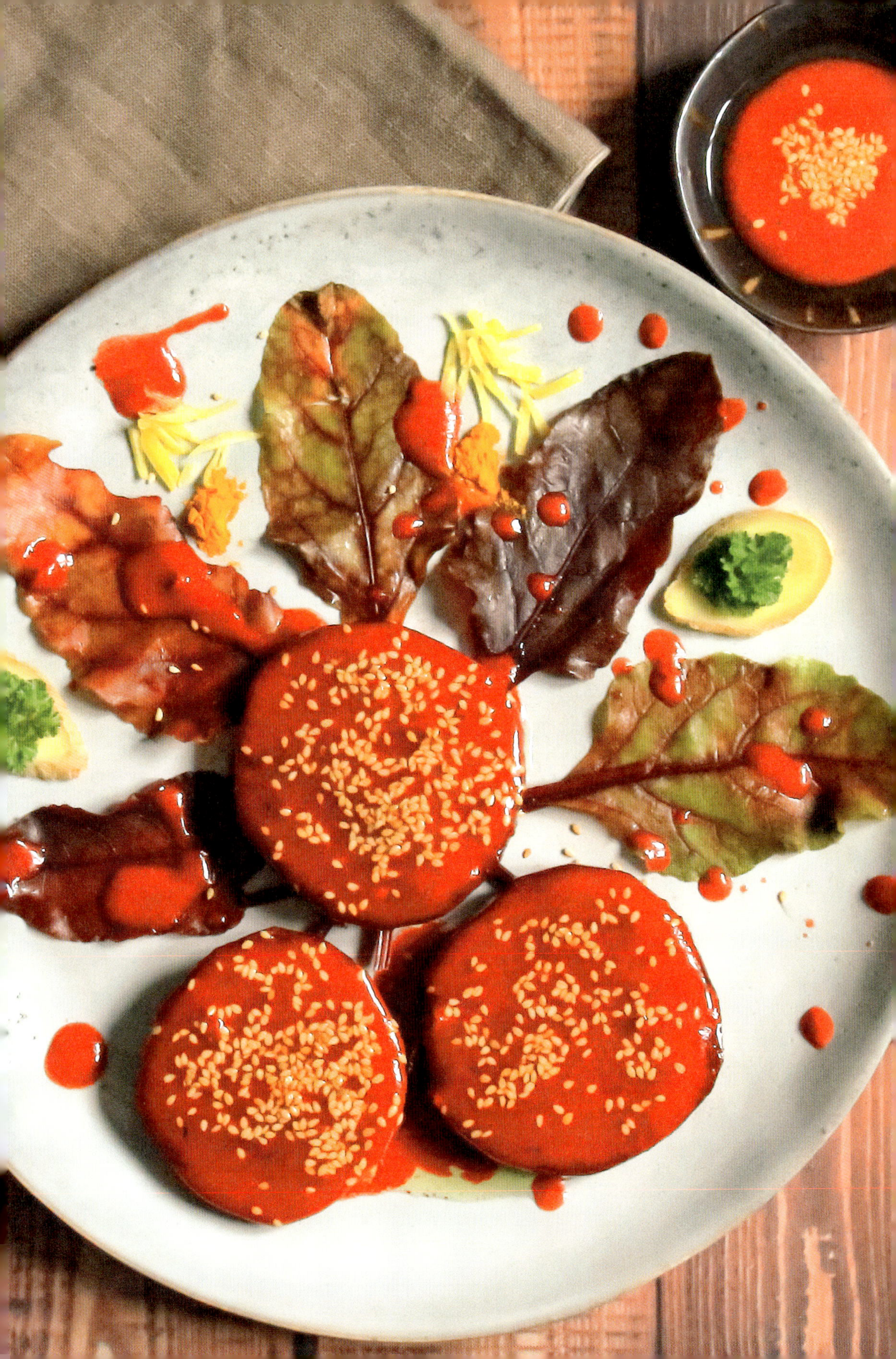

Rote Bete im Sesammantel

Wirkung: ***Rote Bete unterstützt die Blutbildung und enthält nur wenige Kalorien. Die Farbe Rot steht im Ayurveda für Wärme. Rote Bete hat eine leichte Süße und einen erdigen Geschmack.***

Zutaten

2 Knollen Rote Bete, gerne mit Blättern
1 EL Ghee
Je ¼ TL Fenchelsamen und Kreuzkümmel, ganz
1 Scheibe frischer Ingwer, fein gewürfelt
600 ml Wasser
400 ml Kokosmilch
2 TL Steinsalz
¼ TL Pfeffer, frisch gemahlen
2 Msp. Kurkuma, gemahlen
3 TL geschälte Sesamsaat
Abgeriebene Schale und Saft von ½ Biozitrone
2 EL Petersilie, als Deko

Zubereitung

1. Die Rote Bete schälen und in ca. 1 cm dicke Scheiben schneiden. Blätter waschen und beiseitelegen.
2. Die ganzen Gewürze (Fenchel und Kreuzkümmel) in einem Topf mit heißem Ghee aufplatzen lassen, den Ingwer zugeben.
3. Die Rote Bete zugeben, mit Wasser ablöschen und mit Kokosmilch aufgießen.
4. 1 TL Salz, Pfeffer, Kurkuma und Zitronensaft zugeben und die Rote Bete 40–50 Minuten weich kochen lassen.
5. Die Rote Bete auf einem Teller anrichten. Die einreduzierte Rote-Bete-Sauce darübergeben. Die Rote Bete mit Sesam bestreuen. Zum Schluss die geriebene Zitronenschale darübergeben und gegebenenfalls mit frischer Petersilie dekorieren.
6. Die Rote-Bete-Blätter kurz in Salzwasser blanchieren und mit anrichten.

Tipp:
Mit Basmati-Reis servieren.

Vata: Ein süßes und mildes Apfelchutney dazu reichen.
Pitta: Statt mit Sesam mit Kokosflocken bestreuen.
Kapha: Nicht mit Sesam bestreuen und etwas bissfester kochen. Mit frischer Petersilie genießen.

Lamm-Gulasch (»Lamm-Muck«)

Wirkung: *Lammfleisch ist sehr wärmend und stärkt durch seinen hohen Gehalt an Vitamin B_{12} Herz und Kreislauf. Unbedingt auf gute Fleisch-Qualität achten!*

Zutaten

400 g Lammschulter ohne Knochen (ersatzweise Rinderschulter)
3 Scheiben frischer Ingwer
1 Knoblauchzehe
2 Frühlingszwiebeln
2 Tomaten
1 Zucchini
Abgeriebene Schale von 1 Biozitrone
5 EL Ghee
Je ½ TL Koriander, Kreuzkümmel und Senfsamen, alle ganz
1–1,5 Liter Basensuppe, ersatzweise Wasser
200 ml Kokosmilch
1 TL Currymischung
½ TL Bärlauchpesto (wenn vorhanden)
¼ frische Chilischote, fein geschnitten (oder 2 Msp. Chilipulver)
½ TL Salz
2 TL Stärke

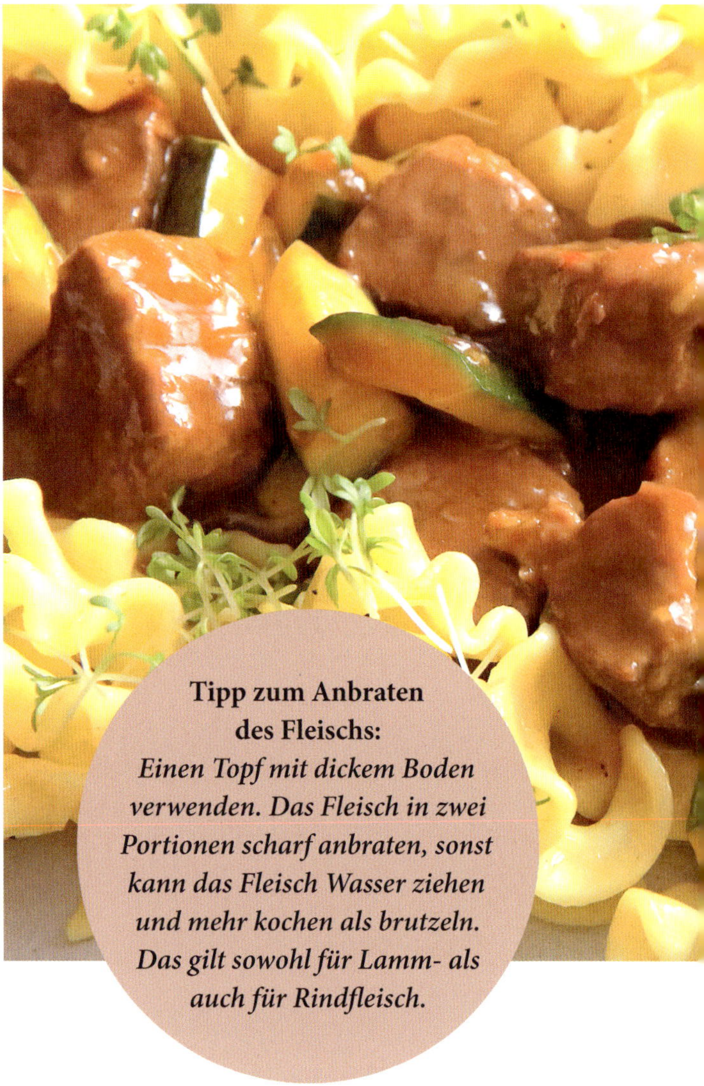

Tipp zum Anbraten des Fleischs:
Einen Topf mit dickem Boden verwenden. Das Fleisch in zwei Portionen scharf anbraten, sonst kann das Fleisch Wasser ziehen und mehr kochen als brutzeln. Das gilt sowohl für Lamm- als auch für Rindfleisch.

Vata: Ein sehr leckeres, wärmendes Essen.
Pitta: Chili und Tomaten (wegen der Säurebildung) weglassen.
Kapha: Kokosmilch durch Basensuppe ersetzen, Tomaten weglassen, mehr Chili verwenden.

Zubereitung

1. Das Fleisch in ca. 1 cm große Würfel schneiden.
2. Ingwer und Knoblauch fein würfeln. Frühlingszwiebeln in Ringe schneiden. Tomaten würfeln. Zucchini der Länge nach vierteln und in Würfel schneiden.
3. Einen großen Topf mit 2 EL Ghee erhitzen. Wenn das Ghee sehr heiß ist, die Hälfte des Fleischs darin ca. 2 Minuten von allen Seiten scharf anbraten, bis es eine gute Bräunung hat. Dann das Fleisch aus dem Topf in eine Schüssel geben.
4. Anschließend die zweite Hälfte des Fleischs mit ebenfalls 2 EL Ghee im Topf anbraten und ebenfalls in die Schüssel geben.
5. Nun 1 EL Ghee in denselben Topf geben und die ganzen Gewürze (Koriander, Kreuzkümmel, Senfsamen) darin aufplatzen lassen.
6. Dann Ingwer, Knoblauch, Frühlingszwiebeln und Tomaten zugeben und alles 2 Minuten lang schmoren lassen. Dabei den Bratenansatz vom Topfboden lösen und untermengen.
7. Das Gemüse mit 1 Liter Basensuppe ablöschen. Mit Kokosmilch aufgießen.
8. Die restlichen Gewürze (Currymischung, Bärlauchpesto, Chili, Zitronenabrieb und Salz) zugeben.
9. Das Ganze aufkochen lassen und weitere 2 Minuten kochen.
10. Dann alles mit einem Stabmixer kurz durchmixen.
11. Die angebratenen Fleischwürfel zugeben und das Ganze 30–45 Minuten durchschmoren. Das Fleisch sollte gut weich werden.
12. Wenn nötig, noch Basensuppe nachgießen, sodass eine sämige Sauce entsteht.
13. Das Gulasch mit Salz und Pfeffer abschmecken. Ggf. mit etwas angerührter Stärke abbinden.
14. Ganz zum Schluss für 1–2 Minuten die Zucchini mitschmoren lassen.

Tipp:
Mit Dinkelnudeln, in Kresse geschwenkt, als Beilage servieren.

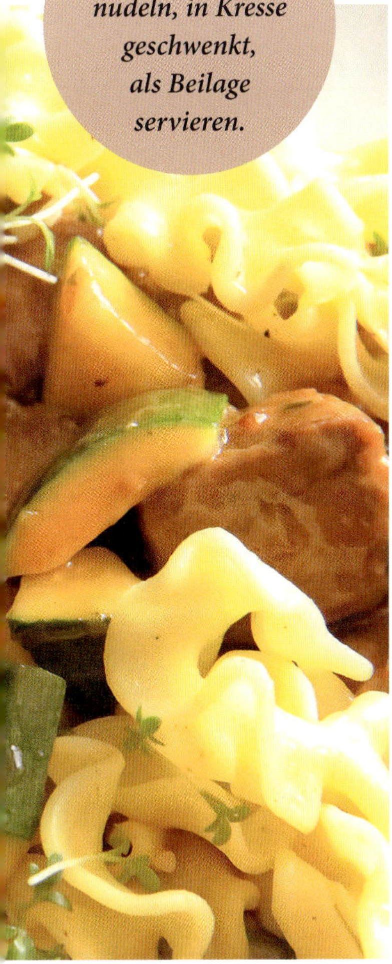

Geschmorter Kürbis in Salbeisauce

Wirkung: ***Kürbis ist süß und erdend. Durch seine Antioxidantien trägt er zur Immunstärkung und zur Linderung von Entzündungen bei. Salbei wirkt antibakteriell und antiviral und unterstützt so ebenfalls den Körper in der kalten Jahreszeit.***

Zutaten und Zubereitung Feldsalat

1 Handvoll Feldsalat

Salat waschen und putzen.

Zutaten Couscous

100 g Couscous
200 ml Basensuppe
2 TL Ghee
2 kleine Tomaten, geviertelt, entkernt und gewürfelt
1 EL Petersilie, fein gehackt

Zutaten Kürbis

½ Hokkaido-Kürbis
1 TL Salz
Je ⅛ TL Kurkuma und Kreuzkümmel, gemahlen
Saft von ½ Zitrone
1 TL Rohrohrzucker
1 EL Currymischung
1 Msp. Chili, gemahlen
4 EL Ghee
1 TL Ghee zum Anbraten der Kürbiskerne und des Salbeis
2 EL Kürbiskerne
3 Salbeiblätter

Zubereitung Couscous

1. Couscous in der Basensuppe kurz aufkochen lassen und 2 Minuten ziehen lassen.
2. Die Tomaten kurz in einem Topf mit heißem Ghee andünsten.
3. Den Couscous darin schwenken, mit etwas Salz abschmecken. Petersilie unterheben.

Zubereitung Kürbis

1. Den Kürbis waschen, entkernen und in 6 gleich große Spalten schneiden.
2. Die Gewürze (Salz, Kurkuma, Kreuzkümmel, Zitronensaft, Zucker, Currymischung und Chili) in eine große Schüssel geben.
3. 4 EL flüssiges Ghee zu den Gewürzen geben und durch Vermengen eine Marinade daraus herstellen.
4. Die Kürbisspalten darin öfters wenden und 15–20 Minuten marinieren lassen.
5. Dann die Kürbisspalten in eine Auflaufform oder auf ein Backblech geben.
6. Bei 170 °C Umluft ca. 10 Minuten (je nach Größe) im Ofen gar schmoren.
7. Inzwischen die Kürbiskerne in einer Pfanne ohne Fett anrösten, dann beiseitestellen und auskühlen lassen.
8. 1 TL Ghee in einem Topf erhitzen. Salbei und Kürbiskerne zugeben und kurz in Ghee schwenken.

Vata: Zusätzlich 1 TL Fenchelsamen in die Gewürz-Ghee-Marinade geben.
Pitta: Zusätzlich 1 TL Bockshornkleeblätter in die Gewürz-Ghee-Marinade geben.
Kapha: Zusätzlich 1 TL Bockshornkleesamen in die Gewürz-Ghee-Marinade geben.

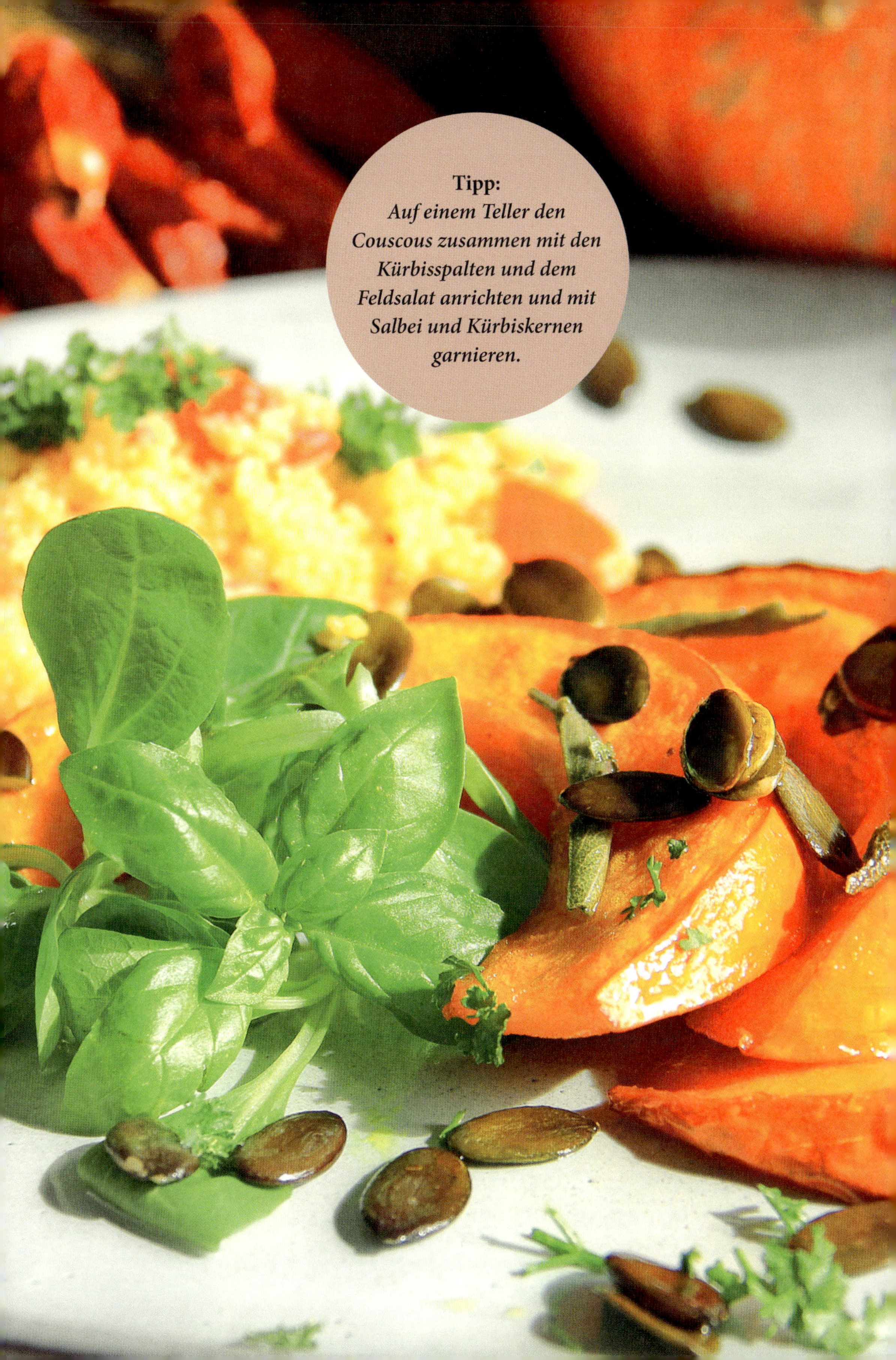

Tipp:
Auf einem Teller den Couscous zusammen mit den Kürbisspalten und dem Feldsalat anrichten und mit Salbei und Kürbiskernen garnieren.

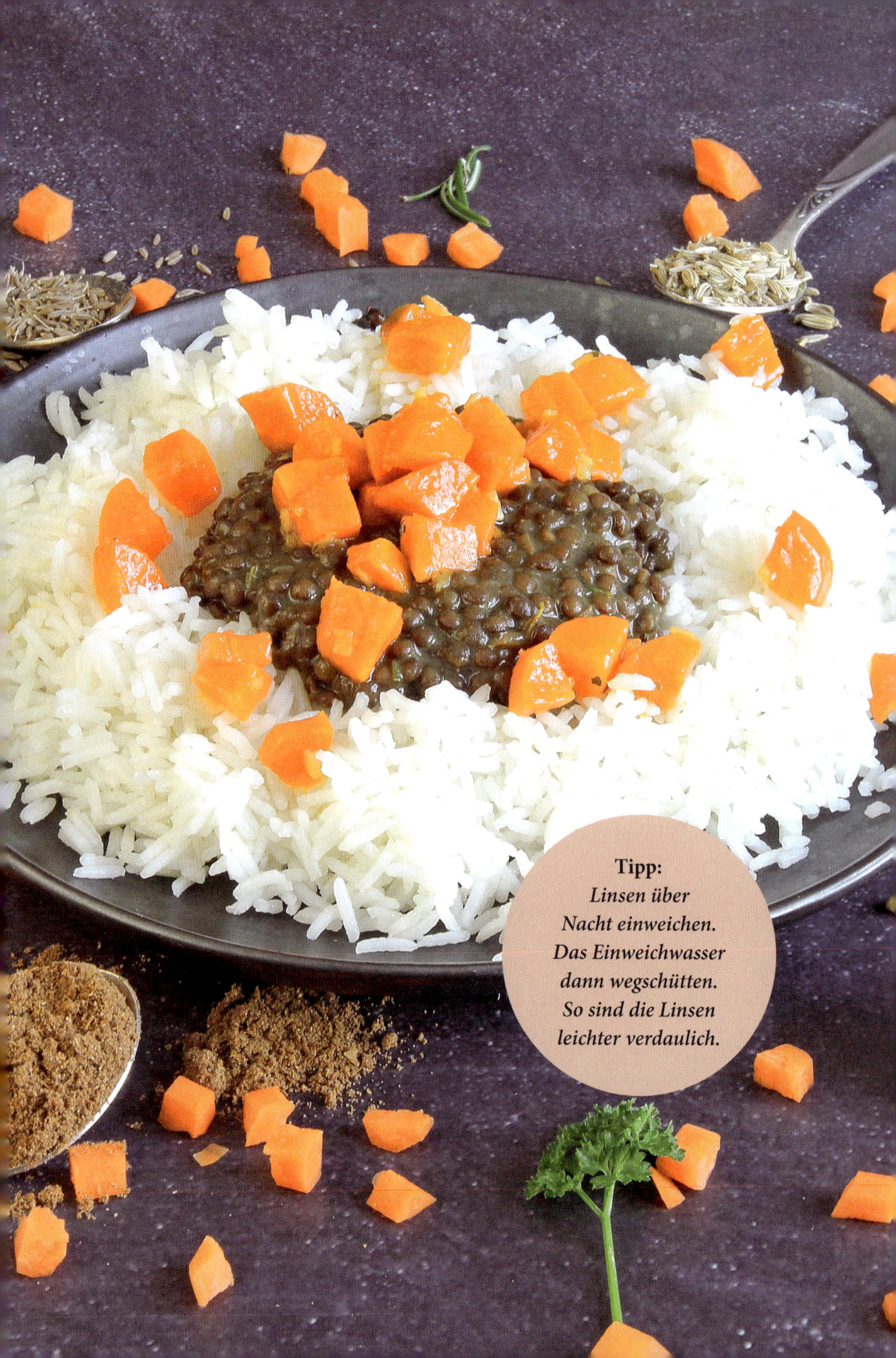

Tipp:
Linsen über Nacht einweichen. Das Einweichwasser dann wegschütten. So sind die Linsen leichter verdaulich.

Heimisches Schwarze-Linsen-Gericht

Wirkung: ***Die heimischen schwarzen Belugalinsen enthalten wertvolle B-Vitamine und wirken sich positiv auf unser Nervensystem und unsere Gehirnfunktionen aus. Außerdem sind sie ein guter Eiweißlieferant.***

Zutaten Karottengemüse

1 TL Ghee
3 Karotten, geschält und in 1 cm große Würfel geschnitten
100 ml Basensuppe

Zubereitung Karotten

1. Die Karottenwürfel in einem Topf mit heißem Ghee kurz anrösten.
2. Mit Basensuppe aufgießen und weich kochen lassen, bis die Karotten die Basensuppe aufgenommen haben.

Zutaten Linsengericht

150 g Belugalinsen
2 EL Ghee
Je ½ TL Kreuzkrümmel, Koriander und Fenchelsamen, ganz
Je ½ TL Rosmarin und Thymian, frisch oder getrocknet
½ Zwiebel, fein gewürfelt
2 Scheiben frischer Ingwer, fein gewürfelt
500 ml Wasser oder Basensuppe
100 g Kokosmilch
1 TL Garam Masala (ayurvedische Gewürzmischung)
1 Msp. Asafoetida
⅛ TL Pfeffer, frisch gemahlen
1 TL Steinsalz
1 TL Zitronensaft
1 EL Petersilie, fein gehackt

Zubereitung Linsengericht

1. Die eingeweichten Linsen waschen und durch ein Sieb abgießen, beiseitestellen.
2. In einem Topf das Ghee erhitzen und die ganzen Gewürze (Kreuzkümmel, Koriander, Fenchelsamen) aufplatzen lassen.
3. Rosmarin und Thymian zugeben.
4. Zwiebel- und Ingwerwürfel zugeben und für 2 Minuten anschwitzen.
5. Nun die Linsen zugeben.
6. Mit Wasser oder Basensuppe ablöschen. Mit Kokosmilch aufgießen.
7. Mit Garam Masala, Asafoetida, Pfeffer, Salz und Zitronensaft würzen.
8. Etwa 30 Minuten kochen lassen, bis die Linsen weich sind.

Die Linsen mit dem Karotten-Gemüse anrichten und mit Petersilie garnieren.

Vata: Besser rote Linsen wählen und nur kleine Mengen essen, um die Verdauung nicht zu stark zu belasten.

Pitta: Darf das Gericht unverändert genießen.

Kapha: Linsen nur gelegentlich essen, da sie schwer verdaulich und zu breiig beziehungsweise wasserhaltig sind. Als gelegentlicher Eiweißlieferant aber gut geeignet.

Mangold-Hackfleisch-Röllchen

Wirkung: *Durch die Kombination von Mangold, Hackfleisch, Paprika und Zitrone erreichen wir ein blutaufbauendes, Eisen- und Vitamin C-haltiges und immunstärkendes Gericht, das obendrein sehr lecker schmeckt. Knoblauch wird im Ayurveda als sattvisch und tamasisch eingestuft. Er wirkt gegen Arteriosklerose und hilft uns, unsere Blutgefäße geschmeidig und funktionsfähig zu halten.*

Zutaten Mangold

8 große oder 12 mittelgroße Mangoldblätter
1 Liter Wasser + 1 Liter kaltes Wasser

Zutaten Hackfleisch-Füllung

2 EL Ghee
½ TL Koriander, ganz
Je ¼ TL Kreuzkümmel und Ajowan, ganz
Je ½ TL Knoblauch und Ingwer, fein gewürfelt
1½ Schalotten, fein gewürfelt
200 g gemischtes Hackfleisch
½ Semmel, fein in Würfel geschnitten
1 Ei
Je ½ TL Rosmarin, Thymian und Majoran, frisch oder getrocknet
1 TL Salz
½ TL weißer Pfeffer, frisch gemahlen
⅛ TL Kurkuma, gemahlen
10 Blätter Zitronenverbene (ersatzweise ¼ TL abgeriebene Zitronenschale)
¼ TL abgeriebene Zitronenschale
½ TL Zitronensaft
Zum Aufgießen: 200 ml Basensuppe
Küchengarn ca. 8 x 30 cm bereitlegen

Zutaten Paprikasauce

1 TL Ghee
¼ Schalotte, fein gewürfelt
⅛ TL Ingwer und Knoblauch, fein gewürfelt
1 rote Paprika, fein gewürfelt
50 ml Basensuppe
50 ml Kokosmilch
¼ TL Currymischung
1 Msp. Kurkuma, gemahlen
Je 1 Prise Salz und frisch gemahlener Pfeffer
½ TL abgeriebene Zitronenschale
1 TL Speisestärke, in etwas kaltem Wasser angerührt

Vorbereitung Mangold

1. Den Mangold waschen, die Stiele abschneiden.
2. 1 Liter kaltes Wasser in einer Schüssel bereitstellen.
3. Den weiteren Liter Wasser zum Kochen bringen. Den Mangold darin ca. 15 Sekunden blanchieren und im Anschluss sofort im bereitgestellten kalten Wasser abschrecken.
4. Anschließend vorsichtig herausnehmen, trocken tupfen und beiseitestellen.

Vata: Gerne bei der Paprikasauce Sahne statt Kokosmilch verwenden.
Pitta: Die halbe Menge Pfeffer verwenden, Ajowan durch Fenchel ersetzen und den Zitronensaft weglassen.
Kapha: Die ebenfalls sehr leckere vegane Variante mit Linsen ist zu bevorzugen.

Zubereitung Hackfleisch-Füllung

1. In einem Topf mit 1 EL heißem Ghee die ganzen Gewürze (Koriander, Kreuzkrümmel, Ajowan) aufplatzen lassen.
2. Im Anschluss den Knoblauch, Ingwer und die Schalotten kurz glasig dünsten. Dann den Topf für 5 Minuten beiseitestellen und auskühlen lassen.
3. Das Hackfleisch in eine Schüssel geben.
4. Die Semmelwürfel kurz in etwas Wasser einweichen, abgießen und zum Hackfleisch geben.
5. Das Ei sowie die restlichen Gewürze (Rosmarin, Thymian, Majoran, Salz, Pfeffer, Kurkuma, Zitronenverbenen-Blätter, Zitronenschale und Zitronensaft) zum Hackfleisch geben und alles gut vermengen.
6. Dann die abgekühlten Gewürze, Schalotten und Knoblauch hinzufügen und abermals vermengen.

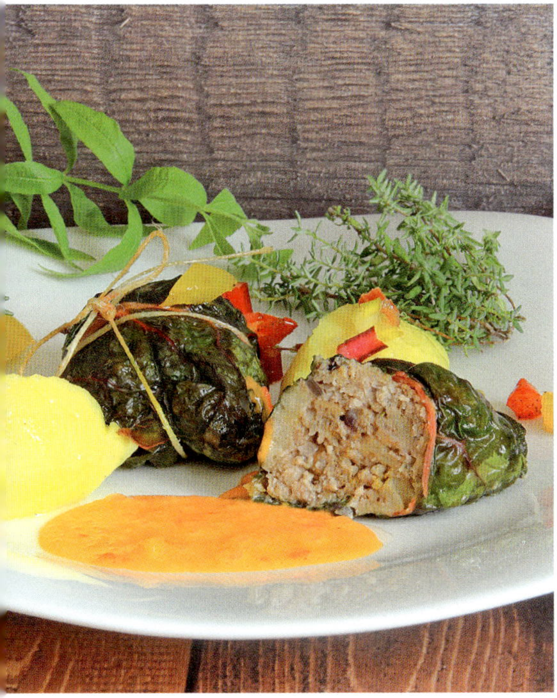

Fertigstellung der Röllchen

1. Den Backofen auf 150 °C Umluft vorheizen.
2. Die Mangoldblätter mit der Innenseite nach oben legen.
3. In jedes Mangoldblatt je 1 gehäuften Esslöffel der rohen Hackfleischmasse geben. Dann den Mangold an den Seiten rechts und links einschlagen und einrollen. Jedes Röllchen mit Küchengarn umwickeln.
4. Die fertigen Röllchen von beiden Seiten kurz in 1 EL Ghee anbraten. Anschließend in eine gefettete Auflaufform geben und mit Basensuppe aufgießen, bis die Röllchen bis zu etwa ¼ bedeckt sind.
5. In ca. 25 Minuten im Backofen bei 150 °C Umluft fertig garen.

Zubereitung Paprikasauce

1. In einem Topf das Ghee erhitzen und Schalotten, Ingwer und Knoblauch darin anschwitzen.
2. Die gewürfelte Paprikaschote zugeben. Mit Basensuppe ablöschen und mit Kokosmilch aufgießen.
3. Die Gewürze (Currymischung, Kurkuma, Salz und Pfeffer) und die Zitronenschale zugeben.
4. Die Paprika mit den Gewürzen 5 Minuten weich kochen und anschließend mit Speisestärke etwas andicken.
5. Die Sauce mit einem Stabmixer fein pürieren.

Die Röllchen mit der Paprikasauce servieren. Dazu schmeckt das ayurvedische Kartoffelpüree aus den Sommerrezepten.

Vegane Mangold-Linsen-Röllchen

Wirkung: *Linsen liefern neben Provitamin A wertvolle Proteine. Ansonsten wirkt dieses Gericht genauso wie die Variante mit Hackfleisch.*

Zutaten und Zubereitung Mangold und Paprikasauce:

Orientieren Sie sich am Rezept »Mangold-Hackfleisch-Röllchen«.
Einziger Unterschied: Bei der Paprikasauce ersetzen Sie das Ghee durch 1 TL Sonnenblumenöl.

Zutaten Linsen-Füllung:

2 EL Sonnenblumenöl
¼ TL Koriander, ganz
je ⅛ TL Kreuzkümmel, ganz, Ajowan, ganz
je ¼ TL Rosmarin, Thymian und Majoran, frisch oder getrocknet
je ½ TL Ingwer, Knoblauch, fein gewürfelt
1 Schalotte, fein gewürfelt
100 g rote Linsen
500 ml Wasser
1 TL Salz
¼ TL weißer Pfeffer, gemahlen
⅛ TL Kurkuma, gemahlen
½ TL Rohrohrzucker
10 Blätter Zitronenverbene (ersatzweise ¼ TL geriebene Zitronenschale)
¼ TL Zitronenschale, fein gerieben
2 TL Zitronensaft
Zum Aufgießen: 200 ml Basensuppe

Zubereitung Linsen-Füllung:

1. In einem Topf mit 1 EL heißem Öl die ganzen Gewürze (Koriander, Kreuzkümmel und Ajowan) aufplatzen lassen.
2. Nun Rosmarin, Thymian und Majoran hinzugeben.
3. Im Anschluss Ingwer, Knoblauch und die Schalotte kurz glasig dünsten.
4. Nun die Linsen zugeben und mit Wasser ablöschen.
5. Die restlichen Gewürze (Salz, Pfeffer, Kurkuma, Zucker, Zitronenverbenen-Blätter, Zitronenschale und Zitronensaft) zugeben und ca. 7 Minuten kochen, dann für weitere 5 Minuten bei ausgeschalteter Herdplatte zugedeckt ziehen lassen, bis die Linsen weich sind.
6. Die gekochten Linsen sollten das Wasser ganz aufgesaugt haben, sodass eine weiche Masse entsteht. Die Masse darf nicht zu wässrig sein, da sie sich sonst nicht in die Mangoldblätter füllen lässt. Sollte sie zu trocken sein, etwas Wasser nachgießen.

Vata: Bei der Paprikasauce die Kokosmilch durch Hafersahne ersetzen.
Pitta: Nur die halbe Menge Pfeffer verwenden, Ajowan durch Fenchel ersetzen, Zitronensaft weglassen.
Kapha: Bei der Paprikasauce die Kokosmilch durch Basensuppe ersetzen und zusätzlich mit einer Prise Chilipulver würzen.

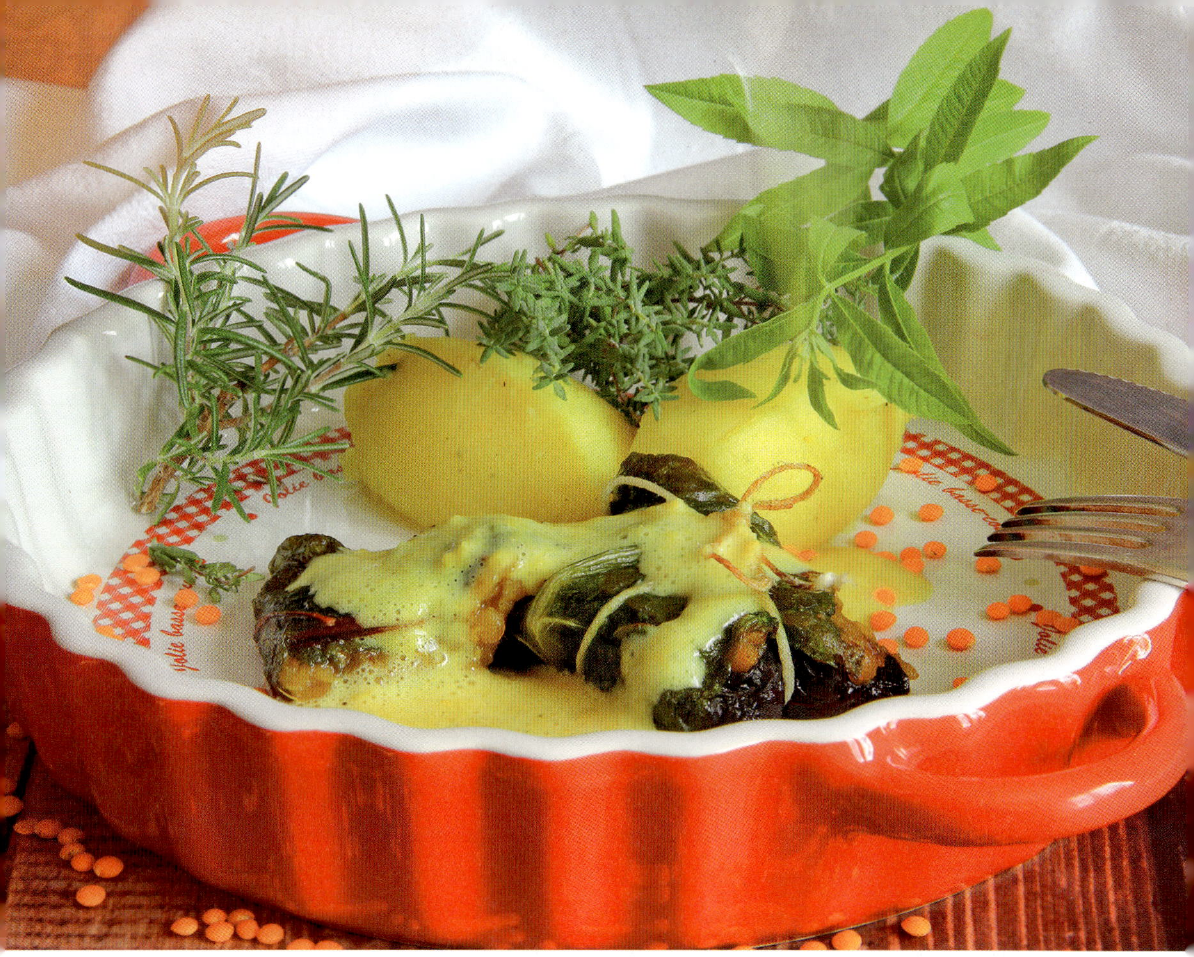

Fertigstellung der Röllchen:

1. Den Ofen auf 150 °C Umluft vorheizen.
2. Die Mangoldblätter mit der Innenseite nach oben auf ein Brettchen legen.
3. Die Linsenmasse mit einem Schneebesen für 30 Sekunden kräftig durchrühren.
4. In jedes Mangoldblatt je 1 gehäuften Esslöffel der Linsenmasse geben. Dann den Mangold an den Seiten rechts und links einschlagen und einrollen. Jedes Röllchen mit Küchengarn umwickeln.
5. Die fertigen Röllchen von beiden Seiten kurz in 1 EL Öl anbraten. Anschließend in eine gefettete Auflaufform geben und mit der Basensuppe aufgießen, bis die Röllchen zu etwas ¼ bedeckt sind.
6. Etwa 15 Minuten im Ofen bei 150 °C Umluft fertig garen.

Die Röllchen mit der Paprikasauce servieren. Dazu schmeckt das ayurvedische Kartoffelpüree aus den Sommerrezepten.

Ayurvedischer Winterapfel

Wirkung: ***Äpfel wirken sich positiv auf den Blutdruck aus und sind süß im Geschmack. Als Lagerware können wir sie auch im Winter genießen. Die Backpflaumen sind verdauungsfördernd. Ein wärmendes Wintergericht, das durch die Beigabe von Tonka-Bohne auch noch aphrodisierend wirkt.***

Zutaten Bratäpfel

2 Äpfel
1 EL Ghee
1 TL frischer Ingwer, fein gewürfelt
4 Backpflaumen
50 ml Wasser
Saft von ½ Zitrone
1 TL Rohrohrzucker
Je 1 Msp. Sternanis, Zimt, Kardamom und Kurkuma, gemahlen
2 TL Mandelblätter
1 TL Rum

Zutaten Tonka-Zimt-Sauce

125 ml Mandelmilch
¼ Vanilleschote, frisch ausgekratzt (oder 2 Msp. Vanillepulver)
2 Msp. Tonka-Bohne, gemahlen
¼ TL Zimt
1 Msp. Kurkuma, gemahlen
1 Prise Salz
2 TL Stärke
1 EL Honig

Zubereitung Bratäpfel

1. Den Backofen auf 160 °C Umluft vorheizen und einen Topf mit ½ Liter Wasser hineinstellen, damit sich beim Schmoren mehr Dampf bildet.
2. Die Äpfel waschen und mit einem Apfelausstecher das Kerngehäuse in der Mitte ausstechen. Die Backpflaumen in feine Streifen schneiden.
3. Den Ingwer in einem Topf mit heißem Ghee anbraten, die Backpflaumen zugeben. Das Wasser zugießen; Zitronensaft, Zucker und Gewürze (Sternanis, Zimt, Kardamom, Kurkuma) zugeben.
4. Alles ca. 5 Minuten auf kleiner Flamme weich kochen lassen.
5. Dann die nun weich gekochte Masse vom Herd nehmen (sie sollte fest genug zum Füllen der Äpfel sein).
6. Unter die Masse mit Mandelblättern und Rum mischen und in die Äpfel einfüllen.
7. Die gefüllten Äpfel in eine feuerfeste Form geben und im Ofen bei 160 °C Umluft etwa 35 Minuten schmoren lassen.

Zubereitung Tonka-Zimt-Sauce

1. Die Mandelmilch in einem Topf zusammen mit der Vanilleschote zum Kochen bringen.
2. Tonka-Bohne, Zimt, Kurkuma und Salz zugeben.
3. Etwa 2 Minuten lang leicht köcheln lassen.
4. Stärke mit Wasser anrühren, zugeben und kurz aufkochen lassen. Dann für etwa 10 Minuten beiseitestellen.
5. Wenn die Sauce lauwarm ist, den Honig hineingeben.
6. Die Bratäpfel mit der Sauce anrichten.

Vata: Ein ideales Vata-Gericht.
Pitta: Eine süße Apfelsorte wählen (z. B. Gala oder Resi).
Kapha: Nur eine kleine Portion genießen.

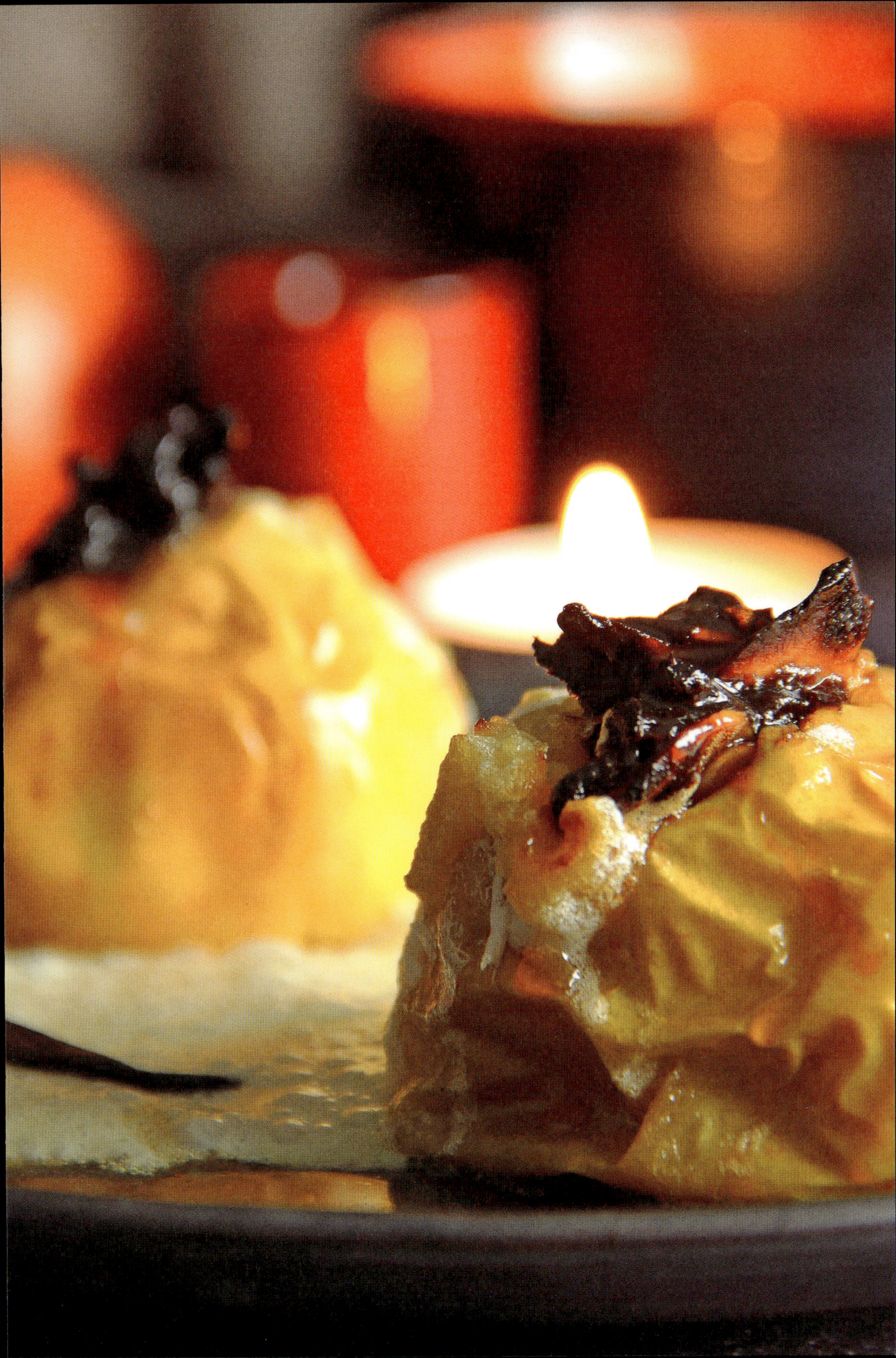

Masala Chai

Wirkung: ***Dieser klassische indische Tee wirkt wunderbar wärmend und belebend in der kalten Jahreszeit.***

Zutaten

5 Pfefferkörner
2 cm Zimtstange
6 Kardamomkapseln
5 Nelken
¼ Sternanis
4 Scheiben frischer Ingwer
1 Liter Wasser (Raumtemperatur)
1–2 EL Rohrohrzucker
3 EL Schwarztee (Assam)
200 ml Milch (3,5 % Fettgehalt)

Zubereitung

1. Alle ganzen Gewürze (Pfefferkörner, Zimtstange, Kardamom, Nelken, Sternanis) grob in einem Mörser zerstoßen.
2. Die Gewürze (ohne Fett) in einen Topf geben, erhitzen und kurz für 1 Minute rösten. Sobald der Duft der Gewürze aufsteigt, Ingwer hinzufügen.
3. Dann das Wasser und den Zucker zugeben.
4. Das Wasser mit den Gewürzen kochen lassen, bis sich das Wasser auf die Hälfte reduziert hat (ca. 15 Minuten).
5. Den Schwarztee in den Sud geben, einmal kurz aufkochen lassen, dann vom Herd nehmen und 1 Minute ziehen lassen.
6. Den Tee mit den Gewürzen durch ein Sieb abgießen, beiseitestellen.
7. Die Milch erwärmen, mit einem Milchaufschäumer oder Schneebesen aufschäumen.
8. Den Tee in zwei Tassen oder Gläser füllen und den Milchschaum zugeben.

Tipp:
Ein Chai muss immer sehr kräftig, scharf und süß schmecken. Gerne mit gemahlenem Zimt bestreuen. Den Tee sollten Sie am besten vor- oder nachmittags genießen und nicht direkt zu den Mahlzeiten.

Vata, Pitta, Kapha: In der kalten Jahreszeit ist dieser Tee für **alle** drei Doshas geeignet.

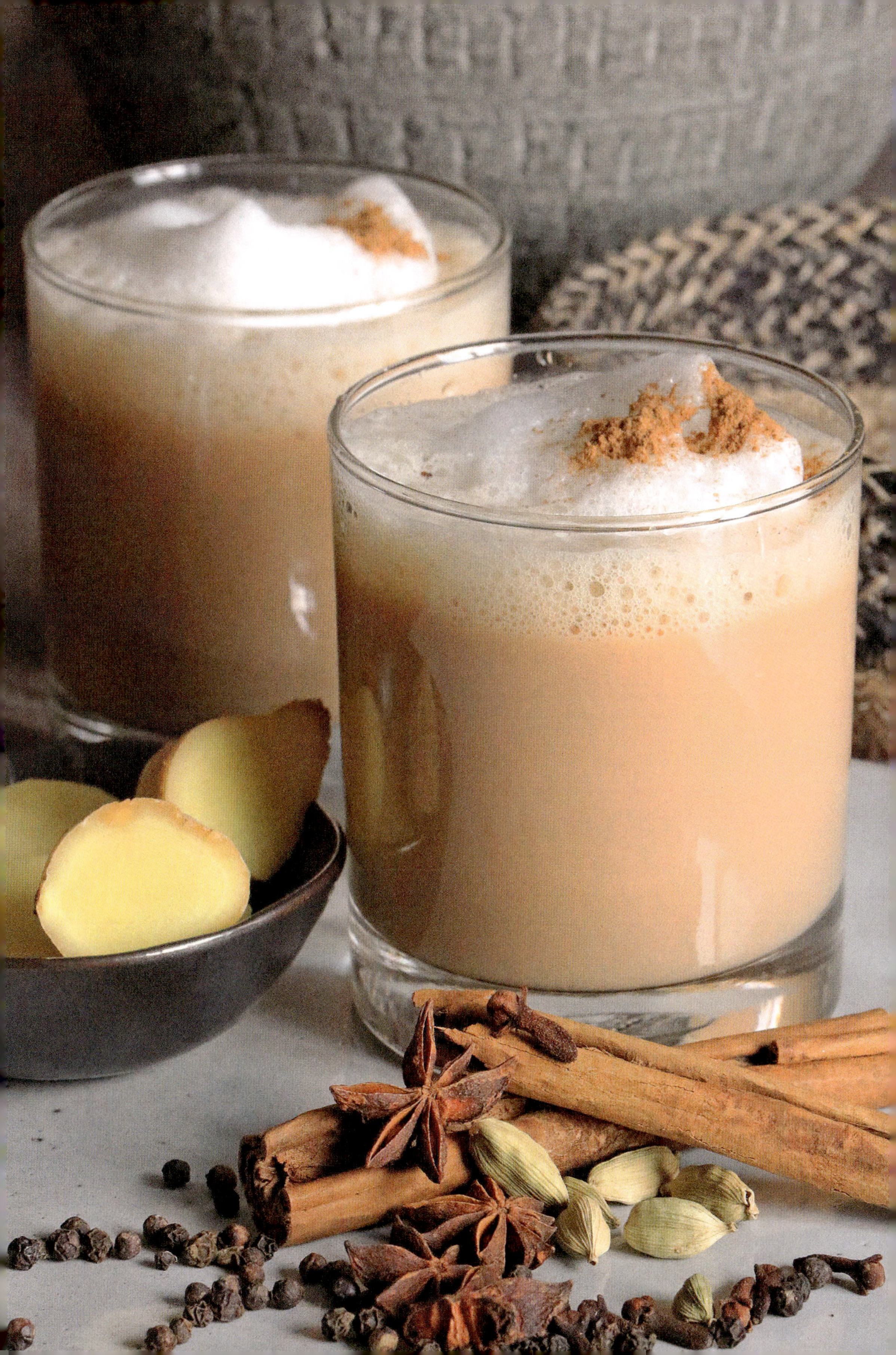

Übersicht: Gewürze und Kräuter

Gewürze/Kräuter	Herkunft und Sammelzeit	Gut für Doshas	Geschmack	Thermische Wirkung
Ajowan / Ajwain (Königskümmel)	ayurvedisch	Vata, Kapha	scharf, bitter, herb	erhitzend
Anis	ganzjährig	Vata, Kapha	süß	erhitzend
Asafoetida (Stinkasant)	ayurvedisch	Vata, Kapha	scharf, bitter	erhitzend
Bärlauch	Sammelzeit von März bis April/ vor der Blüte **Achtung:** Nicht verwechseln mit den hochgiftigen Maiglöckchen und Herbstzeitlosen!	Vata, Kapha	scharf, herb	erhitzend
Basilikum	Sommer	Vata, Kapha	süß, bitter, scharf	erhitzend
Bockshornklee-Blätter	ayurvedisch	Pitta	bitter	kühlend
Bockshornklee-Samen	ayurvedisch	Kapha	scharf; leicht süß	erhitzend
Brennnessel	Sammelzeit: Triebspitzen/Blätter von März bis Oktober, Samen Juli bis September	Pitta (Blätter), Kapha	bitter, herb	kühlend
Chili	ayurvedisch ab August evtl. auch im heimischen Garten	Kapha	scharf	erhitzend
Curryblätter	ayurvedisch	Pitta, Kapha	zitronig, herb, leicht scharf	leicht erhitzend
Dill	Sommer	Vata, Kapha	scharf	erhitzend
Fenchelsamen	ganzjährig	Vata, Pitta, Kapha	süß, scharf	erhitzend
Gänseblümchen	Sammelzeit von April bis September	Pitta, Kapha	bitter, leicht süß	kühlend
Giersch	Sammelzeit März bis September	Pitta, Kapha	scharf, bitter	kühlend
Holunderblüten	Sammelzeit Juni/Juli	Pitta	leicht scharf, süß,	kühlend
Hopfen	Sammelzeit: Triebe: Frühjahr; Blüten: Sommer	Pitta	bitter	kühlend
Ingwer	ayurvedisch	Vata, Kapha	scharf, zitronig	erhitzend (für Pitta nur kleine Mengen)
Kardamom	ayurvedisch	Vata, Pitta, Kapha	scharf, süß	kühlend
Knoblauch	ganzjährig - Sammelzeit im eigenen Garten: Sommer bis Herbst	Vata, Kapha	scharf, süß	erhitzend
Koriandersamen	ayurvedisch	Vata, Pitta, Kapha	scharf, süß, bitter, herb	leicht erhitzend
Koriander frisch	Juli bis September	Vata, Pitta, Kapha	scharf, süß, bitter, herb	leicht erhitzend
Kresse	ganzjährig auf der Fensterbank **Tipp:** in der Natur im Frühjahr die verwandte Brunnenkresse selbst sammeln	Kapha Vata	scharf	erhitzend
Kreuzkümmel (Cumin)	ayurvedisch	Pitta, Kapha	bitter, herb, scharf	leicht erhitzend
Kümmel	ganzjährig	Pitta, Kapha	bitter, herb, scharf	leicht erhitzend
Kurkuma (Gelbwurz)	ayurvedisch	Pitta, Kapha	herb, leicht bitter, scharf	erhitzend
Lavendel	spätes Frühjahr/ Sommer, sobald die Blüten sich öffnen	Vata, Pitta, Kapha	leicht bitter, leicht scharf	kühlend

Eigenschaften	Verwendete Teile in der Küche	Verwendung in der Küche
entblähend, verdauungsfördernd, appetitanregend, schleimlösend	getrocknete Samen	in Gemüsegerichten
entblähend, verdauungsfördernd, schleimlösend	getrocknete Samen	in Keksen, Chutneys
entblähend, gegen Übelkeit, Brechreiz und Durchfall; **Achtung:** nicht in der Schwangerschaft anwenden!	Pulver aus der Wurzel; nur in kleinen Mengen (1 Msp.) verwenden	für schwer verdauliche Gerichte; alle Hülsenfrüchte, Pilze
blutreinigend, antiseptisch, blutdrucksenkend, harntreibend	frische Blätter (riecht stark nach Knoblauch)	in Suppen, Salaten, Fleisch-, Fisch- und Gemüsegerichten; als Dip.
appetitanregend, verdauungsfördernd, nervenberuhigend	frische Blätter	zu Gemüse, Fleisch, Suppen, grünen Salaten, als Dip/Pesto
stoffwechselanregend, verdauungsfördernd, schleimlösend	getrocknete Blätter	zu Kartoffeln, Gemüsegerichten, Hülsenfrüchten und Saucen bei Fleisch und Fischgerichten
schmerzlindernd, zusammenziehend, stoffwechselfördernd **Achtung:** Samen nicht in der Schwangerschaft verwenden!	getrocknete Samen	für Brote, Currys, Linsengerichte (ayurvedisch: Dal)
blutbildend, stoffwechselanregend, blutreinigend, entschlackend, schleimlösend, wassertreibend	frische Triebspitzen/ Blätter und Samen	**Tipp:** die Samen als wunderbaren Energielieferanten (Tonikum) über das Essen streuen! Die Blätter für Aufstriche oder Gemüsegerichte
stoffwechselanregend, durchblutungsfördernd, entzündungshemmend, schmerzstillend	Schoten, frisch und getrocknet (ganz oder Pulver)	in Saucen, Suppen, Gemüse- und Fleischgerichten; **Tipp:** nicht scharf anbraten, erst nach aufgießen dazu geben.
appetitanregend, entzündungshemmend	getrocknete Blätter	in Currys, Gemüsegerichten und Chutneys
appetitanregend, verdauungsfördernd, krampflösend	frische Blätter	in Kräutersaucen, Salaten, zu Fischgerichten
entblähend, verdauungsfördernd, krampflösend, gegen Wurmbefall	getrocknete Samen	in Suppen, Salaten, Gemüse-, Fisch- und Fleischgerichten; Tridosha-Gewürz
blutreinigend, harntreibend, leberreinigend, schleimlösend **Tipp**: auf der seelischen Ebene stärken die Blüten unser inneres Kind	frische Blüten	frisch in Salaten und als essbare Garnitur, in kleinen Mengen
blutreinigend, harnsäureausleitend, entgiftend **Achtung:** Verwechslungsgefahr mit giftigen Doldenblütlern	frische Blätter	in Wildkräutersuppen, Wildkräutersalaten, Kräutersaucen, Aufstrichen
schweißtreibend, blutreinigend	frische Blüten	für Süßspeisen, Sirup
beruhigend, schlaffördernd, verdauungsfördernd	frische junge Triebe, Blüten	zu Gemüsegerichten, in (auch alkoholfreiem) Bier
verdauungsfördernd, stärkt Agni, leberstärkend, schmerzstillend, immunstärkend	Wurzel (Rhizom) am besten frisch verwenden	für alle Speisen; gilt als sattvisch
appetitanregend, verdauungsfördernd, antibakteriell, bei Übelkeit; **Tipp:** Samen nach dem Essen kauen für einen frischen Atem. Pulver macht Kaffee besser verträglich (entsäuernd), ebenso Milch (schleimlösend).	getrocknete Samen (Kapseln) am besten frisch gemörsert oder gemahlen	in Süßspeisen und Backwaren; passt zu Lamm- und Schweinefleisch, zu Hackfleisch
verjüngend, blutdrucksenkend, hilft bei Appetitlosigkeit, blutreinigend	frische Zwiebel	in Suppen, Saucen, Linsengerichten, Dips, Salaten
entblähend, entzündungshemmend, verdauungsfördernd	getrocknete Samen	für Kartoffel-, Gemüse-, Linsengerichte (Dal), Chutneys, Brote
entblähend, entzündungshemmend, verdauungsfördernd	frische Blätter	In Kartoffel-, Gemüse-, Linsengerichten (Dal)
blutbildend, blutreinigend, stoffwechselanregend, immunstärkend	frische Blätter mit Stielen	in Salaten, auf Butterbrot, zu Gemüse- und Fischgerichten; Brunnenkresse besonders in grüner Sauce mit anderen grünen Kräutern
entblähend, verdauungsfördernd **Tipp:** bei schlechtem Geschmack im Mund kauen.	getrocknete Samen	für alle schwer verdaulichen Speisen, wie Hülsenfrüchte und Kohlsorten
entblähend, verdauungsfördernd	getrocknete Samen	für alle schwer verdaulichen Speisen, wie Hülsenfrüchte und Kohlsorten
blutreinigend, entzündungshemmend, Leber- und Galle anregend; Wirkstoff Curcumin wird in Krebstherapie eingesetzt	als Wurzel, frisch oder als Pulver gemahlen **Achtung:** färbt stark ab!	in Gemüse- und Fleischgerichten, Linsengerichten (Dal), Reisgerichten und Chutneys
beruhigend, schlaffördernd, angstlösend, schmerzlindernd	frische Blüten	als essbare Dekoration in Süßspeisen, in Tees

Löwenzahn	Blüten Frühjahr, Blätter ganzjährig, Wurzeln Frühjahr und Herbst	Pitta, Kapha	scharf, bitter	kühlend
Lorbeer	getrocknet ganzjährig, Sammelzeit frisch im Garten: Sommer	Pitta, Kapha	herb, bitter	erhitzend
Majoran	Sammelzeit im Garten: Mai/Juni bis Oktober; getrocknet ganzjährig	Vata, Kapha	leicht süß, herb	erhitzend
Meerrettich (Kren)	Sammelzeit im Garten: Spätherbst oder Vorfrühling	Kapha	scharf	erhitzend
Muskatnuss	ganzjährig	Vata, Kapha	scharf	erhitzend
Nelke	ganzjährig	Pitta	scharf	erhitzend
Oregano	Sammelzeit im Garten: Mai/Juni bis Oktober; getrocknet ganzjährig	Vata, Kapha	leicht süß, leicht herb	erhitzend
Paprika (süß)	ganzjährig	Vata, Pitta	süß	erhitzend
Petersilie	Blätter: Sommer Wurzel: Herbst	Vata, Kapha	Kraut: scharf, herb; Wurzel: süß	erhitzend
Pfeffer, schwarz	ganzjährig	Kapha	scharf	erhitzend
Pfefferminze	Sommer	Pitta	scharf	kühlend
Ringelblume	Sommer	Vata, Pitta, Kapha	leicht bitter, süß, herb	neutral
Rose / Rosenwasser	ganzjährig als Rosenwasser, Blätter im Sommer	Pitta	süß, leicht herb	kühlend
Rosmarin	spätes Frühjahr, Sommer, ganzjährig getrocknet	Vata, Kapha	scharf, leicht bitter	erhitzend
Safran	ganzjährig	Vata, Pitta, Kapha	bitter, herb	erhitzend
Salbei	Sammelzeit: Juni bis August ganzjährig getrocknet	Kapha Pitta	bitter, leicht scharf	kühlend
Schafgarbe	Sammelzeit: März bis Juni	Pitta, Kapha	scharf, bitter, herb	leicht kühlend
Schlüsselblume	Sammelzeit: März bis Juni **Achtung**: geschützte Pflanze; nur aus Garten oder Gärtnerei	Vata Kapha	leicht süß	neutral
Schnittlauch	ganzjährig	Kapha, Vata	scharf	erhitzend
Senfsamen gelb und schwarz	ayurvedisch	Kapha	scharf, bitter	erhitzend
Spitzwegerich	Sammelzeit: Mai bis September	Pitta, Kapha	herb, salzig, bitter	kühlend
Sternanis	ganzjährig	Vata,	Süß, leicht scharf	erhitzend
Thymian	spätes Frühjahr, Sommer; ganzjährig getrocknet	Vata, Kapha	scharf, bitter	erhitzend
Vanille	ganzjährig	Vata, Pitta	süß	leicht erhitzend
Veilchen	Sammelzeit: März bis April	Vata, Pitta, Kapha	leicht süß, charakteristischer Geruch	kühlend
Wacholder	ganzjährig	Kapha	scharf, bitter	erhitzend
Zimt	ganzjährig	Vata, Kapha	scharf, bitter, süß	erhitzend
Zitrone	ganzjährig Sammelzeit im Garten: Sommer	Vata	sauer, leicht bitter	kühlend
Zitronenmelisse	Sommer	Vata, Pitta, Kapha	zitronig, bitter, aromatisch	kühlend
Zitronenverbene	Sommer	Vata, Pitta, Kapha	zitronig, süß, leicht herb	kühlend

weiß = ayurvedisch
grasgrün = Frühjahrskräuter
hellrot = Sommerkräuter

gelb-orange = Herbst
mauve/grau = ganzjährig

leberstärkend, leberreinigend, nierenanregend, stoffwechselanregend	frische Wurzeln, Blätter, Stiele, Blüten	meist in Salaten, gebacken in kleiner Menge
durchblutungsfördernd, verdauungsfördernd, appetitanregend **Achtung:** nicht in der Schwangerschaft verwenden!	frische und getrocknete Blätter	in Suppen, Eintöpfen und Fleischgerichten
appetitanregend, hustenstillend, schleimlösend	frische und getrocknete Blätter	in Kartoffelsuppen, Fleisch- und Gemüsegerichten
verdauungsfördernd, durchblutungsfördernd, schleimlösend, immunstärkend	frische Wurzel gerieben – ersatzweise im Glas	zu Fleischgerichten, Gemüsegerichten (Kohl, Rote Bete)
entzündungshemmend, schleimlösend, antibakteriell, stoffwechselanregend, krampflösend	getrocknete Nuss **Achtung:** nur in kleinen Mengen verwenden!	in Suppen, Gemüsegerichten, Kartoffelpüree
schmerzlindernd, verdauungsfördernd, blutreinigend, entzündungshemmend	getrocknete Blüten	für Chutneys, Linsengerichte (Dal), Süßspeisen und Backwaren
verdauungsfördernd, entzündungshemmend, schleimlösend,	frische oder getrocknete Blätter	in Suppen, Gemüse- und Fleischgerichten, Salaten, Dips
schweißtreibend, entzündungshemmend, verdauungsfördernd	getrocknet als Pulver (scharf: siehe Chili)	in Fleischgerichten, Suppen, Saucen, Dips
verdauungsfördernd, blutreinigend	frisches Kraut, frische Wurzel	in Fleisch-/Fisch- und Gemüsegerichten, Salaten, Suppen
verdauungsfördernd, antimikrobiell, schleimlösend	getrocknete Früchte	in Fleisch-/Fisch- und Gemüsegerichten, Suppen
krampflösend, kühlend, nervenstärkend, antimikrobiell	frische Blätter und Blüten; Varianten, z.B. Orangenminze	in Salaten, Suppen, Dips, Tees, Süßspeisen
wundheilend, entzündungshemmend, blutreinigend, krampflösend	frische Blüten	als essbare Dekoration in Süßspeisen und Salaten
nervenberuhigend, herzstärkend	frische Blätter und als Rosenwasser,	in Süßspeisen und Breis
appetitanregend, krampflösend, anregend	frische und Blätter, frische Blüten	in Suppen, Saucen, Fleisch, Gemüse, Geflügel, Fisch
stimmungsaufhellend, appetitanregend, harmonisierend	getrocknete Samenfäden	in Saucen und Reisgerichten
schleimlösend, entzündungshemmend, antibakteriell	frische und getrocknete Blätter	in Suppen, Saucen, Fleisch- und Gemüsegerichten
verdauungsfördernd, entblähend, blutreinigend, entzündungshemmend, krampflösend, harntreibend	frisches Kraut	in Salaten und in Suppen und Saucen
harntreibend, schweißtreibend, schleimlösend, beruhigend, schlaffördernd, herzstärkend	frische Blüten und Blätter	als essbare Deko in Salaten und Fleisch- und Fischgerichten
stoffwechselanregend, verdauungsfördernd, harntreibend	frische Röhren und Blüten	in Salaten, Suppen, Kartoffelgerichten, Rindfleisch
verdauungsfördernd, appetitanregend	getrocknete Samen	zu deftigen Gemüse-, Fleisch- und Fischgerichten
blutreinigend, schleimlösend, husten stillend	frische Blätter	in Wildkräuter-Suppen, Salaten, Dips **Tipp:** die Knospen kurz anbraten
appetitanregend, entblähend	getrocknete Samen	in Süßspeisen und Currys
antiseptisch, schleimlösend, durchfallhemmend, hustenstillend	frisches oder getrocknetes Kraut	in Fleisch- und Gemüsegerichten, Salaten, Suppen
entzündungshemmend, stoffwechselanregend	getrocknete Schoten, ganz oder als Pulver	in Süßspeisen
blutdrucksenkend, blutreinigend, schleimlösend	frische Blüten und Blätter	frisch als essbare Dekoration für Reis, Salate und Süßspeisen
verdauungsfördernd, harntreibend, blutreinigend, appetitanregend, macht schwere Speisen bekömmlicher **Achtung:** nicht in der Schwangerschaft verwenden!	getrocknete Beeren	in deftigen Fleisch- und Fischgerichten
blutreinigend, blutdrucksenkend, magenstärkend	getrocknete Rinde – gerollt (ganz) oder gemahlen	für Süßspeisen, Linsengerichte (Dal)
blutreinigend, antiseptisch, verdauungsfördernd, immunstärkend	frischer Saft und Schale	in Salaten, Fisch- und Gemüsegerichten, Süßspeisen
beruhigend, krampflösend, schlaffördernd	frische Blätter	Süßspeisen (Obstsalat) sowie als Tee
stoffwechselanregend, schlaffördernd, nervenberuhigend	frische Blätter	in Süßspeisen, in Fleisch, Fisch- oder Linsengerichten

Übersicht: Obst und Gemüse

Obst / Gemüse / Getreide	Erntezeit / Saison	Gut für Doshas	Geschmack	Thermische Wirkung
Apfel	Spätsommer, Herbst; Lagerware im Winter, Frühjahr	Vata, Pitta, Kapha	süß, sauer	leicht kühlend
Aprikose	Sommer	Vata, Pitta	süß, sauer	erhitzend
Birne	Spätsommer, Herbst	Vata, Pitta	süß, herb	kühlend
Bohnen (Stangenbohnen)	Sommer, Herbst	Kapha	herb, bitter	neutral - leicht kühlend
Brokkoli	Sommer, Herbst	Kapha	herb	kühlend
Brombeere	Sommer, Herbst	Vata, Pitta, Kapha	süß, leicht herb	kühlend
Erdbeere	Sommer	Vata, Kapha (Walderdbeere)	süß	kühlend
Feldsalat	Herbst, Winter, Frühjahr	Pitta	süß, leicht bitter	neutral, leicht kühlend
Fenchel (Knolle)	Sommer, Herbst	Vata, Pitta, Kapha	süß	leicht erhitzend
Gurke	Sommer, Herbst	Vata, Pitta	bitter	kühlend
Heidelbeere	Sommer	Vata, Kapha	süß, sauer, leicht herb	kühlend
Himbeere	Sommer	Vata, Pitta, Kapha	süß	kühlend
Holunderbeere	Spätsommer/Frühherbst	Pitta, Kapha	herb, bitter, süß	kühlend
Johannisbeere rot und schwarz	Sommer	Pitta (schwarz), Kapha (rot)	sauer, süß, herb (schwarz)	kühlend
Karotte (Möhre, Gelbe Rübe)	Frühsommer bis Ende November	Vata, Pitta	süß	neutral
Kartoffel	Sommer bis Herbst, Lagerware im Winter und Frühjahr	Pitta, Kapha (Vata besser Süßkartoffel)	süß	kühlend
Kirsche	Sommer	Vata, Pitta	süß, leicht sauer	leicht erhitzend
Kohl: **Blumenkohl, Grünkohl, Kohlrabi, Rotkohl, Spitzkohl** **Weißkohl,** **Wirsing**	Herbst, Winter Wirsing auch als Sommer-Wirsing	Kapha	herb, leicht bitter	erhitzend
Kürbis	Spätsommer bis Herbst, Lagerware im Winter	Pitta	süß, herb	erhitzend
Lauchzwiebel	Spätfrühjahr bis Herbst	Kapha	scharf, bitter	leicht erhitzend
Mangold	Spätfrühjahr bis Winterbeginn	Vata, Pitta, Kapha	herb, bitter, leicht süß	leicht kühlend
Paprika (Gemüse)	Sommer, Herbst	Pitta, Kapha	rot: süß gelb: süß, etwas bitter grün: bitter, herb	erhitzend
Pastinake	Spätsommer, Herbst, Winter	Vata, Pitta	süß, leicht scharf	erhitzend
Petersilienwurzel	Spätherbst, Winter	Pitta	bitter, herb, leicht süß	erhitzend
Pfirsich	Sommer	Vata, Pitta	süß, leicht sauer	leicht erhitzend

Guna	Eigenschaften	Verwendung in der Küche
Sattva	verdauungsfördernd, schlaffördernd, immunstärkend	Kompotte, Chutneys; für Vata weich gekocht, für Kapha bissfest
Sattva	nährend, immunstärkend, befeuchtend	Desserts, Chutneys
Sattva	harntreibend, entwässernd, schleimlösend	Kompotte, Chutneys
Rajas	verdauungsfördernd, harntreibend, guter Eiweiß-Lieferant	Eintöpfe, Beilagen – nur gekocht verwenden
Sattva	immunstärkend, vorbeugend gegen Krebs	Ofengemüse, Suppen
Sattva	blutdrucksenkend, entzündungshemmend	in Süßspeisen oder pikant in Saucen zu Fleisch-/Wildgerichten **Tipp:** frische Blätter als Zugabe in Suppen/Gemüse stärken die Lebenskraft
Sattva	blutreinigend, gegen Durchfall	Süßspeisen
Sattva	sehr vitaminreich, immunstärkend, verdauungsfördernd	Salate, Beilagen
Sattva	gegen Blähungen und Magenbeschwerden	Gemüsegerichte, Gemüsesuppen
Sattva	blutreinigend, harntreibend, entzündungshemmend	Salate, Suppen
Sattva	anregend, gegen Durchfall (v.a. getrocknet), immunstärkend	Süßspeisen
Sattva	entzündungshemmend	Süßspeisen
Sattva	schweiß- und harntreibend, immunstärkend	Saft und Mus
Sattva	harntreibend, verdauungsfördernd, entzündungshemmend	Süßspeisen
Sattva	vitaminreich, immunstärkend,	Cremesuppen, in Linsengerichten (Dal)
Sattva	basisch, entsäuernd, vitaminreich	Eintöpfe und Aufläufe
Sattva	blutnährend, entzündungshemmend	Süßspeisen
Rajas	verdauungsfördernd, vitaminreich, immunstärkend	Gemüse- und Fleischgerichte, Suppen
Sattva	wundheilend, harntreibend	Beilagen, Suppen, Ofengemüse
Rajas	erkältungslindernd, immunstärkend, entgiftend	in Gemüse- und Fleischgerichten, Dips
Sattva	blutreinigend, verdauungsfördernd, blutbildend, beruhigend **Achtung:** wegen der enthaltenen Oxalsäure nicht verwenden bei Nierenerkrankung oder Eisenmangel	Beilagen, Fleisch-, Gemüse- und Linsengerichte
Rajas	verdauungsregulierend, stoffwechselanregend, immunstärkend	Gemüse- und Fleischgerichte, Saucen
Sattva	blutreinigend, nierenstärkend	in Aufläufen und Suppen, als Püree, roh in Salaten
Sattva	harntreibend, entwässernd, blutreinigend	Basensuppen, Cremesuppen
Sattva	verdauungsfördernd, befeuchtend	Süßspeisen

Radicchio	Herbst, Winter	Pitta	bitter	kühlend
Rote Bete	Sommer bis Herbst, Lagerware im Winter	Vata, Pitta, Kapha	süß, bitter	neutral
Rucola (Rauke)	Frühjahr, Sommer, Herbst	Pitta, Kapha	bitter, herb	kühlend
Sellerie (Knolle)	Spätsommer, Herbst, Lagerware im Winter	Pitta	herb, bitter, leicht süß	leicht kühlend
Spargel, grün und weiß	Frühling	Pitta	bitter, süß	kühlend
Spinat	Sommer, Herbst, Winter	Pitta	bitter, herb	leicht kühlend
Staudensellerie	Sommer, Herbst	Pitta	herb, bitter, leicht süß	stark kühlend
Süßkartoffel	Herbst	Vata, Pitta	süß	neutral, leicht wärmend
Tomate	Sommer	Vata, Pitta	sauer	sehr kühlend
Zucchini	Sommer, Herbst	Pitta, Kapha	herb, bitter, leicht süß	kühlend
Zuckerschote (Zuckererbse)	Sommer	Pitta, Kapha	süß, leicht herb	kühlend
Zwetschge (Pflaume)	Sommer, Herbst	Vata, Pitta	süß, leicht sauer	neutral
Zwiebel / Schalotte	Sommer, Herbst; Lagerware im Winter und Frühling	Vata, Kapha	süß, scharf	erhitzend

	Rajas	leberanregend	Salat
	Sattva	basisch, blutbildend	geschmort, gekocht, gebraten in Gemüsegerichten
	Sattva	verdauungsfördernd, durchblutungsfördernd, blut-/ leberreinigend	in Salaten und Dips
	Sattva	harntreibend, entwässernd, entgiftend	Gemüsegerichte gekocht und gebraten, roh in Salaten, Suppen
	Sattva	reinigend, harntreibend, entwässernd; **Vorsicht** bei Nierenerkrankung	als Hauptgericht oder in Salaten, als Suppe
	Sattva	entzündungshemmend, blutbildend, verdauungsfördernd	Beilagen, roh in Salaten
	Sattva	hitzeausleitend, entgiftend, entwässernd	Suppen, Gemüsegerichte
	Sattva	nährend	Ofengemüse, Suppen
	Rajas	immunstärkend, stimmungsaufhellend	Suppen, Gemüse- und Fleischgerichte, Chutneys
	Sattva	entzündungshemmend, verdauungsfördernd	gefüllt und in Aufläufen, Suppen, Cremesuppen
	Sattva	guter Eiweiß-Lieferant, vitaminreich	zu Fleischgerichten, in Gemüsegerichten
	Sattva	harntreibend, blutreinigend, verdauungsfördernd	Süßspeisen, Chutneys, auch als Backpflaume
	Rajas	Galle anregend, hustenlindernd, harntreibend	Schalotte hat den milderen Geschmack, zum Würzen

Adressen, die weiterhelfen

Hier können Sie die ayurvedische Kochkunst erlernen

Ananda EssGenuss
Andreas Hollard
– Ganzheitlich Zertifizierter Ayurveda Koch Spezialist –
Kochkurse und Ausbildungen zum Ganzheitlichen Zertifizierten Ayurveda-Naturkoch
83435 Bad Reichenhall
Tel.: +49 172 4592610
www.ananda-essgenuss.de

Elke Landisch
– Ganzheitliche Zertifizierte Ayurveda-Naturköchin –
Köchin und Ayurveda-Ernährungsberaterin
Rebenring 56a
84032 Altdorf
Tel.: +49 176 72 58 34 95
www.elke-landisch.de

Safran für die Seele
Ramona Rottach
– Ganzheitliche Zertifizierte Ayurveda-Naturköchin –
Ayurveda Ernährung und Beratung
Welserstraße 7
87727 Babenhausen
Tel.: +49 160 1671007
www.safran-fuer-die-seele.de

Hier finden Sie Unterstützung für die Gesundheit

Bettina Edenhuber
– Heilpraktikerin –
Schrattenbachstraße 11
83454 Anger
Tel.: +49 160 97380998
www.bettina-edenhuber.de

RoSana
Ayurveda Kurzentrum
Kunstmühlstraße 25
83026 Rosenheim
Tel.: +49 8031 901090
www.rosana.de

AMA HOUSE
– Achtsamkeit, Mut, Anerkennung –
Cora von Pein
– Ganzheitliche Zertifizierte Ayurveda-Naturköchin –
Gut Kerschlach 2
82396 Pähl
Tel. +49 8808-921 71 02
www.ama-house.com

Hier können Sie sich verwöhnen lassen

Staudacherhof
Bavarian History & Lifestyle Hotel
Höllentalstraße 48
82467 Garmisch-Partenkirchen
Tel: +49 8821 929-0
www.staudacherhof.de

Landhotel Altes Zollhaus
Altenberger Str. 7
01776 Neuhermsdorf/Erzgebirge
Tel.: +49 35057540
www.landhotel-altes-zollhaus.com

Online-Shop für ayurvedische Gewürze

Seyfrieds Naturwaren
Tel.: +49 5401 8494808
www.seyfrieds.de

Dank

Es gibt so viele liebe Menschen und helfende Hände, die mich bei diesem Buchprojekt unterstützt haben, dass ich gleich zu Beginn allen, die sich angesprochen fühlen, ein großes Dankeschön und ein herzliches »Vergelt's Gott« sagen möchte.

Mein größter Dank geht an meine Lebensgefährtin Bettina Edenhuber, die nicht nur bei diesem Buchprojekt, sondern im ganzen Leben an meiner Seite ist und mich unterstützt.

Die wunderbaren Bilder in diesem Buch hat sie mit viel Liebe und großem Zeitaufwand fotografiert. Sie war auch während des Schreibprozesses mit Textbearbeitung, Tabellen, Ideen und vor allem moralischer Unterstützung dabei, was sicher nicht immer leicht war.

Ein großes Dankeschön gilt Ilona Daiker, unserer Lektorin, die dieses Buch in gut lesbare Worte gefasst hat und mir – neben guten Ideen und Anmerkungen – vor allem geholfen hat, mein Wissen und meine Ideen zu strukturieren und in eine allgemein verständliche Sprache zu bringen.

Vielen Dank auch an die Programmleiterin Sabine Jaenicke, die mir den Anstoß und den Mut gegeben hat, dieses Buch zu schreiben, und mich während des Projekts unterstützt hat.

Mein großer Dank gilt auch zwei wunderbaren Ayurveda-Köchinnen, die mir beim Kochen der Rezepte mit Rat und Tat zur Seite gestanden haben: Ramona Rottach und Elke Landisch. Einst waren sie meine Kochschülerinnen, heute sind sie Meisterinnen der ayurvedischen Kochkunst.

Danke an Cora von Pein vom AMA House, die uns ihre wunderschöne Location für viele unserer Fotos zur Verfügung gestellt hat.

Danke an meinen Bruder Christoph für den zuverlässigen und unermüdlichen Einsatz, wenn es um Fragen und Support rund um PC und Notebook geht.

Ein Dank an meine Eltern Franz und Waltraud, die uns mit Fotorequisiten und -technik zur Seite standen und mich auf dem Ayurveda-Weg schon lange Jahre unterstützen – und auch fürs Probeessen.

Ein Dankeschön geht an meine Ex-Frau Christine, die mich seinerzeit auf den Ayurveda-Weg gebracht hat. Gemeinsam haben wir viel in diesem Bereich geschafft, und noch heute gelingt es uns, zusammen mit unseren gemeinsamen Kindern, die Prinzipien der ayurvedischen Philosophie umzusetzen.

Ein Dank geht auch an meinen damaligen Ausbilder Nicky Sitaram Sabnis, der den Grundstein meiner Liebe zur ayurvedischen Küche gelegt hat.

Danke an Sascha Horst und Marco Sanftenberg für die langjährige Freundschaft und das gemeinsame Kochen.

Bei meinem Freund Thomas Schaurecker möchte ich mich bedanken für all die Ratschläge, die lange Freundschaft und die PUBG-Abende der Entspannung nach getaner Schreibarbeit.

Nicht zuletzt gilt mein Dank all meinen Schülerinnen und Schülern, denen ich in den letzten Jahren in Kochkursen und Fortbildungen zum Ayurveda-Natur-Koch die ayurvedische Kochkunst näherbringen durfte und die mich mit vielen Fragen und Anregungen auf neue Ideen gebracht haben.

Widmen möchte ich dieses Buch
meinen beiden Jungs Elias und Noah,
die anfangen, ihre eigenen Wege zu gehen und
ihre eigenen Ideen umzusetzen,
was mich oft mit Stolz erfüllt.

Rezeptregister

Die Rezepte nach Rubriken sind nach der Reihenfolge, in der sie im Buch auftauchen geordnet. Die nicht farbig geschriebenen Rezepte sind aus dem Grundlagenteil des Buches.

- Hellgrün = Frühlingsrezepte
- Hellrot = Sommerrezepte
- Dunkelorange = Herbstrezepte
- Dunkelrot = Winterrezepte

Frühstück

Vorspeisen, Salate, Aufstriche

Chutneys

Suppen und Eintöpfe

Hauptgerichte, vegetarisch

Hauptgerichte mit Fisch

Hauptgerichte mit Fleisch

Desserts

Getränke

Andreas Hollard, Ayurveda-Koch

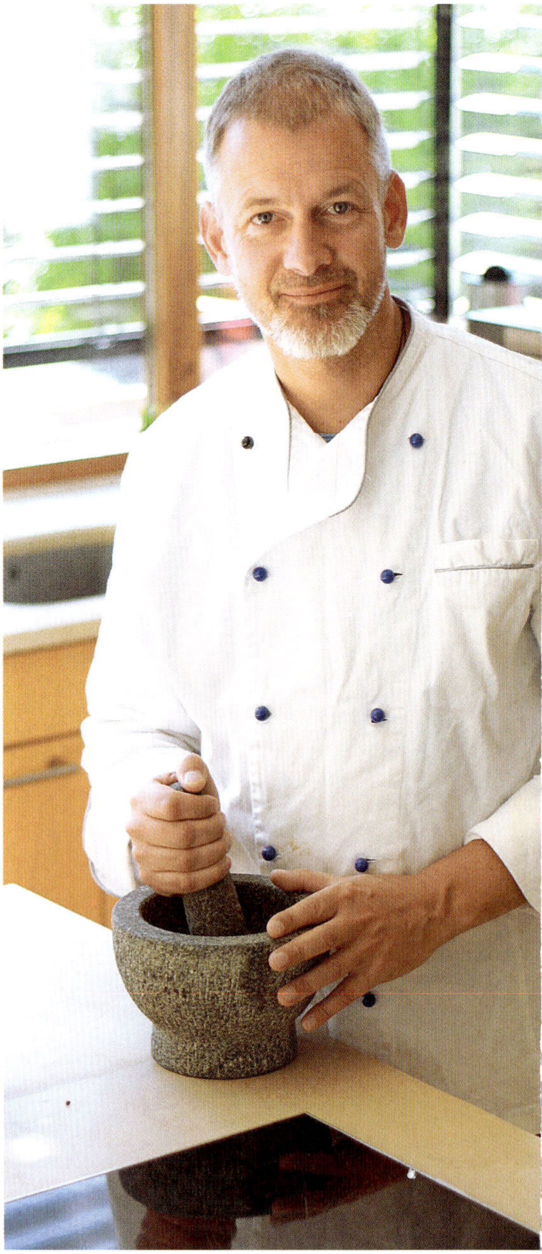

Andreas Hollard, Jahrgang 1974, lebt mit seinen beiden Söhnen im Alter von 14 und 17 Jahren und seiner Lebensgefährtin Bettina in Bad Reichenhall. Seinen erlernten Beruf als Koch übt er seit mehr als 30 Jahren aus. Seine Berufung als Ayurveda-Koch lebt er seit mehr als 12 Jahren.

Auf der Suche nach einer Ernährungsweise, die gesund und gut umsetzbar ist, begann er, sich mit Ayurveda zu beschäftigen. Begeistert von der Vielfalt der ayurvedischen Küche und der Gesundheitslehre des Ayurveda absolvierte er im Jahr 2009/10 die Gesamtausbildung zum Ganzheitlichen Ayurveda-Kochspezialisten.

Seit 2011 arbeitet er selbstständig in seiner Kochschule Ananda in Bad Reichenhall. Er gibt Kochkurse und umfassende Fortbildungen zum Ayurveda-Naturkoch. Außerdem gibt er Schulungen in Gesundheitszentren und Hotels und hält Vorträge auch in Schulen. Um Kurgäste mit seiner Kochkunst zu verwöhnen, arbeitet er außerdem als Ayurveda-Koch im RoSana Ayurveda Kurzentrum in Rosenheim.

Sein Schwerpunkt liegt auf der heimischen Ayurveda-Küche, also kurz gesagt der Verbindung von ayurvedischer und heimischer Kochkunst und Ernährungslehre.